JN214732

Dual-energy CT

原理を理解し臨床で活用する

編集
粟井和夫
広島大学大学院医系科学研究科放射線診断学研究室教授

Dual-energy CT:
Principles
and
Clinical Usages

MEDICAL VIEW

Dual-energy CT : Principles and Clinical Usages
(ISBN978-4-7583-1612-5 C3047)

Editor : AWAI Kazuo

2019. 9. 30 1st ed

Medical View Co., Ltd.
2-30 Ichigayahonmuracho, Shinjuku-ku, Tokyo, 162-0845, Japan
E-mail ed@medicalview.co.jp

序　文

基礎編第1章で述べられているように，Dual-energy CT(DECT)の歴史は意外と古く1976年まで遡るが，実際に臨床機が発表されたのが2006年である。それから10年以上が経ち，わが国でもDual-energy scanができるCTスキャナを有する病院はかなり増えたが，実際にDECTを臨床に活用している病院はいまだ少ないのではないだろうか。その理由としては，従来のSingle-energy CT(SECT)に比較して，DECTの臨床上のメリットがどこにあるのかわかりにくいということが挙げられよう。例えば，DECTではCT値などの定量データの精度はSECTよりも改善しているが，それが診断のうえでどのように役立つかという点は十分に認知されているとはいい難い。一方で，DECTにおいては，non-calcium imageやX-mapなどの種々の手法が開発されているが，それらの臨床的有用性を俯瞰できるような教科書が少なかったことも理由の1つかもしれない。また，DECTは，SECTよりも技術的事項がやや難しいことも，臨床医がDECTに取り組み難い理由であろう。

本書は，CTの技術的事項に詳しくない放射線診断医，そのほかの臨床科の医師を対象として，DECTの原理をなるべくやさしく解説し，そのうえで，臨床の各領域についてDECTの有用性を述べたものである。

基礎編の技術的事項については，各CTベンダにおけるDECTの技術情報は論文などで公開されていないことも多いが，いずれのCTベンダにも共通していると思われる事項を記載するようにした。また，ヨードマップのように，CTベンダにより生成法が異なるような手法については，可能な限りその点についても言及した。臨床編においては，従来のSECTと比較して，DECTでは診断上どのような点が改善できるかを明確に記載するように心がけた。本書の読者は主に放射線診断医を中心とした臨床医を想定しているが，DECTに興味をもつ診療放射線技師にも役立つであろう。

本書の執筆にあたっては，キヤノンメディカルシステムズ 田口博基氏，津島 総氏に技術的事項についてご教示いただいた。厚く御礼を申し上げる。また，お忙しいなか，力のこもった原稿を執筆いただいた先生方に深謝したい。

2019年8月

広島大学大学院医系科学研究科 放射線診断学研究室
粟井和夫

CONTENTS

基礎編

3. 腹部

◆◆ 執筆者一覧 ◆◆

■編　集　粟井和夫　広島大学大学院医系科学研究科放射線診断学研究室教授

■執筆者（掲載順）

兵頭朋子　近畿大学医学部放射線医学教室放射線診断学部門講師

船間芳憲　熊本大学大学院生命科学研究部医用放射線科学講座教授

檜垣　徹　広島大学大学院医系科学研究科先進画像診断開発共同研究講座准教授

伊藤俊英　シーメンスヘルスケア株式会CTリサーチ＆コラボレーション

野口　京　富山大学医学部放射線診断・治療学教授

太田靖利　国立循環器病研究センター放射線部医長

岡田宗正　山口大学大学院医学系研究科放射線医学放射線部准教授

尾田済太郎　熊本大学大学院生命科学研究部画像診断解析学特任講師

中村優子　広島大学大学院医系科学研究科先端生体機能画像開発共同研究講座准教授

福倉良彦　鹿児島大学大学院医歯学総合研究科放射線診断治療学准教授

片平和博　熊本中央病院放射線診断科部長

本田有紀子　広島大学大学院医系科学研究科放射線診断学研究室診療講師

髙橋　哲　愛仁会高槻病院イメージングリサーチセンター部長

永山泰教　熊本大学大学院生命科学研究部画像診断解析学特任助教

吉田守克　天草地域医療センター放射線科部長

基　礎　編

1. Dual-energy CTの現状
2. Dual-energy CTを理解するための物理
3. Dual-energy CTのソフトウェア
   Dual-energy CTにおける解析法の基礎
   DECTにおけるビームハードニングの補正
   Dual-energy CTの基本アプリケーション
4. Dual-energy CTのハードウェア
5. Photon-counting detector CT

Dual-energy CTの現状

兵頭朋子

スペクトラルイメージングへの道

Dual-energy CT(DECT)の概念が初めて発表されたのは1976年，Rutherfordらによる。その論文はただ3つの文で要約されていた。

「CTで2つのエネルギーのX線束を用いると，物質の電子密度や実効原子番号の情報を得られる。われわれは，その理論を実験ならびに脳腫瘍の臨床例によって確かめた。これから技術が発達するにつれ病理過程を化学的また物理的に分析できるようになり，それがCTの重要な用途の1つとなるだろう。」[1)](筆者訳)

彼らはその論文で，脳にできたコロイド嚢胞と類皮嚢胞，髄膜腫の実効原子番号プロファイルを作成し，高吸収なコロイド嚢胞に石灰化が含まれないこと，髄膜腫の内部にある石灰化成分を同定できることを示してみせたのだった。

われわれが今日最も親しんでいるCT画像は，エネルギーが「1つ」(主に120kVp*1)のX線束を物質に透過させ，X線減弱を可視化したものである。これを，本書ではSingle-energy CT(SECT)とよぶことにする。そもそも，SECTでもある程度，物質を推定できるのではなかったか？ CT値(Hounsfield unit：HU)がゼロだと水，これに比べて低いと脂肪，ゼロより少し高いと軟部組織，さらにやや高いと出血，さらに高くなるとヨード造影剤，骨，金属というように。また，軟部組織のなかでも，リンパ腫は細胞密度が高いので比較的高いCT値を示すことがあり，リンパ腫と診断する手がかりの1つとされている。

SECTによって物質を同定しようとするとき，限界が2つある。CT値は，物質の元素組成に固有の質量減弱係数(cm^2/g)と密度(g/cm^3)の積，つまり線減弱係数によって規定される(p.13参照)。そのため，単一のエネルギー域にて，質量減弱係数が低く密度が高い物質Aと，質量減弱係数が高く密度が低い物質Bが，同様のCT値を呈しうる。これが1つ目である。

2つ目の限界は，CT値がX線エネルギーにも依存することと，医療用X線のエネルギー構成が“多色”であることによって，CT値の不正確さが生まれることである。多色とは，X線光子が広い波長範囲にわたるスペクトル分布をもつ様子を表している(p.15参照)。多色X線が物体を通ると，低いエネルギー域がより多く吸収されるため，全体のエネルギー分布は高いほうにシフト(硬化)していく。すると，被撮像物質の深い部分ではCT値が低下する。これがビームハードニングであり，骨に囲まれた小脳が見えにくくなる原因であ

＊1：kVpとkV
kVpは，X線を発生させる際に，X線管球の陰極-陽極間に印加される電圧の最大値のことである。日本工業規格ではkVと表示されることとなっているが，本書では実効エネルギーkeVとの混乱を防ぐためkVpと表記する。

る(p.25参照)。

多色X線に対して，単一エネルギー(keV)のX線を，白色光と単色の光の関係になぞらえ，単色X線という。例えば，およそ100keVの単色X線で，骨と0.1g/cm^{3}のヨードの線減弱係数が同じとなるが，50keV近くの低いエネルギーでは差が大きくなるため，異なる物質であることがわかる[2]。このように，多色X線を複数のエネルギー域に分けてCT値の変化を解析・画像化し，物質AとBを弁別する手法を，本章ではスペクトラルイメージングとよぶ。ただし，一般には"spectral imaging"，あるいは"spectral CT"の用法は定まっておらず，ここで定義したようにDECT・X線束を3つ以上に分けるMulti-energy CT・photon-counting detector CTを含む広義の語として使われるほか，装置ベンダがDECTの呼称としていたり，photon-counting detector CTのみを指すとした論文[3]がみられたりする。

冒頭のRutherfordらの報告から40年あまり経った今，DECTは臨床装置に備わるポピュラーな機能の1つとなり，画像診断領域において大きな研究テーマの1つとなっている。ただ，十分普及しているかというと，DECTはどちらかといえば特殊な検査に位置していて，対象となる臓器も利用頻度も施設によって大きく異なるのが現状であろう。その理由は2つ考えられる。

第一に，環境によっては，あらかじめ検査ごとにDual-energyイメージングを行うかどうか決めておかなければならない。例えばDual-layer detector方式の装置だと撮像後にDual-energyデータを再構成できるが，それ以外の方式だとDual-energyモードを選択して撮像しなければDual-energyデータを得られない。また，その施設にCT装置が複数あればDECT装置で検査を行うようスケジュール調整が必要である。それに加えて，施設の画像サーバのデータ容量が比較的小さかったり，再構成時間が長かったりすれば，検査目的によってDual-energy撮像の適用を絞っておく必要がある。

第二の理由としては，material decomposition画像や実効原子番号画像など，DECTの解析アプリケーションがいくつもあるために，どれを使うべきか迷うことがある。いろいろ試した結果，従来のSECTに付加できる情報が乏しかったという場合さえある。

以上のような事情が，DECTを日常診療に入り込み難くしているかもしれない。

しかし，データ容量や再構成時間，解析の手間の問題は，すでにハードウェア・ソフトウェアの改良によって解決に向かおうとしている。また，スペクトラルイメージングのうち，DECTの先には目下開発が進められているphoton-counting detector CTがあり，その利用法として，信号雑音比の高い画像の作成や，元素固有のK吸収端を利用して物質を同定することが考えられている(p.63参照)。具体的には，冠動脈のカルシウムの高精度な定量[4]，金ナノ粒子で標識したモノクローナル抗体を用いた腫瘍への薬剤分布の評価[5]，ガドリニウムとヨードの二重造影で大動脈ステント留置後のエンドリークを検出すること[6]などが，ファントム実験や臨床例で検証され始めている。Photon-counting detector CTを用いた新しい診療が現実のものとなりつつある今，ほかでもない画像診断医や診療放射線技師がスペクトラルイメージングの考え方になじんでおく必要があるのではないだろうか。

Dual-energyイメージングは，異なる2つのエネルギー領域のX線画像データを取得して物質を弁別する手法である。単純X線画像でのDual-energyイメージングは骨塩定量が最初の用途であり，1970年代から研究され始めて1980年代半ばから臨床装置に導入された[7]。

これは現在でもよく用いられていて，Dual X-ray absorptiometry(DXA)，またはDual energy X-ray absorptiometry(DEXA)といえば骨塩定量検査のことを指している。また1980年代，胸部X線において，骨を除去または強調した画像を作成する方法[8,9]が紹介され，今や臨床装置に導入されて久しい。ほかには，マンモグラフィにおいて石灰化[10]やヨードによる造影効果[11]を検出し，乳癌の診断に利用する方法がある。

さて，CTでDual-energyイメージングを行うには何が必要だろうか？ Johnsonらによれば，3つの要素がある[12]。

①X線源が2つの異なるエネルギー域のX線量子を発すること。

必要なX線源は2つとは限らない。先に述べたように，医療用X線は多色であるため1つでもよい。

②X線検出器が異なるX線エネルギーを分離できること。

検出器は2つ，あるいは2層構造が必要ということになるが，Rapid kV switching方式では，発光応答性のよい素材をシンチレータに使うことで，検出器1つでの撮像を実現している。①，②について，詳しくは基礎編第4章を参照されたい。

③解析対象となる複数の物質のスペクトル特性の差が十分にあること。

すなわち，原子番号(化合物では実効原子番号)の差が大きい物質同士であるほど弁別しやすい。例えば，軟部組織(減弱係数のうえでは水とほぼ同じとみなされる)と石灰化，出血とヨード造影剤，石灰化とヨード造影剤といった組み合わせである。あるいは，キセノン(原子番号54)ガスは空気よりも密度が高いため，肺換気の評価に利用できるとした報告がある[13,14]。弁別したい物質を基準物質(basis materials)とよび，目的に合わせて基準物質を選んで，それらのX線減弱係数を設定したソフトウェアで弁別や定量を行う(p.21参照)。このことから，水とヨードの2つを設定した基準物質画像(水)で骨・石灰化を評価するといったことは本来，Dual-energyイメージングには適さない[15]。

米国国立医学図書館(United States National Library of Medicine：NLM)の文献データベースPubMed[16]を検索したところ，初めて“Dual-energy CT”との名称が登場したのは1977年で，脳腫瘍[17]や骨塩[18]の解析を試みた原著論文においてである。当初は，高・低2つのX線エネルギーでのデータを取得するために電圧を変えて2回のスキャンを行っていた。

1988年，1回のスキャンでDual-energy撮像できる臨床装置が発表されたが[19]，その後しばらく臨床に普及するに到らなかった。その理由として，撮像時間が長いことや，低管電圧撮像での散乱線の制御不足によるノイズ，位置ずれ，ビームハードニング アーチファクトなどが挙げられる。

そして，2006年にシーメンスから2つのX線管球で撮像するCT装置が発表された。DECTの臨床使用に十分な条件が揃い，改めて注目されたのはこの頃からといわれる。

わが国でDual-energyデータの収集・解析機能をもつCT装置がどのくらいあるかというと，2012年8月におよそ160台[20]，2018年3月には1,028台[21]と，数年でかなり増えていた(いずれもベンダ各社に筆者らが問い合わせて合計したもの)。

世界に目を向けると，1977～2018年12月までにPubMedに収載された論文のうち，DECTに関する原著論文・総説・症例報告は1,862本出ている(以下，「DECT論文」と表記)。年次推移をみると2008年に増加が目立ち始め，2018年までおおむね増加し続けている(**図1**)。

図1 DECT論文数の年次推移

シーメンスの2管球CT装置の登場以前の1977～2005年をまとめて表示した。

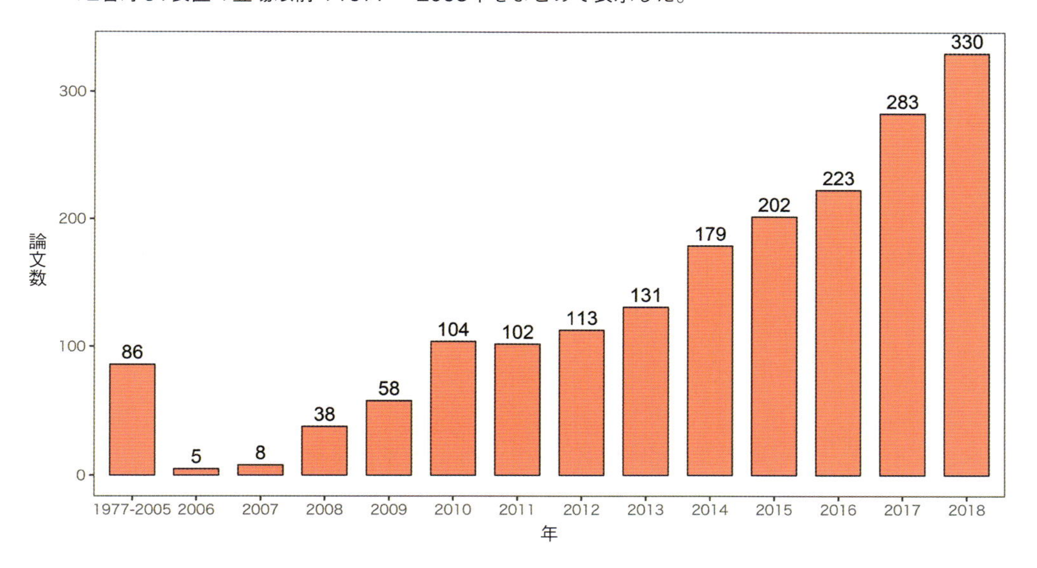

DECTの使い途

DECT論文の対象(臓器または実験)と方法(Dual-energy解析手法ならびに検討内容)を分類し，対象ごとの年次推移のグラフ化(**図2**)と，対象・方法のクロス集計(**図3**)を行った。その手順と分類基準を巻末の「Appendix(p.222)」に記す。対象臓器のうち，「心血管」は心臓，胸腹部大動脈，末梢血管をまとめたもので，それ以外の胸部構造として胸郭，肺・横隔膜，乳腺を「胸部」に含めた。

図2の年次推移をみると，いずれの対象もおおむね増加傾向にある。比較的多く検討されているのは「骨軟部」「実験」「胸部」「心血管」で，次に多いのは「肝・胆・膵・脾」「頭頸部」「泌尿器」，比較的少ないのは「脳」「消化管」「生殖器・骨盤」と，この傾向は全期間であまり変わりない。

図3のバブルチャートの対象は**図2**と同じ基準で分類したもので，方法は解析手法(仮想単色X線画像・material decomposition・実効原子番号または電子密度)，ならびに検討内容(アーチファクト評価・画質評価)を分類した。解析手法のうち，material decompositionはどの臓器でもよく利用されているが，特に「骨軟部」と「胸部」で多く，それぞれ骨塩定量や痛風の診断，肺の動脈塞栓やキセノンガスによる換気評価の検討が目立った。仮想単色X線画像は低いエネルギー(keV)表示によってヨードによる造影効果や石灰化を強調する手法が多い。また，実効原子番号画像と電子密度画像の臨床例への適用は少なく，実験系の検討が最も多かった。具体的にはp.40，および本書『臨床編』で紹介される。いずれの臓器でも，背景組織に比べて実効原子番号や密度の差が大きい物質に着目し，金属，骨・石灰化，脂肪，またトレーサーとしてのヨード造影剤やキセノンガスなどを背景組織と分離して視覚化または定量するという考え方が基本となっている。また，実用にあたっては

図2 DECT論文の対象ごとの年次推移

2006～2018年までのDECT論文を対象(臓器または実験)によって10分類し色分けした。

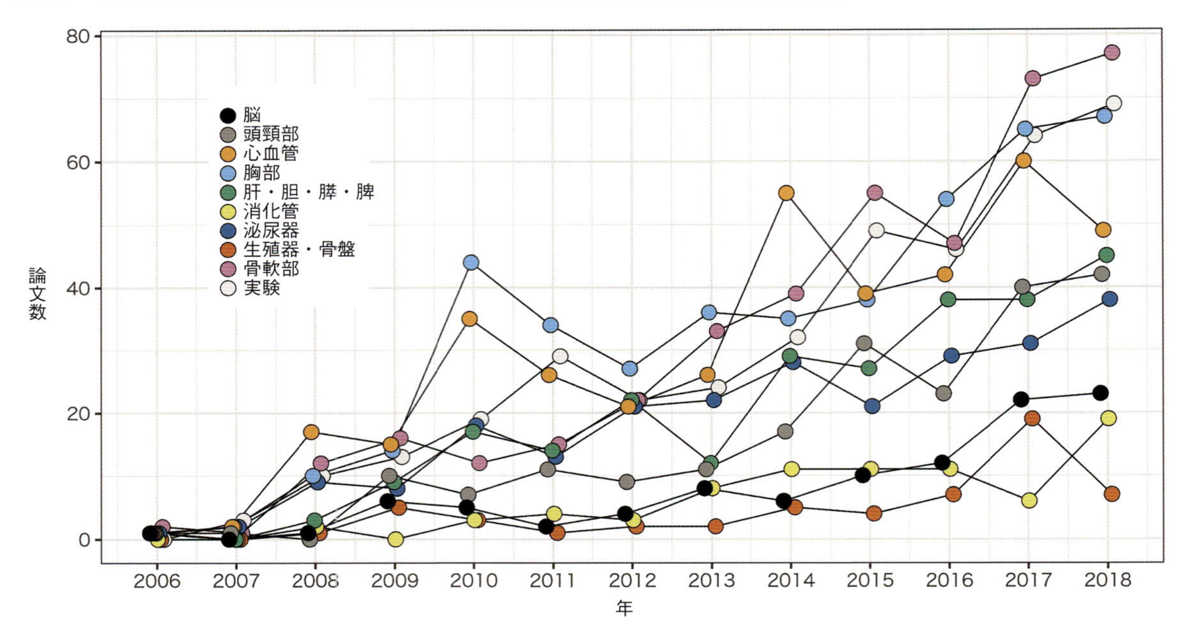

図3 対象と方法のクロス集計

1977～2018年までのDECT論文について，x軸に対象を，y軸に解析手法ならびに検討内容を並べてクロス集計した。バブルの大きさは論文数に従っており，バブルの下に論文数を示している。x軸とy軸に設けた分類の一方またはいずれにも属さない論文は本図に含まれない。また，複数のバブルに重複して属する論文がある。

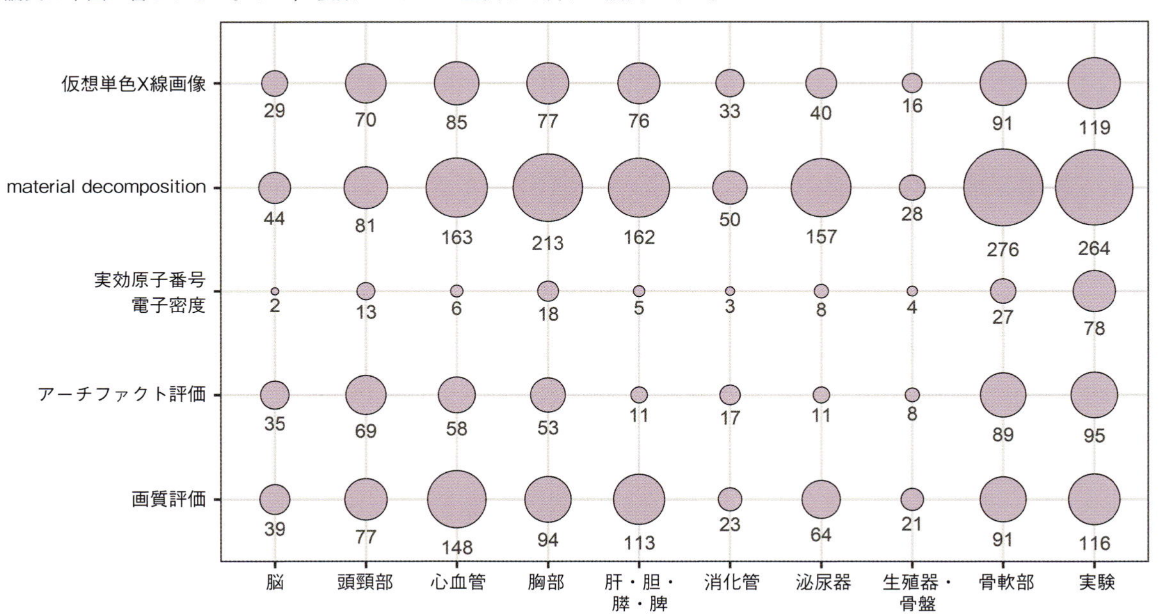

SECTと比べて画質が保たれているかに関心をもたれ，診断精度と併せて評価されることが多い。DECTのビームハードニング補正が優れていること（p.25参照）や，逐次近似（応用）再構成を組み合わせて画質の向上を図れること[22,23]が報告されている。

おわりに

本章では，Dual-energyイメージングとは何か，そしてその利用のあらましを述べた。スペクトラルイメージングは従来のSECTで得られない情報をもたらし，CTを再び定義し直すほどの可能性をもっている。DECTは以前よりも利用しやすい状況になっているため，これからもっと臨床利用が広がるとすれば，今より多くの画像診断医・診療放射線技師の興味と理解が深まることが第一歩である。次章から，DECTがどんな仕組みで，どのような臓器・病態に使うと役立つのかを詳しくみていく。

◇ 文献

1）Rutherford RA, et al: Measurement of effective atomic number and electron density using an EMI scanner. Neuroradiology, 11: 15-21. 1976.
2）McCollough CH, et al: Dual- and Multi-Energy CT: Principles, Technical Approaches, and Clinical Applications. Radiology, 276: 637-653. 2015.
3）Schlomka JP, et al: Experimental feasibility of multi-energy photon-counting K-edge imaging in pre-clinical computed tomography. Phys Med Biol, 53: 4031-4047. 2008.
4）Symons R, et al: Coronary artery calcium scoring with photon-counting CT: first in vivo human experience. Int J Cardiovasc Imaging, 35: 733-739. 2019.
5）Moghiseh M, et al: Spectral Photon-Counting Molecular Imaging for Quantification of Monoclonal Antibody-Conjugated Gold Nanoparticles Targeted to Lymphoma and Breast Cancer: An In Vitro Study. Contrast Media Mol Imaging, 2018 Dec 18. eCollection 2018.
6）Dangelmaier J, et al: Experimental feasibility of spectral photon-counting computed tomography with two contrast agents for the detection of endoleaks following endovascular aortic repair. Eur Radiol, 28: 3318-3325. 2018.
7）Genant HK, et al: Noninvasive assessment of bone mineral and structure: state of the art. J Bone Miner Res, 11: 707-730. 1996.
8）Niklason LT, et al: Simulated pulmonary nodules: detection with dual-energy digital versus conventional radiography. Radiology, 160: 589-593. 1986.
9）Brody WR, et al: A method for selective tissue and bone visualization using dual energy scanned projection radiography. Med Phys, 8: 353-357. 1981.
10）Johns PC, et al: Theoretical optimization of dual-energy x-ray imaging with application to mammography. Med Phys, 12: 289-296. 1985.
11）Lewin JM, et al: Dual-energy contrast-enhanced digital subtraction mammography: feasibility. Radiology, 229: 261-268. 2003.
12）Johnson T, et al: Physical Background. Dual energy CT in Clinical Practice, Johnson T, et al, ed. Springer, Heidelberg, 2011, p3-9.
13）Lee SW, et al: Improvement in Ventilation-Perfusion Mismatch after Bronchoscopic Lung Volume Reduction: Quantitative Image Analysis. Radiology, 285: 250-260. 2017.
14）Chae EJ, et al: Xenon ventilation CT with a dual-energy technique of dual-source CT: initial experience. Radiology, 248: 615-624. 2008.
15）Szczykutowicz TP: Hallway Conversations in PhysicsWhy Do I See Iodine Signal Coming From Bones on Dual-Energy CT Images? AJR Am J Roentgenol, 208: W193-W194. 2017.
16）NCBI PubMed. https://www.ncbi.nlm.nih.gov/pubmed
17）Dubal L, et al: Tomochemistry of the brain. J Comput Assist Tomogr, 1: 300-307. 1977.
18）Genant HK, et al: Quantitative bone mineral analysis using dual energy computed tomography. Invest Radiol, 12: 545-551. 1977.
19）Nickoloff EL, et al: Bone mineral assessment: new dual-energy CT approach. Radiology, 168: 223-228. 1988.
20）兵頭朋子ほか: Dual Energy CTの臨床. 日獨医報, 57: 177-191. 2012.
21）兵頭朋子: Dual energy CTの最新動向と今後の展望. 月刊インナービジョン, 33: 2-7. 2018.
22）Marin D, et al: Low-tube-voltage, high-tube-current multidetector abdominal CT: improved image quality and decreased radiation dose with adaptive statistical iterative reconstruction algorithm--initial clinical experience. Radiology, 254: 145-153. 2010.
23）Lv P, et al: Automatic spectral imaging protocol selection and iterative reconstruction in abdominal CT with reduced contrast agent dose: initial experience. Eur Radiol, 27: 374-383. 2017.

Dual-energy CTを理解するための物理

船間芳憲

Dual-energy CT (DECT) の原理は厳密な物理法則に基づいているため，DECTの原理，有用性，限界などを理解するためには，ある程度，関連する物理的事項を知っておく必要がある。本稿では，DECTを理解するための必要最小限の物理的事項について平易に解説する。

一般的に管電圧に対応する平均エネルギーは，50keV（キロエレクトロンボルト）～80keVの範囲に相当するものが多く，高いものでも平均エネルギーは100keV以下である（平均エネルギーについては，p.16参照）。これらのエネルギー領域では，入射したX線光子が体内を構成する水や骨などの物質（物質は種々の原子の集まり）と互いに原子レベルで相互作用を起こす。代表的な相互作用には，干渉性散乱・光電吸収・コンプトン散乱の3つがある[1～3]が，CTにおいては光電吸収とコンプトン散乱がX線減弱の原因となる。以下にそれぞれの相互作用について記述する。

X線と物質の相互作用

干渉性散乱

干渉性散乱（コヒーレント散乱）は，入射X線光子エネルギーが比較的低いときに生じやすい。**図1**に干渉性散乱の過程を示す。まず，物質に入射したX線光子は，生体内の構成物質である原子の電子に衝突する（**図1a**）。干渉性散乱では，衝突された軌道電子はそのままで，**図1b**のように入射したX線が方向のみを変える（散乱X線光子）。似た相互作用として後述のコンプトン散乱（インコヒーレント散乱）があるが，干渉性散乱は入射X線と散乱X線でエネルギーが同じ点がコンプトン散乱との相違点である。CTで用いるX線のエネルギーは，干渉性散乱が発生しやすいエネルギー域よりも高いため，干渉性散乱がCTにおいて問題となることは少ない。

光電吸収

光電吸収とは，X線光子が原子内の軌道電子に衝突する結果，X線光子がすべてのエネルギーを軌道電子へ与えてしまい，自分自身は消滅してしまうことである。光電吸収の過程を**図2**に示す。まず，入射X線光子が原子内の軌道電子と衝突する（**図2a**）。**図2a**の場合，入射X線光子は最も内側のK殻の軌道電子と衝突しているが，より外側のL殻やM殻でも同様の現象が発生する。次に，軌道電子はX線光子のすべてのエネルギーを受けて光電子となり原子の外へ放出される（**図2b**）。軌道電子を放出するためには，X線光子エネルギーは，軌道電子の結合エネルギー以上である必要がある。空位となったK殻を埋め込むためにL殻やM殻などから軌道電子が落ち込むが，その際に特性X線が発生する(**図2c**)。この特性X線は，仮にL殻からK殻へ落ち込む場合は，K殻の結合エネルギー(ヨードの場合33.2keV)からL殻の結合エネルギー(ヨードの場合4.6～5.2keV)を差し引いた値が特性X線のエネルギーとなる(例：L_I殻からK殻へ落ち込む場合：28keV＝33.2keV－5.2keV[L_I])。X線光子エネルギーが結合エネルギーよりも小さい場合は，光電吸収は発生しない。

入射するX線エネルギーが低いほど，物質の原子番号が大きいほど，光電吸収が起こりやすくなる(診断X線領域では，光電吸収∝原子番号の3乗，光電吸収∝エネルギーの－3乗となる)。例えばX線CTで骨と軟部組織のコントラストがX線管の管電圧(X線エネルギー)によって異なる理由は，密度の違いに加えて光電吸収によるX線吸収の程度がエネルギーで異なるからである。

なお，光電吸収は入射X線光子と生体組織の相互作用で発生する現象であり，X線管球における陰極から発生した熱電子が陽極(タングステン)にあたってX線が発生するという現象とは異なることに注意していただきたい。また，両者とも特性X線の発生を伴うが，入射X線と生体組織，熱電子と陽極の相互作用は，発生過程が異なるので注意していただきたい。

図1 干渉性散乱(コヒーレント散乱)

a | b

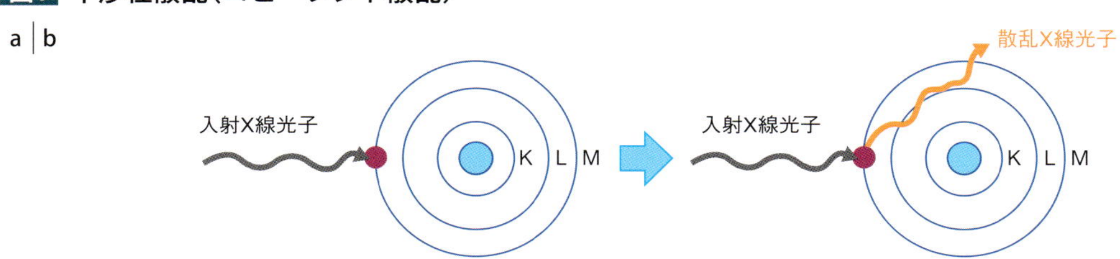

図2 光電吸収

a | b
c

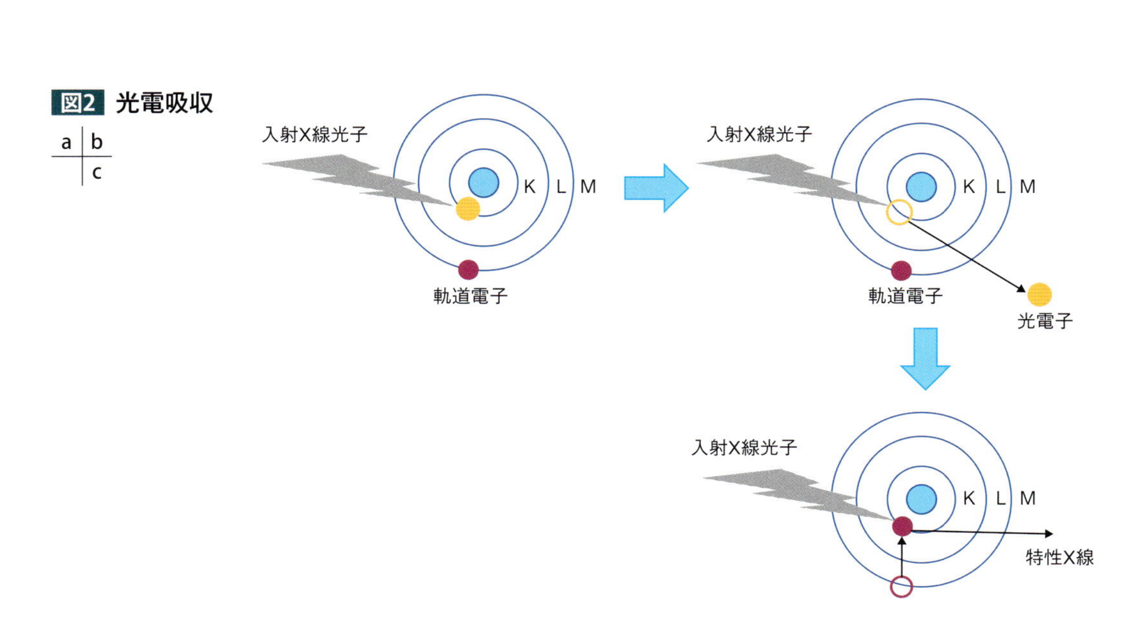

図3 コンプトン散乱(インコヒーレント散乱)

a | b

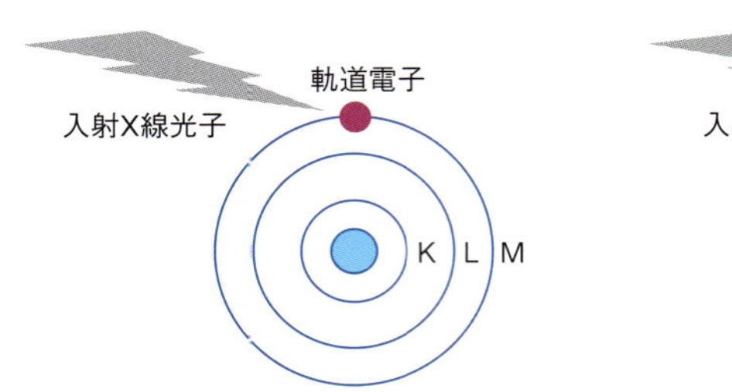

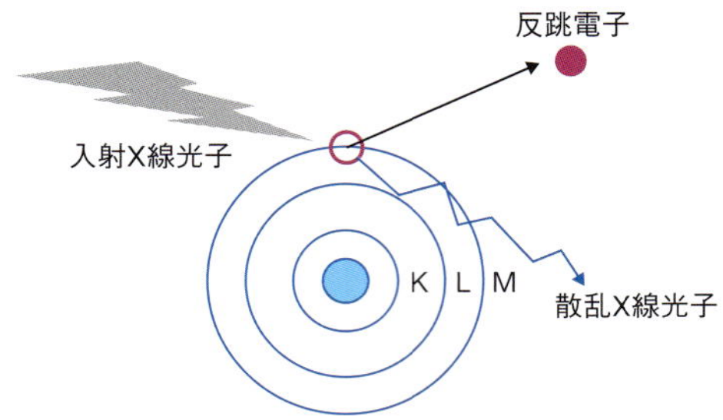

コンプトン散乱

コンプトン散乱の過程を**図3**に示す。コンプトン散乱では,入射X線光子(**図3a**)が原子内の軌道電子を弾き飛ばし,その結果,軌道電子が方向を変えて原子外へ放出される(反跳電子)。それと同時に,入射X線光子自体はエネルギーが弱くなり角度を変えて散乱する(散乱X線光子)(**図3b**)。コンプトン散乱では,散乱X線光子は,ビリヤード球の玉突きのように別の原子の電子を弾き飛ばして次々とコンプトン散乱を繰り返していく。このように入射X線のエネルギーが次々に変化することから,コンプトン散乱は,インコヒーレント散乱ともよばれる。X線と物質の相互作用のなかで,物質内に入射するX線光子のエネルギーが軌道電子の結合エネルギーより極端に大きい場合に,コンプトン散乱が優位となる。

X線減弱係数とCT値

診断領域における入射X線光子は,物質を通過する際に前述したように干渉性散乱,光電吸収,コンプトン散乱を起こしながら弱まって(減弱して)いく。これらの相互作用は,使用するX線エネルギーや生体内の物質などによって起こりやすさ(確率)が異なる。これらの指標となるのが,線減弱係数もしくは質量減弱係数である。

線減弱係数

線減弱係数とは,X線が物質を通過した場合の単位長さ当たりに減弱する割合を表す。単位は[1/cm]である。**図4**に10～100keVのX線におけるヨード,カルシウム,脂肪,水の線減弱係数(μ)を示す (https://www.nist.gov/pml/x-ray-mass-attenuation-coefficients)。同じ物質でも密度によって線減弱係数が異なるため,密度の違いをCT値へ反映させることが可能となる。また,ヨードではK殻の結合エネルギー33.2keVを境に,光電吸収の影響で線減弱係数が32.31(1/cm)から176.59(1/cm)へ急激にジャンプしている(**図4**の↑)。この急激な変化は,K吸収端もしくはKエッジとよばれる。カルシウムではK殻電子の結合エネルギーが4.0keV,ガドリニウムが50.2keVでKエッジとなる。

図4 ヨード，カルシウム，脂肪，水の線減弱係数

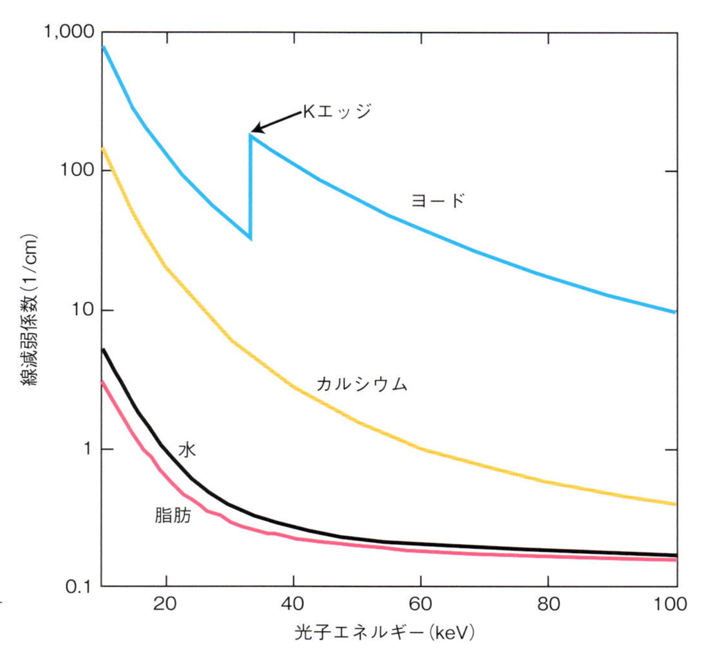

(NIST[https://www.nist.gov/pml/x-ray-mass-attenuation-coefficients]より引用)

質量減弱係数

線減弱係数に対し，線減弱係数を物質の密度で除した値(すなわちμ/ρ)を質量減弱係数とよぶ。線減弱係数は同じ物質であっても密度や濃度に依存して変化するのに対して，質量減弱係数は，線減弱係数を物質の密度で除した値であるために，同じ物質でも密度の違いに対して依存しない。質量減弱係数の単位は[cm^2/g]であり，全体の質量減弱係数は以下の式で表される(https://physics.nist.gov/PhysRefData/Xcom/html/xcom1.html)。

$$\left(\frac{\mu}{\rho}\right)_{全体}=\left(\frac{\mu}{\rho}\right)_{干渉性散乱}+\left(\frac{\mu}{\rho}\right)_{光電吸収}+\left(\frac{\mu}{\rho}\right)_{コンプトン散乱}$$

図5に水と**図6**にヨードにおけるX線光子エネルギーに対する干渉性散乱，光電吸収，コンプトン散乱の各質量減弱係数ならびに，それら相互作用の合計となる全体の質量減弱係数(μ/ρ)を示す。水の光電吸収とコンプトン散乱の質量減弱係数は，30keVくらいで同じ比率となり，それ以上のエネルギーではX線光子エネルギーの増加とともに光電吸収による質量減弱係数は急激に減衰していく。一方，コンプトン散乱の質量減弱係数は10～100keVでは，ほぼ一定となっている(光電吸収に対する比率は増加する)。そのため，30keV以降ではエネルギーが高くなるにつれてコンプトン散乱による質量減弱係数が，全体の質量減弱係数に近づいていく。X線光子エネルギー60keVでみるとコンプトン散乱の質量減弱係数は，全体の質量減弱係数に比べて86%を占めている。また，水の場合の干渉性散乱や光電吸収については，6.7%と7.3%である。CTで使用するエネルギー(平均エネルギー：50～80keV程度)を勘案すると，水によるX線減弱においては，コンプトン散乱による影響が支配的であることが理解できる。つまり生体の軟部組織は水等価物質であるために，CTで得られる画像はコンプトン散乱を主体としたX線減弱画像といえる。

図5 水の各相互作用における質量減弱係数

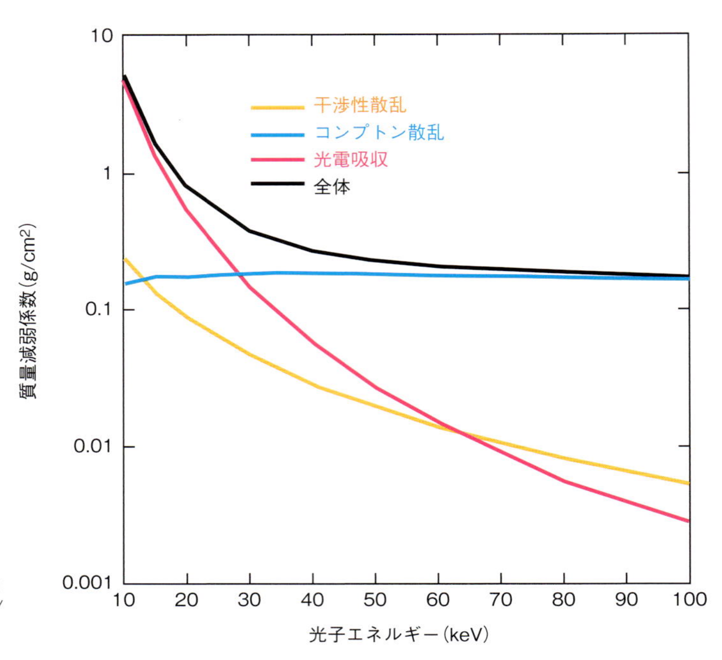

(NIST[National Institute of Standards and Technology][https://physics.nist.gov/PhysRefData/Xcom/html/xcom1.html]より引用)

図6 ヨードの各相互作用における質量減弱係数

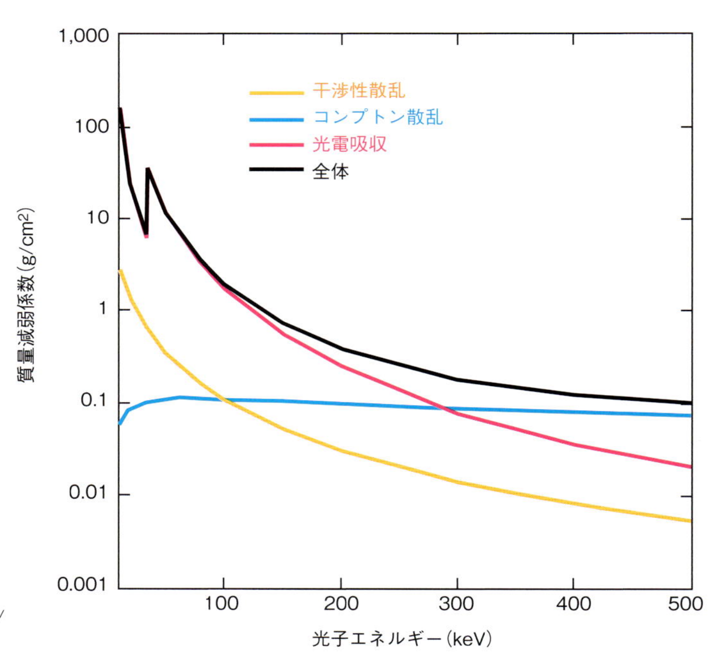

(NIST[https://physics.nist.gov/PhysRefData/Xcom/html/xcom1.html]より引用)

一方，ヨードの質量減弱係数では，光電吸収によるX線減弱の割合が，干渉性散乱やコンプトン散乱の質量減弱係数よりもかなり高い比率を占めている。全体の質量減弱係数に占める光電吸収の質量減弱係数の割合はX線光子エネルギー40keVで97.3%，60keVで95.1%となっている。ちなみにコンプトン散乱については40keVで0.5%，60keVで1.5%である。CTで造影剤として使用されるヨードによるX線減弱については，光電吸収による影響がほとんど支配的であることが理解できる（**図6**）。

水と同様に，CTで使用するX線のエネルギーと結合エネルギーを考えると，ヨードは生体組織（実効原子番号：7.4）に比べて原子番号（53）と大きく（原子番号の3乗に比例）[4]，結合エネルギーもK殻でも33.2keV程度と使用するCTのX線エネルギー（50～80keV）と近い数値である。そのため，ヨードでの光電吸収の確率が増加する。ちなみに，エネルギーが300keVに増加すると光電吸収は減少し（エネルギーの－3乗に比例），光電吸収とコンプトン効果は全体の質量減弱係数に対してほぼ同程度（光電吸収：43.2%，コンプトン効果：48.7%）となる（**図6**参照）。

CT値

CT値［単位：HU］の定義式は以下のとおりである。ここでμ_tは各エネルギーでの組織の線減弱係数，μ_wは各エネルギーでの水の線減弱係数である。

$$\mathrm{CT\ number}(E) = \frac{\mu_t(E) - \mu_w(E)}{\mu_w(E)} \times 1000$$

DECTでは，これまでのスキャン管電圧（kV）の画像に加えて，各エネルギー（keV）でのCT値で画像を表示する仮想単色画像（ある特定のエネルギー画像）が可能となり，各エネルギーに対するCT値変化で物質の同定も可能となる。例えば脂肪の場合は，**図7**に示すように，CT値は60keVでは－89HUであるが，40keVでは－151HUと数値が低くなっている。**図4**より脂肪の線減弱係数は水の線減弱係数よりも，このエネルギー帯域では小さいため，式よりマイナスのCT値は予想されるが，CT値の各エネルギーでの数値変化については，水と脂肪の線減弱係数の差だけでなく，分母となる水の線減弱係数の数値もエネルギーによって変化するため，それらが脂肪のCT値へ影響を与えることになる。

ヨードについては，物質の密度に加えて濃度もCT値に影響を及ぼす。**図8**に40～100keVのヨード濃度3.0mgI/mL，10mgI/mL，15mgI/mLのCT値を表示する。CT値は以下の式を用いて計算を行っている[5]。

$$CT\#(E) = \left[\frac{d_{water}}{\rho_{water}} + \frac{\mathrm{d_{iodine}}}{\rho_{water}} \times \frac{\left(\frac{\mu}{\rho}\right)(E)_{iodine}}{\left(\frac{\mu}{\rho}\right)(E)_{iodine}} - 1 \right] \times 1000$$

ここでρ：密度，d：濃度，（μ/ρ）：質量減弱係数を示す。

例えば15mgI/mLのヨード濃度では，1mL当たりヨード0.003mL，水0.997mLが含まれていると計算される。ヨード濃度は15mgI/mLと固定なので，この含有する割合は変わらないが，計算上では60keVで549HU，40keVで1234HUと変化する。つまり生体に投与された造影剤は，同じ濃度であってもX線光子エネルギーによって表示されるCT値は変化

図7 脂肪のCT値

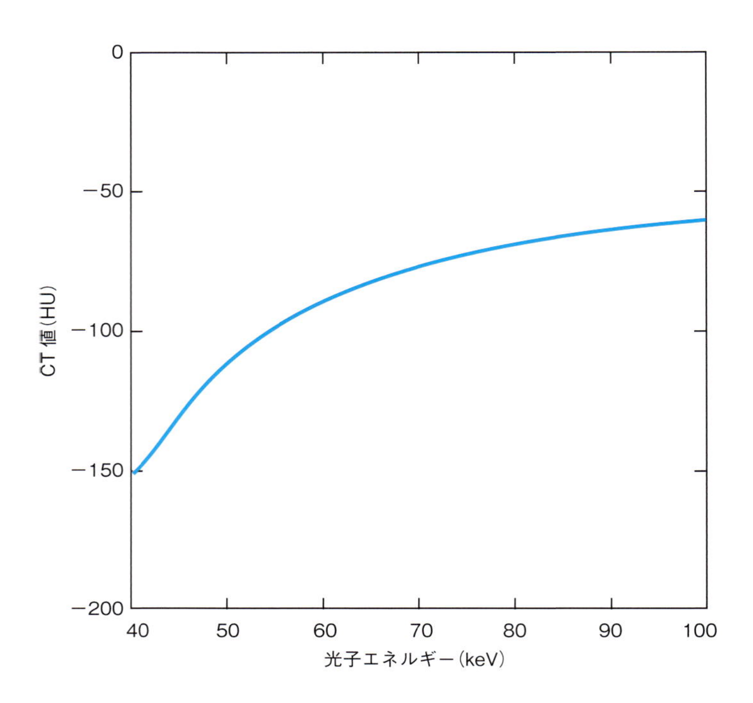

図8 ヨードのCT値

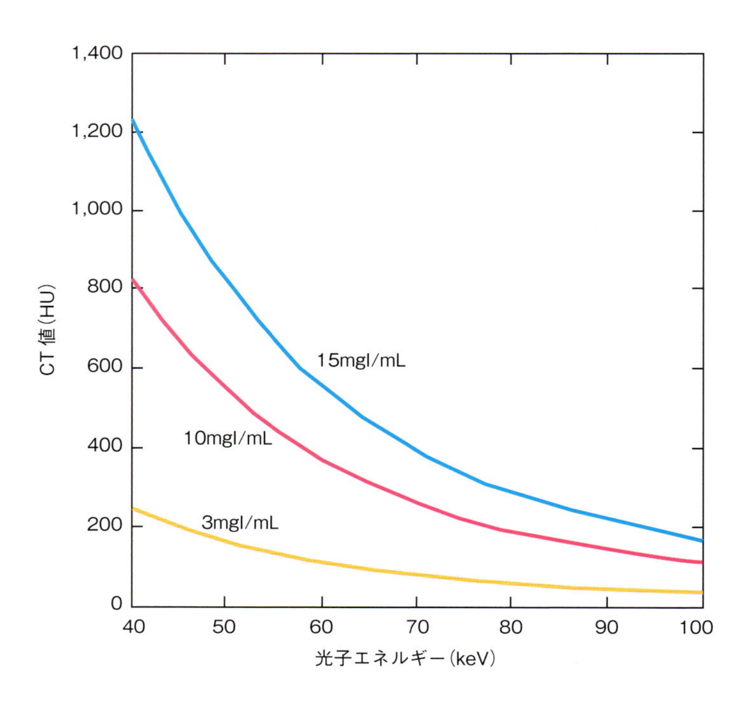

するため，低エネルギー(keV)などを用いてCT画像のコントラスト改善を図ることが可能となる。DECTでは2つのエネルギーを用いて，連続的に物質の線減弱係数を推定する(p.22参照)。そのために，造影剤として用いるヨードのKエッジより低いエネルギーのCT値変化(33.2keVより急激に低くなり，再度増加するCT値)を正確に表示することはできない。一般的に各装置での仮想単色画像の表示は，Kエッジよりも高いエネルギーの35keVや40keVからとなっている。また，低エネルギーのX線はフィルタなどで吸収されてしまい，現実的に意味をなさない。

X線光子スペクトル

X線管球(X線発生源)においては，陰極から発生した熱電子は陽極(タングステンからなるターゲット)にあたってX線を発生するが，このX線は低エネルギーから高エネルギーまで連続的なスペクトル(連続X線と特性X線から構成)を有する多色エネルギーのX線である。X線光子スペクトルは，横軸にX線光子エネルギー，縦軸に頻度をプロットしたものである(**図9**)。

連続X線

X線管球において，例えば，陰極から発生した熱電子が120keVで加速された場合，プラスの原子核の近傍を通過する際に引き寄せる力(クーロン力)によって加速電子の進行方

図9 X線光子スペクトル

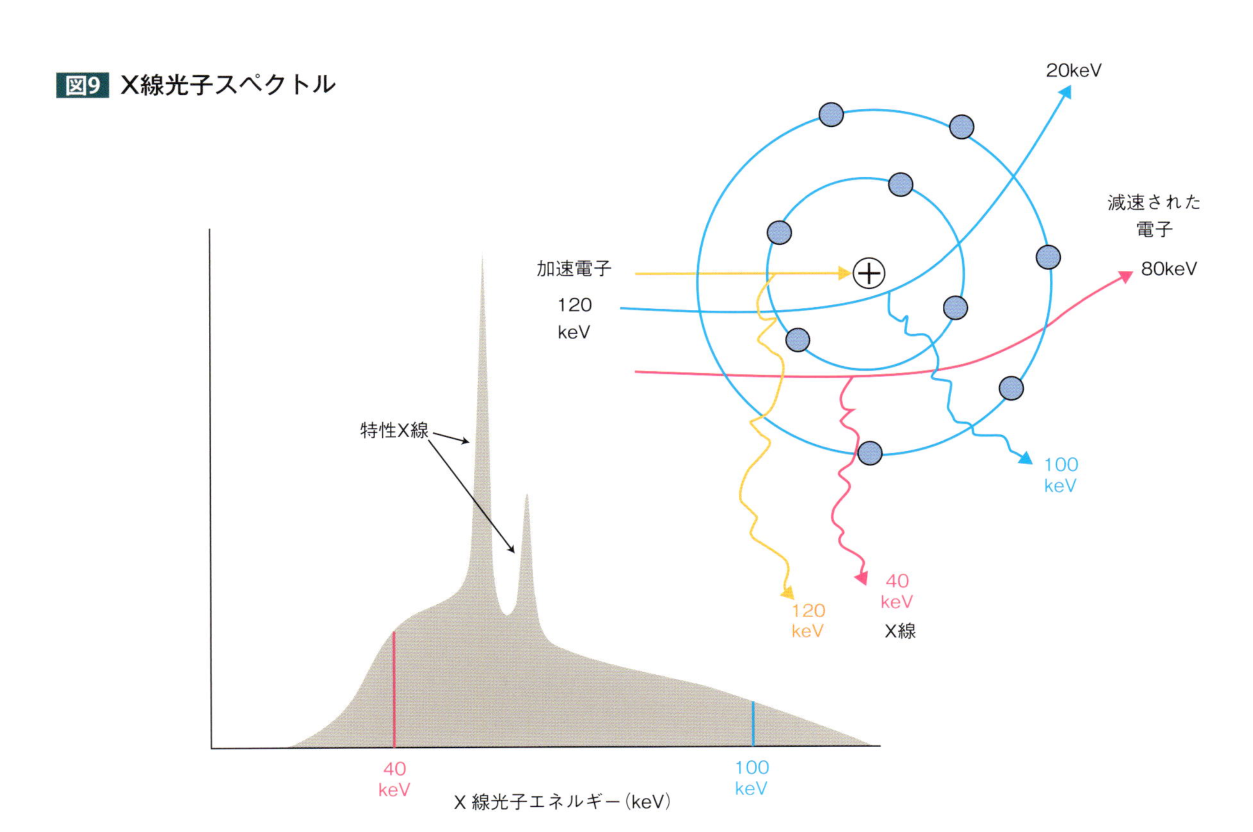

向が曲げられる。その結果，加速電子は原子核によってエネルギーを弱められ，失われたエネルギーをX線として放出する。この力(クーロン力)は原子核に近ければ近いほど強くなり，その分加速電子は弱まり，放出されるX線エネルギーは強くなる。**図9**では，40keV，100keVの例を示している。40keVのX線は，120keVの加速電子が弱められて80keVになったために，結果的に40keVのX線を放出する。このように連続X線は，原子核からの距離に応じて弱められる加速電子のエネルギーが異なるために(近傍では強く離れるほど弱く)，相対的に低エネルギーから高エネルギーまでのX線が連続的に放出され，多色エネルギーとなる。

加速電子が，直接，原子核に衝突する場合は，加速電子はすべてのエネルギーを失い0keVとなり，加速電子と等しい120keVのX線が放出される。これが連続X線の最大値であり，構成されるX線光子スペクトルの最大値となる。今回の例ではX線光子エネルギーの最大値(ピーク値)が120keVとなる。医用X線装置の規格では，「管電圧はX線光子エネルギーのピーク値をkVの単位で表示する」と定義されている[3)]。言い換えれば，管電圧とはX線発生のためにX線管球にかける電圧のことであり，X線光子スペクトルのX軸の値となる。

特性X線

X線光子スペクトルには上述の連続X線に加えて，あるエネルギーにおいて上方に線状に突出する特性X線も加わる。特性X線は，ある物質の原子に入射した加速電子が軌道電子に衝突し，軌道電子を原子の外へ弾き飛ばす際に，空いた所(空位)へ外側の軌道電子が落ち込んで発生する。ここで使用されている「特性X線」という言葉は，加速電子と陽極(ターゲット物質のタングステン)間において原子レベルで発生する現象であり，生体内で発生する「光電吸収」における「特性X線」は入射X線光子と生体組織の原子レベルで発生する現象であることに注意されたい(「光電吸収」の項目も参照のこと)。

多色X線の実効エネルギー

X線光子スペクトルのエネルギーの代表値としては，実効エネルギーがしばしば使用される。CTの実効エネルギー(keV)とは，多色X線のエネルギーを，それと同等な相互作用を有する単色X線(単一エネルギーのX線)のエネルギーとして表したものである。

具体的には，実効エネルギーは下記のようにして測定する(**図10**)。まず，アルミニウム(Al)や銅(Cu)などの吸収体を用いて，吸収体がない場合のX線強度から半分のX線強度になる吸収体の厚さ(半価層，厳密には第1半価層)を，CT装置(多色X線)で測定する(**図10b**)。事前に単色X線の線減弱係数と半価層の関係式(**図10a**)と，線減弱係数とX線エネルギーの関係(**図10c**)から，半価層とX線エネルギーの関係を作成する(**図10d**)。測定した多色X線の半価層と等しい厚さ(単色X線の半価層)に相当する単色Xと規定する。つまり，実効エネルギーは，多色X線の半価層と同じ厚さの半価層に相当する単色X線のエネルギー値(keV)を表すものである。

実効エネルギーに対して，X線スペクトル全体の平均値に該当するエネルギーを平均エネルギー(mean energy，単位[keV])という。平均エネルギーの測定は，実効エネルギーの測定に比べて難しくあまり使用されない。

図10 実効エネルギー

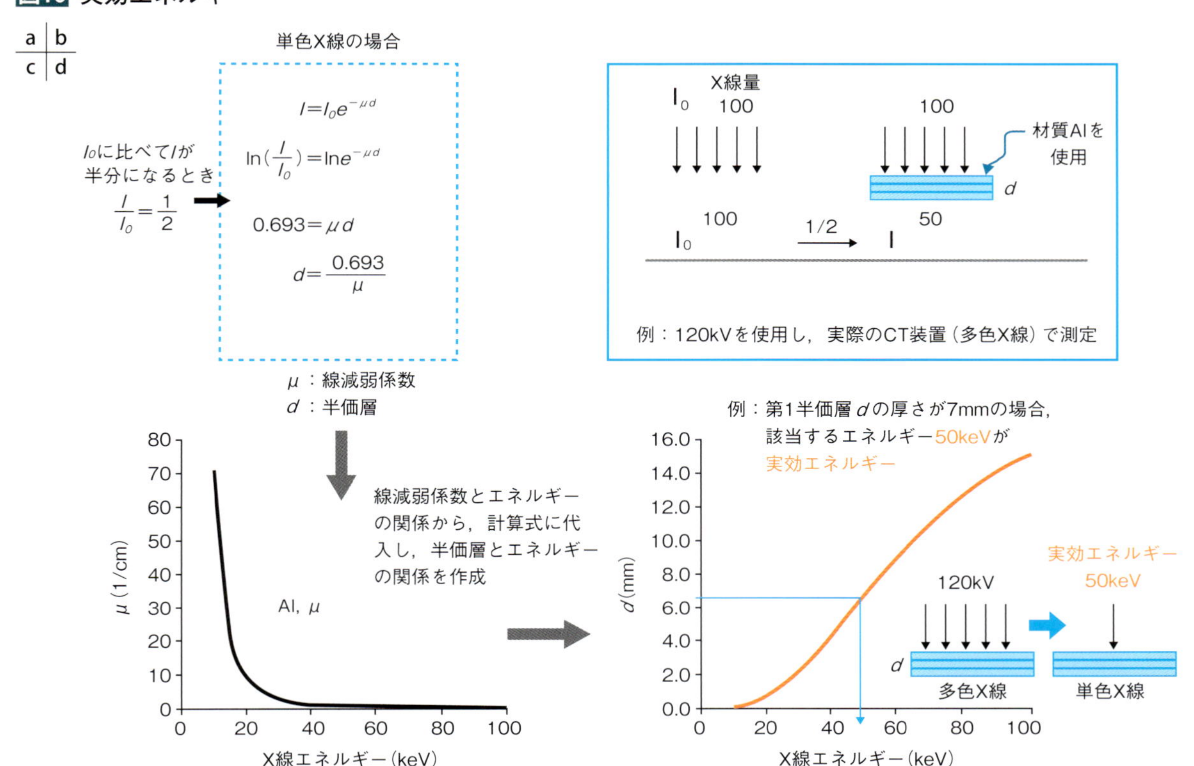

◇文献

1) Hsieh J: Computed Tomography Princeples, Design, Artifacts, and Recent Advances. Second Edition. SPIE Press, Washinton, 2009.
2) 西臺武弘: 放射線医学物理学, 第3版. 分光堂, 東京, 2011.
3) 青柳泰司ほか編著: 改訂新版 放射線機器学(I)－診療画像機器. コロナ社, 東京, 2015.
4) Kang MJ, et al: Dual-energy CT: clinical applications in various pulmonary diseases. Radiographics, 30: 685-698, 2010.
5) Goodsitt MM, et al: Accuracies of the synthesized monochromatic CT numbers and effective atomic numbers obtained with a rapid kVp switching dual energy CT scanner. Med Phys, 38: 2222-2232, 2011.

1）Dual-energy CTにおける解析法の基礎

栗井和夫，船間芳憲，檜垣　徹

CTにおける投影データと画像再構成

CT撮像において直接に収集されるデータは，われわれが日常診療でみているような横断画像ではない。CTで収集されているデータは，人体を透過したX線を検出器で検出したものであり，**図1a**に示すようなX線検出器1列分のデータは細長いスリット状のデータである（スリットの幅は検出器1列分の幅，スリットの長さは検出器の全チャンネルの幅）。

投影データとは，X線管球が1回転する間に，検出器1列が収集したデータであり，横軸は検出器のチャンネル，縦軸はX線管球の回転角度に対応する（**図1b**）。頭尾方向に複数の検出器列を有するマルチスライスCTの場合，実際の投影データは示すような三次元のデータとなる（**図1c**）。投影データは，“生データ”あるいは“サイノグラム”ともよばれる。また，投影データを得る過程を“順投影”とよぶ。

投影データに対して，“画像再構成”とよばれる数学的処理を行うことで，われわれが日常的に目にする断面画像に変換することができる。画像再構成としては，フィルタ補正逆投影法，ハイブリッド型逐次近似画像再構成法，モデルベース逐次近似画像再構成法などがある。画像の収集および再構成の過程の詳細については，ほかの成書を参照されたい[1]。

Dual-energy解析の方法

Dual-energy解析（DE解析）には，投影データに基づいて行う方法（**図2**）[2,3]と画像データ（再構成画像）[4]を基に行う方法（**図3**）がある。投影データに基づくDE解析では，基準物質解析や電子密度画像・実効原子番号画像（p.40参照）の作成などが可能であり，さらに後述するようにビームハードニング アーチファクトの抑制効果も後者より強力である。投影データに基づくDE解析は，GE，キヤノン，フィリップスのDual-energy CT（DECT）で採用されている方法である。これに対して，再構成画像を基に行うDE解析は主にシーメンスの2管球のDECT（基礎編第4章で採用されている方法）である。シーメンスの2管球CTでは，高および低電圧の投影データの位相が90°ずれているため，投影データに基づくDE解析を行うことが困難である。投影データを基に基準物質解析を行う方法も報告されているが[5]，現時点では一般的ではない。

なお，以下に記述する内容はDECTの基本的な考え方であり，各ベンダのDECTの方式の詳細を網羅するものではないことに注意していただきたい。

図1 CTにおける投影データ

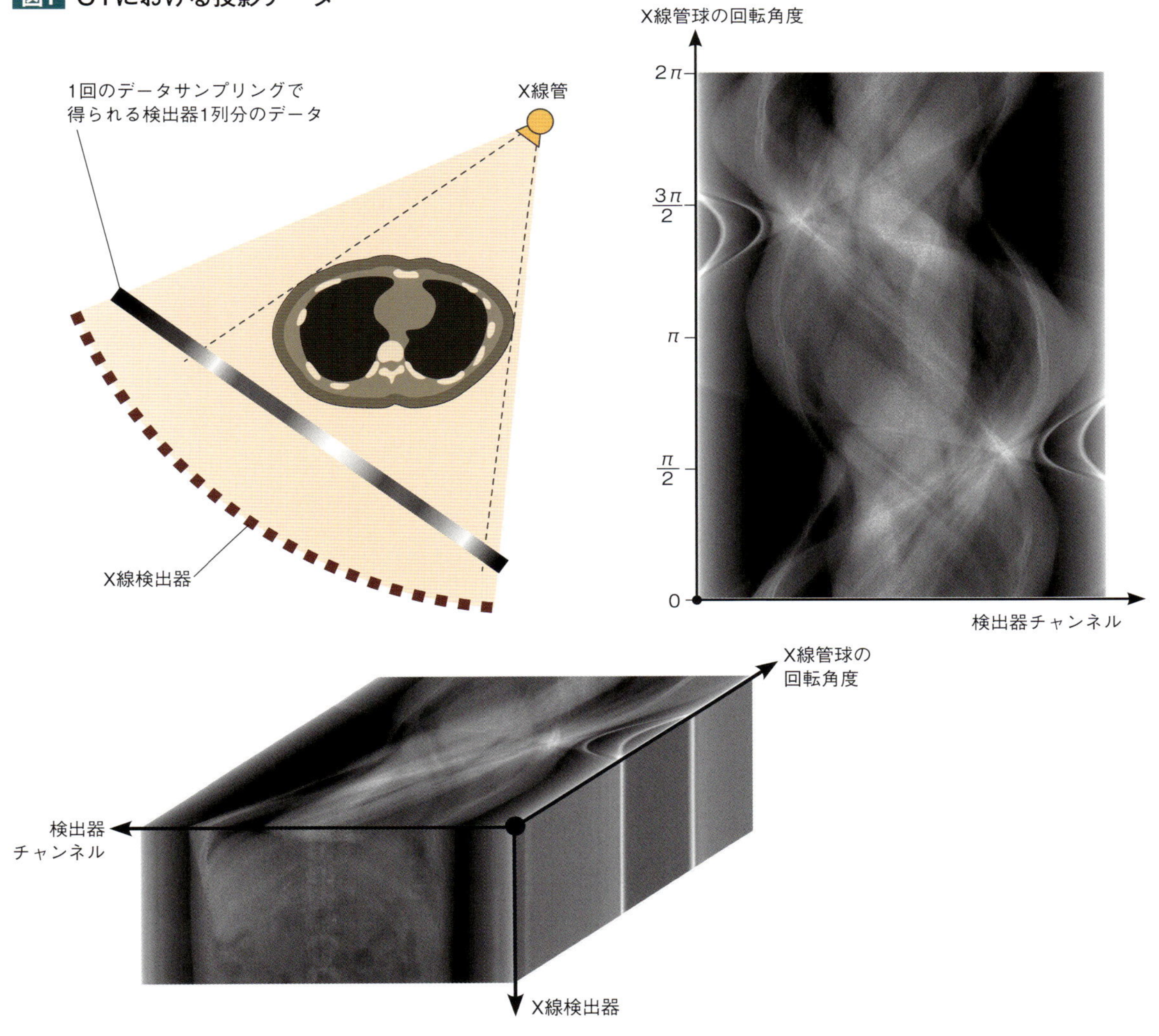

a：1回のX線照射（1ビュー）で得られる検出器1列分のデータ。
b：検出器1列分の投影データ。
c：マルチスライスCTの投影像。

投影データに基づくDE解析

投影データに基づくDE解析の概略

投影データに基づく方法は，各社とも，基本的にはAlvarezとMacovskiが提案した方法によっている[2,3,6]。ここでは，キヤノンのDECTで採用されている方法を中心に概説するが，GEやフィリップスの装置においては，DE解析法の詳細については異なっている可能性があることに留意されたい。

投影データに基づくDE解析の概略を**図2**に示す。DECTでは，1回の撮像で高管電圧お

図2 投影データに基づくDE解析

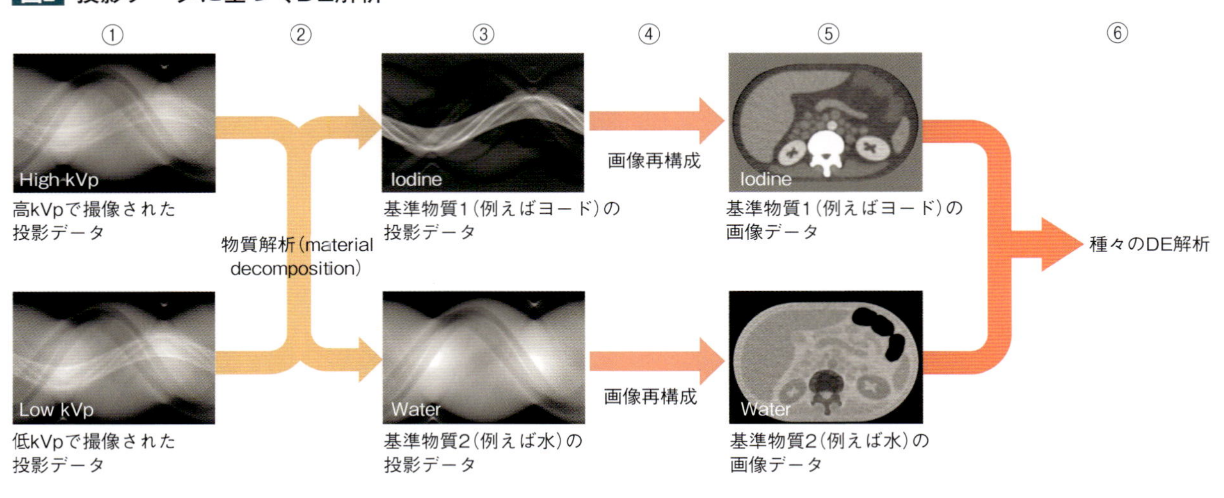

図3 画像データに基づくDE解析

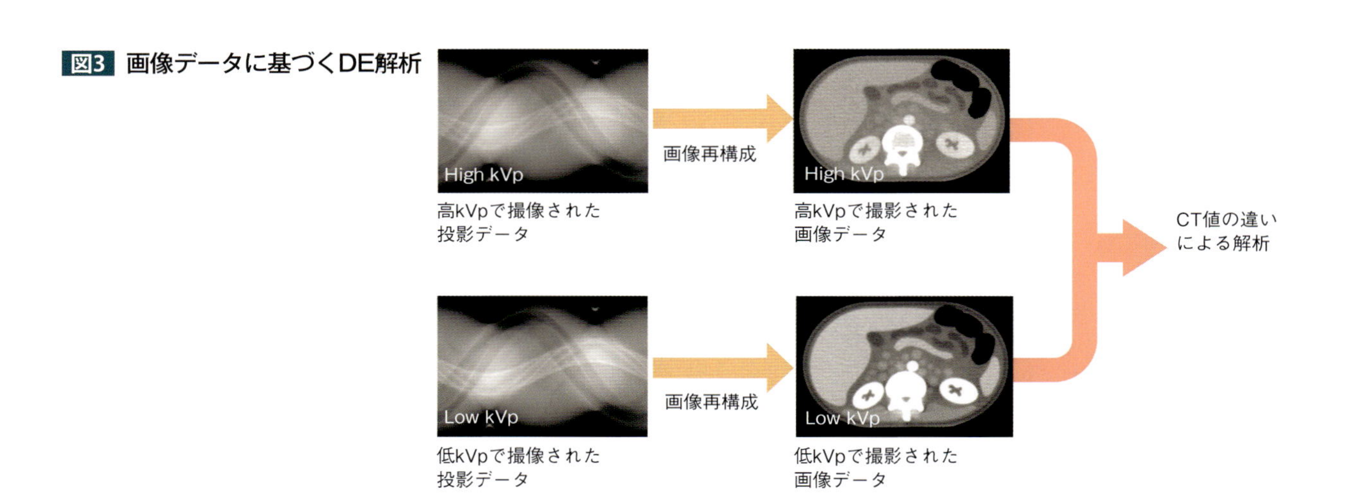

よび低管電圧で撮像された投影データが生成される（**図2①**）。この2つの投影データに対して，material decompositionという手法（**図2②**）を用いて，2つの基準物質（例えば，水とヨード）に分けた投影データ（**図2③**）を作成する。次に2つの基準物質の投影データに対して，画像再構成を行い（**図2④**），基準物質ごとの再構成画像を作成する（**図2⑤**）。この基準物質ごとの再構成画像を基に，後述する仮想単色X線画像，電子密度画像，実効原子番号画像などを作成するDE解析を行う。

X線の物質への吸収と線減弱係数

CTで使用されるX線は基礎編第2章で述べられているように多色X線であるため，物質を通過するとビームハードニングによりX線の吸収が変化するが(後述)，理解を容易にするため，ここではビームハードニングがないと仮定して記載する。

まず，X線が物質を通過した場合の一般論を説明する。**図4a**で示すような線減弱係数[*1]がμで厚みが$\chi\,cm$の均一な被写体をX線ビームが通過するとする。被写体に入射するX線ビームの強度をI_{in}，被写体を透過したX線ビームの強度をI_{out}とすると，I_{in}とI_{out}の間には下記のような関係がある。

$$I_{out} = I_{in} e^{-\mu\chi}$$
$$\therefore \mu\chi = ln\left(\frac{I_{in}}{I_{out}}\right)$$

次に，被写体の線減弱係数がμ_1で厚みが$\chi_1$cmの成分1と，線減弱係数がμ_2で厚みが$\chi_2$cmの成分2の2つの物質からなるとする(**図4b**)。被写体に入射するX線ビームの強度をI_{in}，被写体を透過したX線ビームの強度をI_{out}とすると，I_{in}とI_{out}の間には下記のような関係がある。

$$I_{out} = I_{in} e^{-\mu_1\chi_1 - \mu_2\chi_2}$$
$$\therefore \mu_1\chi_1 + \mu_2\chi_2 = ln\left(\frac{I_{in}}{I_{out}}\right)$$

ここで，$ln\left(\frac{I_{in}}{I_{out}}\right) = \mathrm{P}$[*2]とすると，

$$\mu_1\chi_1 + \mu_2\chi_2 = \mathrm{P} \quad (1)$$

となる。(1)式を文章でざっくり表現すると，「X線の吸収は，2つの成分の線減弱係数と通過経路の長さの積を足した値に対して指数関数的に変化する」ということになる。

＊1：線減弱係数については，基礎編第2章を参照のこと。
＊2：PはProjectionの意味である。

基準物質の投影データの作成

一般に，DECTでは，CTのX線管球から発生したあるX線束が通過する経路(パス：pass)上に2つの物質のみが存在すると仮定する。これらの2つの物質を“基準物質”とよぶ。一般に，2つの基準物質としては，実効原子番号が大きく異なる物質を選択する。実際の臨床においては，基準物質を水とヨードにすることが多い(**図4c**)。これは，水とヨードの実効原子番号の差が大きいのに加え，水およびヨードにおけるX線減弱はそれぞれコンプトン散乱・光電吸収が支配的であるため(基礎編第2章参照)，基準物質を水とヨードに設定することにより，減弱係数におけるコンプトン散乱・光電吸収の影響の割合を見積ることができるからである。

物質とX線の相互作用はX線のエネルギーにより変化するため，X線のエネルギーが変化すると2つの基準物質の減弱係数も変化する。ここでは，基準物質を水およびヨードとし，高電圧（High kVp[*3]），例えば135 kVp）および低電圧（Low kVp，例えば80 kVp）で撮像するものとする（**図4c**）。

ここで，高電圧での撮像時の水の線減弱係数を$\mu_{water}(High\ kVp)$，ヨードの線減弱係数を$\mu_{iodine}(High\ kVp)$，各X線のパス中の水およびヨードの長さをχ_{water}，χ_{iodine}検出器に入射するX線の強度を$P^{High\ kVp}$とすると，$P^{High\ kVp}$は下記のように表すことができる。

$$P^{High\ kVp} = \mu_{water}(High\ kVp)\chi_{water} + \mu_{iodine}(High\ kVp)\chi_{iodine} \qquad (2)$$

同様に，低電圧で発生させたX線が通過した場合の水の線減弱係数を$\mu_{water}(Low\ kVp)$，ヨードの線減弱係数を$\mu_{iodine}(Low\ kVp)$，検出器に入射するX線強度を$P^{Low\ kVp}$

図4 X線の物質への吸収と線減弱係数

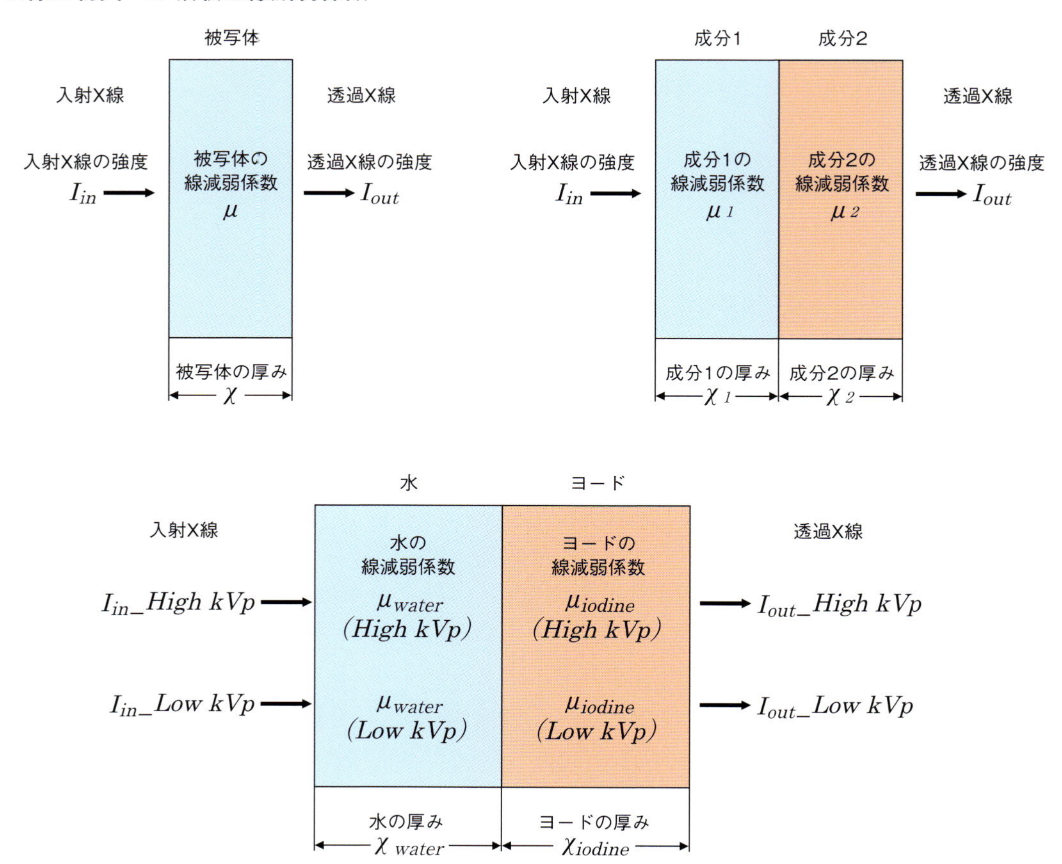

a b
c

a：被写体が1種類の物質からなる場合。
b：被写体が2種類の物質からなる場合。
c：基準物質を水とヨード，入射X線を高電圧X線，低電圧X線と仮定した場合。

とすると，$P_{Low\ kVp}$は下記のように表すことができる。

$$P_{Low\ kVp} = \mu_{water}(Low\ kVp)\ \chi_{water} + \mu_{iodine}(Low\ kVp)\ \chi_{iodine} \quad (3)$$

さらに，線減弱係数は，質量減弱係数に質量密度をかけたものであるので，高電圧および低電圧撮像時の水の質量減弱係数を$\mu_{\rho_water}(High\ kVp)$，$\mu_{\rho_water}(Low\ kVp)$，ヨードの質量減弱係数を$\mu_{\rho_iodine}(High\ kVp)$，$\mu_{\rho_iodine}(Low\ kVp)$，水およびヨードの質量密度を$\rho_{water}$，$\rho_{iodine}$とすると(2)および(3)は下記のように表せる*4。

$$P_{High\ kVp} = \mu_{\rho\_water}(High\ kVp)\ \rho_{water}\ \chi_{water} + \mu_{\rho\_iodine}(High\ kVp)\ \rho_{iodine}\ \chi_{iodine} \quad (2')$$

$$P_{Low\ kVp} = \mu_{\rho\_water}(Low\ kVp)\ \rho_{water}\ \chi_{water} + \mu_{\rho\_iodine}(Low\ kVp)\ \rho_{iodine}\ \chi_{iodine} \quad (3')$$

ここで，$P_{High\ kVp}$と$P_{Low\ kVp}$は計測により得られる値であり，$\mu_{\rho_water}(High\ kVp)$，$\mu_{\rho_water}(Low\ kVp)$，$\mu_{\rho_iodine}(High\ kVp)$，$\mu_{\rho_iodine}(Low\ kVp)$は既知の物質であるのであらかじめ測定しておくことが可能であり，ρ_{water}，ρ_{iodine}も既知である。従って，(2')(3')は未知数が2つ(χ_{water}およびχ_{iodine})の二元一次方程式であり，容易にχ_{water}，χ_{iodine}を求めることができる。

このχ_{water}，χ_{iodine}は，各X線のパスにおける水(基準物質1)およびヨード(基準物質2)の長さであるが，X線束が非常に細いと考えれば，X線パス内に含まれる基準物質の量を直接反映すると考えてよい。このχ_{water}，χ_{iodine}の値の大小を投影データのボクセルの信号強度(画像の白黒の度合い)に反映させることにより，2つの基準物質の投影データ(**図2③**)を作成することができる。

> *3：kVp
> kVpは，X線を発生させる際に，X線管球の陰極－陽極間に印加される電圧の最大値のことである。日本工業規格ではkVと表示されることとなっているが，本書では実効エネルギーkeVとの混乱を防ぐためkVpと表記する。
> *4：下の添字にρが入っていることにより，質量減弱係数を表していることに注意。

基準物質の投影データからの画像再構成

上記の2つの基準物質(ここでは水とヨード)の投影データをそれぞれ画像再構成すると，基準物質の再構成画像が得られる(**図2の④⑤**)。これらの画像を，基準物質画像(水)[basis material image(water)]および基準物質画像(ヨード)[basis material image(iodine)]とよぶ。

それぞれの基準物質の再構成画像のボクセル値は，そのボクセルにおける基準物質の量と考えることができ，それぞれC_{water}，C_{iodine}で表す。このC_{water}，C_{iodine}を使用して，仮想単色X線画像・電子密度画像・実効原子番号画像などの作成や基準物質解析などを行うことができる。

なお，GEにおいては上記の基準物質画像に該当するものが物質密度画像(material density image)とよばれている。またフィリップスは，キヤノンと同じく2つのエネルギーの投影データから作成した画像を基準物質画像と読んでいる。しかしながら，キヤノン，GE，フィリップスの解析方法が完全に同一のものでない可能性があることに注意されたい。

仮想単色X線画像の作成

ある実効エネルギーE(keV)における任意のボクセルの線減弱係数$\mu(E)$は，水およびヨードの線減弱係数$\mu_{water}(E)$，$\mu_{iodine}(E)$，基準物質画像のボクセル値であるC_{water}，C_{iodine}を用いて次のように求めることができる。

$$\mu(E)=\mu_{water}(E)C_{water}+\mu_{iodine}(E)C_{iodine} \qquad (4)$$

任意の実効エネルギー(keV)における水およびヨードの線減弱係数はあらかじめ測定しておくことができるので既知である。実効エネルギーがE keVのときのCT値(CT number (E))は，その定義から水の線減弱係数に対するそのボクセルの相対的な線減弱係数であることから，下記のように計算できる。

$$\text{CT number}(E)=\frac{\mu(E)-\mu_{water}(E)}{\mu_{water}(E)}1000$$

実効エネルギーE(keV)を変えることで，任意のkeVでのCT画像が作成できる。これをエネルギーE keVの仮想単色X線画像(virtual monochromatic image：VMI)とよぶ。

再構成画像に基づくDE解析

上記の投影データベースのDECTでは高および低エネルギーのX線により得られた投影データを使用するのに対して，画像ベースのDECTでは画像再構成を行った後のデータを使用する[4]。

ここであるボクセルについて，高エネルギー(高電圧)撮像におけるCT値を$CT^{High\ kVp}$，低エネルギー(低電圧)撮像におけるCT値を$CT^{Low\ kVp}$とすると，エネルギーEのときのCT値$CT(E)$は次の式により求めることができる。

$$CT(E)=w(E)\times CT^{Low\ kVp}+[1-w(E)]\times CT^{Higt\ kVp}$$

$w(E)$は，目的とするX線の実効エネルギーにより決まる定数である。すなわち，エネルギーがE keVのときのCT値は，高エネルギー撮像時のCT値と低エネルギー撮像時のCT値にそれぞれ一定の定数をかけて加算したものとなる。係数の求め方の詳細については，文献4)を参照されたい。

◇文献

1)粟井和夫，陣崎雅弘：最新Body CT診断－検査の組み立てから読影まで－．メディカル・サイエンス・インターナショナル，東京，2018.

2)Alvarez RE, Macovski A: Energy-selective reconstructions in X-ray computerized tomography. Phys Med Biol, 21: 733-744, 1976.

3)Tremblay JE, et al: A theoretical comparison of tissue parameter extraction methods for dual energy computed tomography. Med Phys, 41: 081905, 2014.

4)Yu L, et al: Virtual monochromatic imaging in dual-source dual-energy CT: radiation dose and image quality. Med Phys, 38: 6371-6379, 2011.

5)Maass C, et al: Image-based dual energy CT using optimized precorrection functions: a practical new approach of material decomposition in image domain. Med Phys, 36: 3818-3829, 2009.

6)Zou Y, Silver MD, eds: Analysis of fast kV-switching in dual energy CT using a pre-reconstruction decomposition technique. The International Society for Optical Engineering, 2008.

2) DECTにおけるビームハードニングの補正

粟井和夫，船間芳憲，檜垣 徹

投影データベースのDual-energy CT（DECT）は，Single-energy CT（SECT）と比較して，ビームハードニングの補正を高精度で行うことができる[1～3]。ただし，ビームハードニング補正の精度については，ベンダや補正の方式により異なる。

ビームハードニングとは

基礎編第2章で述べたように，DECTも含め放射線診断領域で使用されるX線は，低エネルギーから高エネルギーの幅広いエネルギー分布（X線スペクトル）をもつ多色X線（polychromatic X-ray）であり，単一のエネルギーの単色X線（monochromatic X-ray）ではない。このため，CT画像では，ビームハードニング アーチファクトとよばれる偽像をしばしば生じる[4]。ビームハードニングにより，①頭蓋冠の内側に高吸収の部分を生じる，②造影CTにおいて心筋壁の一部が低吸収となる，③病変のコントラストが低下する，④血管や多血性病変などの造影される構造物の増強効果が低下する，などの現象を生じ，診断に支障をきたすことがある[4～13]（**図1**）。

多色X線が物質を通過すると，「X線の物質への吸収と線減弱係数」の項目で述べたように，X線の一部は物質により吸収されX線は減弱する。X線の減弱の程度は，物質固有の減弱係数による。一般に，多色X線においては低エネルギー側のX線から物質に吸収されることから，物質を透過したX線の平均エネルギーは，物質に入射した元のX線と比較して高エネルギー側にシフトする（**図2**）。このような現象をビームハードニング（線質硬化）とよぶ。

図1 臨床で問題となるビームハードニング アーチファクト

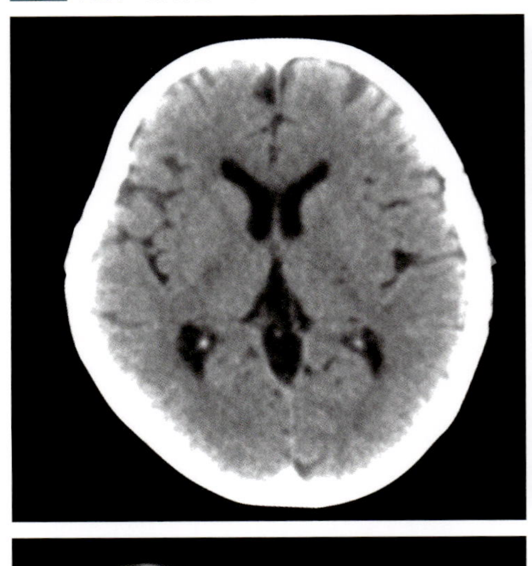

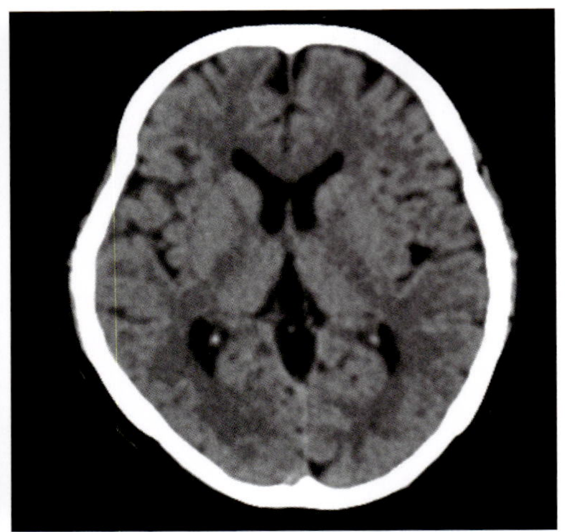

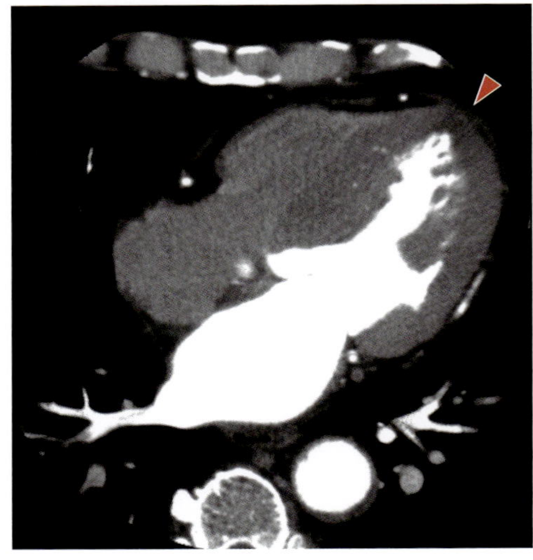

a/b

a：頭部CTにおけるビームハードニング アーチファクト。
(左)ビームハードニング アーチファクトにより頭蓋骨の内側が高吸収となっている。くも膜下出血を見逃す可能性がある。
(右)左と同じ症例で，ビームハードニング補正を行った画像。
b：心臓CTにおけるビームハードニング アーチファクト。
左室心筋壁(▲)に低吸収の部分があるが，これはビームハードニング アーチファクトである。心筋虚血と誤診される可能性がある。

図2 多色X線の物質への吸収

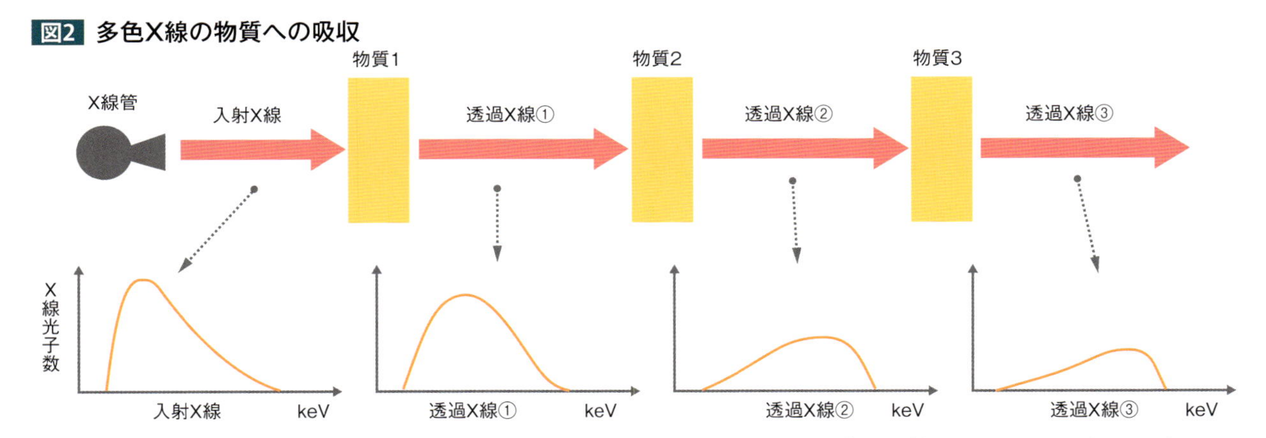

X線から発生したX線は，物質1，物質2，物質3を順番に通過するのに従い，図に示すごとくX線スペクトラムのピークは高エネルギー側にシフトする。なお，X線は物質に吸収されるため，X線光子数の総数は次第に減少する。

ここで，**図3**に示すような長方体の物質を，X線が通過すると仮定する。物質に入射するX線が単色X線であれば，X線検出器のX線カウント（対数表示）は物質を通過する距離に比例して減少する（**図3a**）。

しかしながら，入射するX線は，実際には多色X線であることから，例えば**図3b**の赤線のような曲線を描く。この場合，**図3b**のAの区間では，単色X線と仮定したときよりもX線検出器のカウント数は少ない。このため，Aの区間においては，CT装置はX線の吸収が大きく生じたと認識し，再構成画像上では白く表示される。このように，画像上，白く表示されるビームハードニング アーチファクトはオーバーシューティングとよばれる。これに対して**図3b**のBの区間では，単色X線と仮定したときよりもX線検出器のカウント数は多くなる。この区間については，CT装置はX線吸収が少ないと判断し，CT画像ではこの部位は黒く表示される。画像上，黒く表示されるビームハードニング アーチファクトはアンダーシューティングとよばれる。

図3 **物質へのX線の吸収と検出器のカウント**

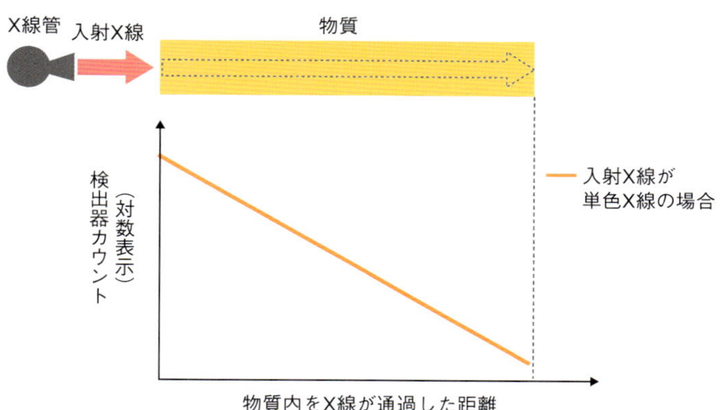

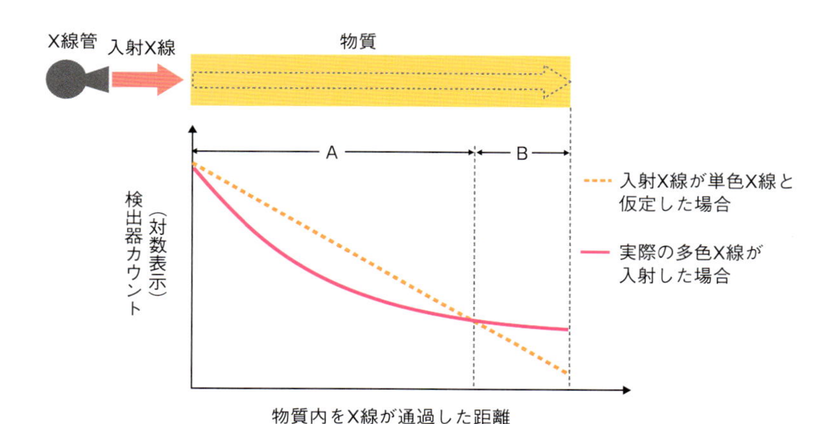

a：単色X線の場合。
b：多色X線の場合。

ビームハードニングの補正

SECTにおけるビームハードニングの補正

本項では，ビームハードニングの補正の仕方について述べるが，各ベンダの採用している方式は必ずしも公開されていないので一般的な事項を記載する。

多色X線が通過する物質が既知であり，さらに，その物質内を通過するX線の単位長さ当たりどのくらいX線検出器のカウント数がシフトするかというデータをあらかじめ測定しておけば，実際に測定したカウント数を補正することが可能である。まず，SECTにおけるビームハードニングの補正に関する基本的な考え方について，頭部CTを例にとり説明する。

SECTにおけるビームハードニングの補正では，まず，投影データから再構成画像を作成する(**図4①**)。次に，CT値に閾値を設け，線質硬化の主要因となる「骨領域」と「骨以外の領域」に分離した画像を作成する(**図4②**)。このデータに対して順投影を行って*1，「骨領域」および「骨以外の領域」の投影データを得る(**図4③**)。この「骨領域」および「骨以外の領域」の投影データの画素値から「骨」および「骨以外」領域のパス長(透過長)を計算し，ビームハードニングによるカウント数のシフト分の補正を行う(**図4④**)。こうして得られた「骨」および「骨以外」の領域のビームハードニングを補正した投影データを加算する(**図4⑤**)。最後に加算した投影データに対して画像再構成を行い，ビームハードニングを補正した再構成画像を得る(**図4⑥**)。

以上のように，SECTにおけるビームハードニング補正は，再構成画像のCT値により大雑把に「骨領域」および「骨以外の領域」を抽出して処理を行うために限界がある。

*1：空間上に，それぞれ「骨領域」のみ，および「骨以外の領域」のみのX線吸収分布をもつ組織が存在すると仮定し，これらに対して仮想のCTスキャンを行い，「骨領域」，および「骨以外の領域」の投影データを得る。

図4 SECTにおけるビームハードニングの補正

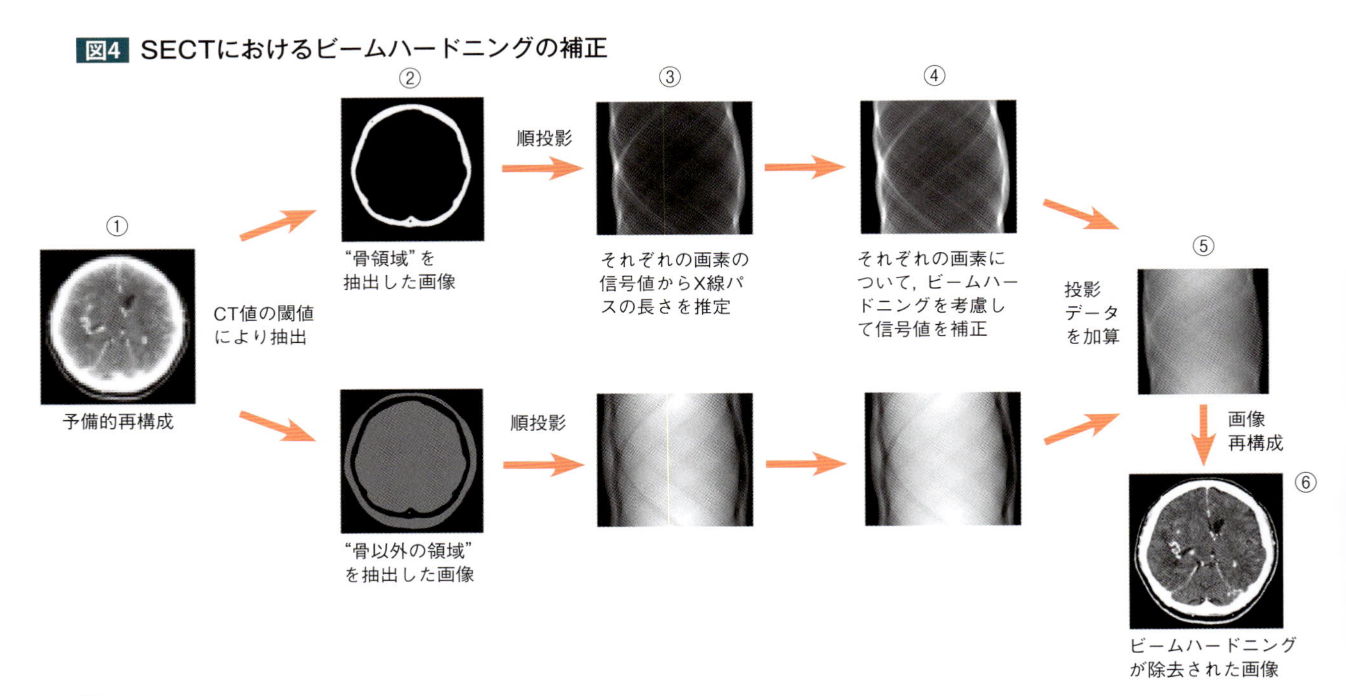

DECTにおけるビームハードニングの補正

p.20の**図2**に示したように，DECTではmaterial decompositionの手法により，2つの基準物質の投影データ(p.20の**図2**③)を作成する。「物質解析による基準物質の投影データの作成」で記述したように，高電圧および低電圧の撮像時の，X線の吸収量$P^{High\ kVp}$および$P^{Low\ kVp}$は下記の式で表される(再掲)*2。

$$P^{High\ kVp} = \mu_{\rho\_water}(High\ kVp)\ \rho_{water}\ \chi_{water} + \mu_{\rho\_iodine}(High\ kVp)\ \rho_{iodine}\ \chi_{iodine} \quad (2')$$

$$P^{Low\ kVp} = \mu_{\rho\_water}(Low\ kVp)\ \rho_{water}\ \chi_{water} + \mu_{\rho\_iodine}(Low\ kVp)\ \rho_{iodine}\ \chi_{iodine} \quad (3')$$

$\mu_{\rho\_water}(High\ kVp)$，$\mu_{\rho\_water}(Low\ kVp)$：高電圧および低電圧撮像時の水の質量減弱係数

$\mu_{\rho\_iodine}(High\ kVp)$，$\mu_{\rho\_iodine}(Low\ kVp)$：高電圧および低電圧撮像時のヨードの質量減弱係数

ρ_{water}，ρ_{iodine}：水およびヨードの質量密度

χ_{wate}，χ_{iodine}：水およびヨードのパス長(透過長)

*2：μp_waterおよびμp_iodineは，下の添字にρが入っていることにより，質量減弱係数を表していることに注意。

前項では$\mu_{\rho_water}(High\ kVp)$，$\mu_{\rho_water}(Low\ kVp)$，$\mu_{\rho_iodine}(High\ kVp)$，$\mu_{\rho_iodine}(Low\ kVp)$は，既知の物質であるのであらかじめ測定しておくことが可能と述べたが，実際のX線は多色X線であるので物質通過に伴いX線のエネルギーが次第に変化するため質量減弱係数も不確定となる。このため，式(2')および式(3')は一意に解くことができず，式(2")および(3")に示すように，$E_{High\ kVp}$，$E_{Low\ kVp}$，χ_{water}，χ_{iodine}を未知数とした最小化問題として解を求める。このプロセスで線質硬化が補正された正確な質量減弱係数を求めることができる。物質解析により，正確に基準物質の投影データを作成することにより，基準物質ごとに正確な質量減弱係数およびパス長を計算でき，結果的にそのデータから作成される仮想単色X線画像では，SECTよりもビームハードニングが少ない画像となる。

$$\arg\min f^{*3}(E_{High\ kVp},\ \chi_{water},\ \chi_{iodine})$$
$$= \{(\mu_{water}(E_{High\ kVp})\ \rho_{water}\ \chi_{water} + (E_{High\ kVp})\ \rho_{iodine}\ \chi_{iodine}) - P^{High\ kVp}\}^2 \quad (2'')$$

$$\arg\min f(E_{Low\ kVp},\ \chi_{water},\ \chi_{iodine})$$
$$= \{(\mu_{water}(E_{Low\ kVp})\ \rho\ \mathrm{water}\ \chi\ \mathrm{water} + (E_{Low\ kVp})\ \rho_{iodine}\ \chi_{iodine}) - P^{Low\ kVp}\}^2 \quad (3'')$$

*3：arg min f(x)とは，f(x)を最小にする引数の集合を示す。

ビームハードニング低減の臨床での有用性

一般にビームハードニングは，被検者の体格が大きいほど強く生じる[5,11]。

DECTにおけるビームハードニング アーチファクト低減の臨床における有用性については，心臓の心筋灌流CTにおいてよく報告されている[13～15]。心筋灌流CTでは，ビームハードニングにより左室後壁の下行大動脈に接する部位のCT値がしばしば低下する[13]。このような場合，心筋虚血との鑑別が困難になる可能性がある。DECTでは，ベンダによ

り程度の差はあるものの，心筋のビームハードニング アーチファクトがかなり軽減する。ビームハードニングの低減効果は，実効エネルギーが高い仮想単色X線画像ほど小さい[15]。

肝のような実質臓器の腫瘍の検出も，ビームハードニングの影響を受け，肥満者では肝腫瘍の描出が低下する[12,16]が，その程度は患者の体格により異なる[7,9,17]。DECTがビームハードニングを低減させ肝腫瘍の描出能を向上させることは，われわれのファントム実験でも確認可能であった(**図5**)。

一方，骨盤内でのビームハードニング アーチファクトを検討した研究では，DECTはビームハードニング アーチファクトを低減させるが，臨床的にはその効果は十分でないとする報告もある[18]。

図5 DECTにおけるビームハードニング抑制の効果(ファントム実験)

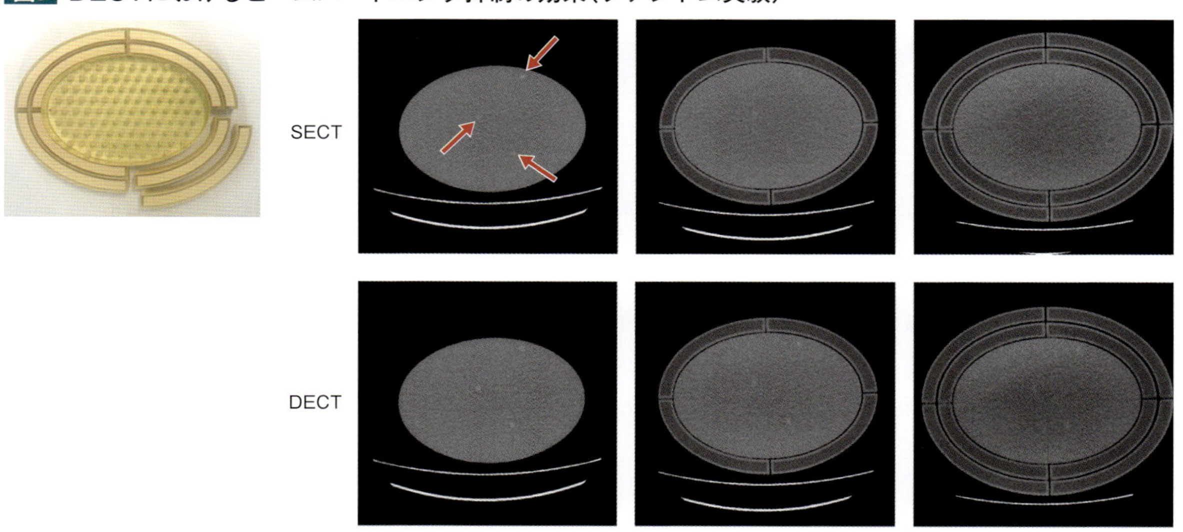

a	b	c	d
	e	f	g

a：ファントムの外観。
内部にヨード溶液を封入できる小孔(直径10mm)を有する円盤状ファントムの外観。外径は300×200mmで，内部CT値は管電圧120kVpのスキャンで約60HUである。外縁に，同様の素材からなる幅15mmのアタッチメントを装着することにより，ファントム径を増大させることができる。小孔のうち3つにはヨード水溶液(CT値70HU)を注入し，そのほかの小孔にはファントムと同じCT値(70HU)に調整したショ糖液を注入した。
b：SECT：小型ファントム，c：同中型ファントム，d：大型ファントム。
3種類のサイズのファントム(小型300×200mm，中型330×230mm，大型360×260mm)をSECTでスキャンした画像。小ファントムで認識されるヨード水溶液を封入した小孔(↑)は，中型ファントムではやや不明瞭となり，大型ファントムではまったく認識できない。
e：DECT：小型ファントム，f：同中型ファントム，g：大型ファントム。
3種類のサイズのファントムをDECTでスキャンした画像。ヨード水溶液を封入した小孔(↑)は，小型ファントム，中型ファントム，大型ファントムとも認識可能である。

◇文献

1)Yu L, et al: Dual-energy CT-based monochromatic imaging. AJR Am J Roentgenol, 199(5 Suppl): S9-S15, 2012.
2)Kuchenbecker S, et al: Dual energy CT: how well can pseudo-monochromatic imaging reduce metal artifacts? Med Phys, 42: 1023-1036, 2015.
3)Wu R, et al: Quantitative Comparison of Virtual Monochromatic Images of Dual Energy Computed Tomography Systems: Beam Hardening Artifact Correction and Variance in Computed Tomography Numbers: A Phantom Study. J Comput Assist Tomogr, 42: 648-654, 2018.
4)Barrett JF, Keat N: Artifacts in CT: recognition and avoidance. Radiographics, 24: 1679-1691, 2004.
5)Schindera ST, et al: Effect of beam hardening on arterial enhancement in thoracoabdominal CT angiography with increasing patient size: an in vitro and *in vivo* study. Radiology, 256: 528-535, 2010.
6)Marin D, et al: Clinical impact of an adaptive statistical iterative reconstruction algorithm for detection of hypervascular liver tumours using a low tube voltage, high tube current MDCT technique. Eur Radiol, 23: 3325-3335, 2013.
7)Mileto A, et al: Dual-energy MDCT in hypervascular liver tumors: effect of body size on selection of the optimal monochromatic energy level. AJR Am J Roentgenol, 203: 1257-1264, 2014.
8)Shuman WP, et al: Dual-energy liver CT: effect of monochromatic imaging on lesion detection, conspicuity, and contrast-to-noise ratio of hypervascular lesions on late arterial phase. AJR Am J Roentgenol, 203: 601-606, 2014.
9)Husarik DB, et al: Advanced virtual monoenergetic computed tomography of hyperattenuating and hypoattenuating liver lesions: *ex-vivo* and patient experience in various body sizes. Invest Radiol, 50: 695-702, 2015.
10)Leng S, et al: Dual-Energy CT for Quantification of Urinary Stone Composition in Mixed Stones: A Phantom Study. AJR Am J Roentgenol, 207: 321-329, 2016.
11)Lambert JW, et al. The Effect of Patient Diameter on the Dual-Energy Ratio of Selected Contrast-Producing Elements. J Comput Assist Tomogr, 41: 505-510, 2017.
12)Bayasgalan E, et al: Improved detectability of hyper-dense nodules with dual-energy CT scans: Phantom study using simulated liver harboring nodules. Hiroshima J Med Sci, 67: 63-69, 2018.
13)Bucher AM, et al: Quantitative evaluation of beam-hardening artefact correction in dual-energy CT myocardial perfusion imaging. Eur Radiol. 26: 3215-3222, 2016.
14)Carrascosa PM, et al: Comparison of myocardial perfusion evaluation with single versus dual-energy CT and effect of beam-hardening artifacts. Acad Radiol, 22: 591-599, 2015.
15)Rodriguez-Granillo GA, et al: Beam hardening artifact reduction using dual energy computed tomography: implications for myocardial perfusion studies. Cardiovasc Diagn Ther, 5: 79-85, 2015.
16)Schindera ST, et al: Decreased detection of hypovascular liver tumors with MDCT in obese patients: a phantom study. AJR Am J Roentgenol, 196: W772-776, 2011.
17)Leng S, et al: Maximizing Iodine Contrast-to-Noise Ratios in Abdominal CT Imaging through Use of Energy Domain Noise Reduction and Virtual Monoenergetic Dual-Energy CT. Radiology, 276: 562-570, 2015.
18)Winklhofer S, et al: Pelvic Beam-Hardening Artifacts in Dual-Energy CT Image Reconstructions: Occurrence and Impact on Image Quality. AJR Am J Roentgenol, 208: 114-123, 2017.

3) Dual-energy CTの基本アプリケーション

粟井和夫，檜垣　徹

仮想単色X線画像（VMI）

仮想単色X線画像（virtual monochromatic image：VMI）とは，任意のエネルギーの単色X線で撮像した画像を模倣した仮想的な画像である。単一エネルギー画像（monoenergetic image）ともよばれることがあるが，本書では，便宜上，"仮想単色X線画像（VMI）"という用語で統一する。

一般に，投影データに基づいて生成されるVMIでは，Single-energy CT（SECT）よりも精度の高いビームハードニングの補正が可能なことから（p.28参照），画像データより生成されるDual-energy CT（DECT）やSECTよりも画質が向上する。また，ヨードは33.2keVのK吸収端に至るまではX線のエネルギーが低いほどコントラストが上昇することから，エネルギーが低いVMIでは造影剤の減量や病変検出能の向上などの効果も期待できる。

VMIの作成法

VMIの作成法としては，投影データに基づく方法と，画像データに基づく方法がある。前者は，GE，キヤノン，フィリップスに採用されている方法であり，後者はシーメンスで採用されている方法である。VMIの作成法については同章（p.24）の項を参照されたい。

VMIの物理特性

VMIは，同章（p.24）の項に記載したように，DECT撮影およびその再構成から得られた基準物質の情報を基に，仮想的に任意のエネルギーのX線で撮影したと仮定したCT値を算出する手法である。そのため，実際の単色X線イメージングと，まったく同等の物理特性をもっているわけではない点に注意されたい。

VMIでは，**図1**からもわかるように，X線エネルギーを変化させた際，実際に収集した画像のX線エネルギーから遠ざかるに従って画像ノイズが増加するという特性をもつ[1]。このことから，低または高エネルギー設定のVMIを活用するためにはノイズ低減手法の併用が必須であり，さまざまなノイズ低減手法が提案されている[2]。CTベンダごとに独自のノイズ低減手法を実装していることから，同じkeVの画像であってもベンダが変われば同じ運用ができない可能性があることに注意されたい[3]。

VMIのもう1つの特徴であるビームハードニングの抑制は，投影データに基づくDECT解析に付随する効果であり，VMIに限った特徴ではない。しかし従来の120kVpの画像と比較することで，最も直観的にVMIのビームハードニング抑制効果を視認することができる。ビームハードニングを補正することで，ダークバンドの低減，カッピング アーチ

図1 さまざまなX線エネルギーのVMI

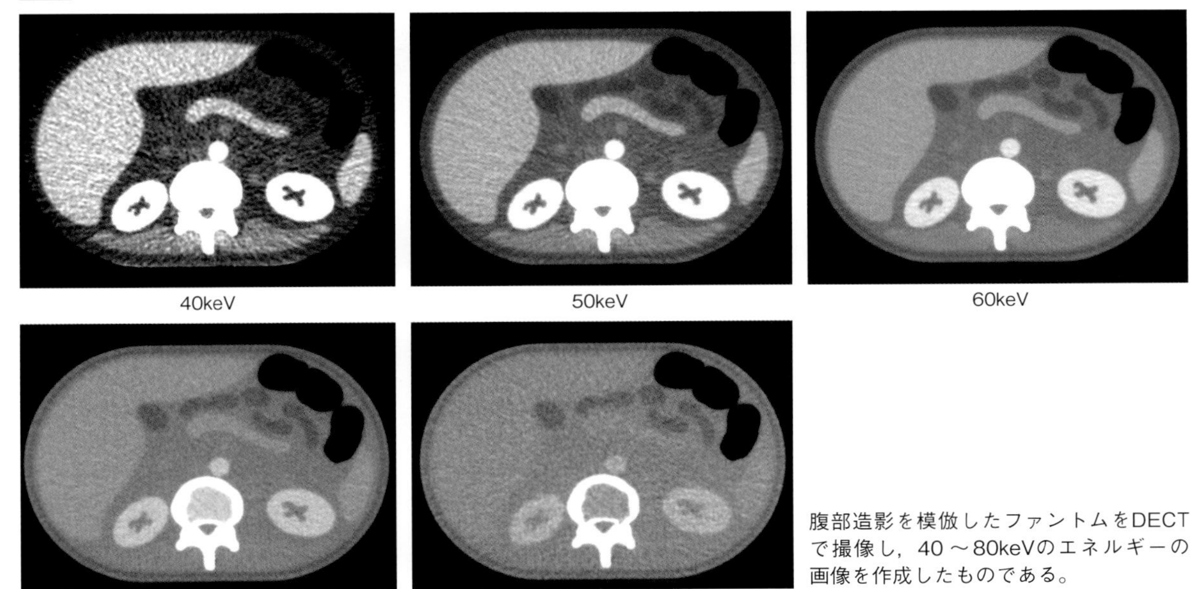

腹部造影を模倣したファントムをDECTで撮像し，40～80keVのエネルギーの画像を作成したものである。

ファクトの低減，ヨード造影効果の向上などの効果が得られる。

図2に，腹部ファントムによるVMIのビームハードニングの比較画像を示す。65keVというVMIのエネルギー設定はSECTの120kVpとほぼ同等のコントラストとなる設定であるが，ヨードを含む模擬結節(**図2**の▲)の描出能がVMIで大幅に改善されていることがわかる。これは，VMIでビームハードニングが抑制されるとともにヨードのX線吸収値が増加したためであると考えられる。

高エネルギーVMIを用いることで金属アーチファクトを低減できるという報告が散見される[4～6]。この理由の1つとしては，VMIのビームハードニング補正効果が挙げられる。ビームハードニングの補正により，ビームハードニングにより生じたダークバンドは軽減される。一方，高エネルギーVMIではX線のエネルギーが高いためにフォトンが透過しやすく金属アーチファクトが生じにくい，と説明している文献もみられるが，実際に単色X線で撮影しているわけではないため，この説明は誤りである。高エネルギーVMIでは物質間の吸収値の差が縮まりコントラストが低下することから，金属アーチファクトが目立ちにくくなっただけであろう。金属アーチファクトの原因はビームハードニング アーチファクトのみならず，フォトンスタベーション[*1]やX線散乱の影響も含まれるため，VMIで完全に除去できるわけではない[4]。一般に，高密度の金属の場合には，ビームハードニング

＊1：フォトンスタベーション(photon starvation)
フォトンスタベーションは，CTにおける線状アーチファクトの原因の1つである。CTの撮影範囲内に人工関節などの金属が含まれている場合，金属部でX線が著しく減衰するため，X線検出器表面に到達するX線フォトンが不足する。このため，再構成画像上，特徴的な黒い線状のアーチファクトを生じる。

図2 腹部ファントムによるVMIのビームハードニングの比較

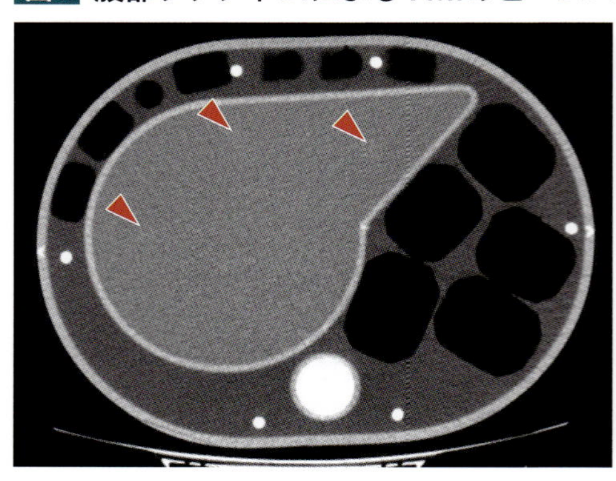
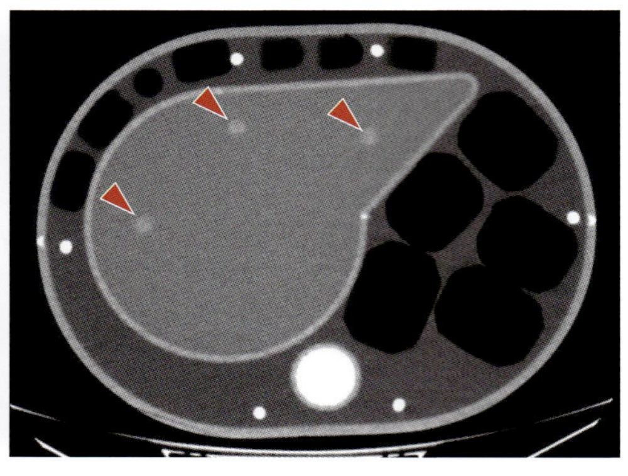

a｜b　a：SECT（120kVp），b：VMI（65keV）。
腹部dynamic CTの動脈相を模倣したファントムで，内部に直径10mmの模擬多血結節が3個挿入してある。模擬肝実質および模擬結節の内部は，水・ショ糖・ヨード造影剤を混和したものが注入されており，それぞれCT値は80HU，95HUに調整されている。aの画像では，模擬多血結節は不明瞭であるが，bの画像では，模擬多血結節が明瞭に描出されている。後者では，ビームハードニングの減少により模擬多血結節の描出が向上したものと考えられる。

の補正のみではそのアーチファクト低減効果は限定的であり，専用の金属アーチファクト低減再構成法を用いたほうが高い効果が得られる。

VMIにおけるCTの精度については，Jacobsenらがシーメンスの2台の2管球CT（SOMATOM Definition Flash，SOMATOM Force），GEの2台のRapid kV switching CT（Discovery CT750 HDおよびRevolution），フィリップスの2層検出器CT（IQon），シーメンスのSequential scan方式のCT（Definition AS+ 128），Split filter CT（SOMATOM Definition Edge）を用いて，CT値測定の精度を比較している[7]。それによると，Split filter方式のDECT以外では，CT値の精度は理論値の10HU以内であった。また，CT値の誤差は低エネルギーのVMIほど大きく，高エネルギーのVMIほど小さい傾向があった。これに対して，Split filter CTでは低および高エネルギーのVMIともCT値の誤差は最も大きかった。以上より，Split filter CT以外のDECTによるVMIにおけるCT値の精度はおおむね満足のいくものと考えられる。

通常の読影用として120kVpのSECTで撮影したようなコントラストの画像を生成するにはいくつかの方法が考えられる。1つは，ベンダが推奨している，120kVpに相当するX線エネルギー（65ないし70keV程度のことが多い[8]）を選択する方法である。別の考え方としては，ターゲットとしている組織のコントラストが最も120kVp画像に近いようなエネルギーレベルを選択する，ターゲットとしている組織のコントラスト雑音比（contrast to noise ratio：CNR）が最も高くなるようなエネルギーレベルを選択する，などの方法が挙げられる。いずれにせよ，すべての組織のコントラストを120kVp画像と同等にすることは難しいため，なんらかの基準を定めてエネルギーレベルを決定する必要がある。

VMIの臨床応用：造影剤量の低減

VMIでは，通常のSECTよりもノイズやビームハードニング アーチファクトが少なく画質が良好であることから，その有用性について多数の論文が発表されている。これらについては，本書『臨床編』の各章を参照されたい。ここでは，主にVMIによる造影剤の低減について述べる。

一般に，低いエネルギー(40～50keV)のVMIではヨードのCT値が増加するため，造影CTにおいて造影剤量を低減することが可能である。一方，前述したように，低いエネルギーのVMIでは，ベンダによってはノイズも増加しCNRが低下する可能性もあるので留意が必要である。

Van Hamersveltら[3]は，大動脈を模擬した流体ファントムを対象とし，3社(シーメンス，GE，フィリップス)のDECT装置を使用し，120kVpのSECTで300mgI/mLの造影剤を投与する場合を基準として，各社の装置において，どの程度，造影剤濃度が低減できるかを検討している[3]。シーメンスのCTでは，X線量補正CNR(dose corrected contrast to noise ratio：DCCNR*2)を指標として評価した場合，40～60keVのVMIでは造影剤濃度を240mgI/mLに低下させてもSECTと同等のDCCNRを得ることが可能であった。GEのCTでは，120kVpのSECTを基準とした場合，DECTではいずれのエネルギーでもDCCNRはSECTレベルに到達しなかったが，40～50keVのVMIでは180mgI/mLまで低下させても，模擬大動脈のCT値はSECTと同等であった。フィリップスのCTでは，DCCNRを基準とした場合，40～50keVのVMIで造影剤濃度を180mgI/mLまで低下させることができた。この論文からは，同程度のエネルギー領域でも，ベンダにより造影剤の低減率は大幅に異なることがわかる。

De Santisら[9]は，シーメンスのDECTと冠動脈ファントムを用いて，注入時間を固定しiodine delivery rate(IDR*3)を変化させる方法で造影剤量を検討している。結果としては，40keVのVMIでは，IDRを1.0gI/secから0.4gI/secに低減しても，冠動脈のCT値を300HUに到達させることができたと報告している。

Odaら[10]は，冠動脈CTAを実施する患者を対象に検討を行っている。彼らは，フィリップスの2層検出器CTを使用して50keVのVMIを作成することにより，造影剤量を50%低減可能であった述べている。また，GEのDECTを使用した大動脈のCT angiographyでは，40～60keVのVMIにより28～70%の造影剤量の低減が可能であるという報告がある[11～13]。

一方，Sugawaraら[14]は，GEのVMIを使用し，CT angiographyで造影剤量を50%に低減した場合の動脈の描出について報告している。それによれば，造影剤量を半減した場合，腹腔動脈や上腸間膜動脈といった比較的太い動脈の描出は差がなかったが，それらの分枝の小動脈については描出が低下していた。門脈CT angiographyでは，50%の造影剤の低減が可能であったという報告[15]もある。

肝などの腹部領域については，フィリップスの2層検出器CTの40～50keV画像を用いて，造影剤量を50～67%低減できたとの報告がある[16,17]。

*2：X線量補正CNR(dose corrected contrast to noise ratio：DCCNR)
DCCNRは下記の式で表される。

$$DCCNR = \frac{CNR^2}{(CTDI_{vol})}$$

CNR：contrast noise ratio，CTDI：CT dose index

*3：iodine delivery rate(IDR)
IDRは下記のように定義される。
IDR={[注入速度(mL/sec)]×[造影剤のヨード濃度(mgI/mL)]}/1000

また，Hyodoら[18]は，GEのDECTを使用し，肝dynamic CTにおいて造影剤が30％低減可能であったと報告している。

以上をまとめると，各ベンダとも40～50keVのVMIにより，従来のSECTと比較して30～50％程度の造影剤低減が可能であると推察されるが，Sugawaraら[14]の報告のごとく造影剤量を半減すると診断能が部分的に低下している可能性もあり，実際にどの程度の造影剤減量が可能かは，ベンダ(装置)ごとに，あるいはターゲットとする領域・病態ごとに十分に検討することが必要であろう。

物質弁別(material decomposition)

物質とX線の相互作用はX線のエネルギーにより変化するため，X線のエネルギーが変化すると物質の減弱係数も変化する。DECTでは，異なる2つの管電圧に依存して，各組織がその組成に依存して異なるコントラストを生じるため，特定の組織成分を分離した画像の作成が可能となる。このような方法を，material decompositionとよぶ。Material decompositionには，“2-material decomposition”と“3-material decomposition”とよばれる方式がある＊4。

2-material decomposition

2-material decompositionの最も単純な方法は，横軸に低kVpで収集された投影データから再構成された低kVp画像のCT値，縦軸に高kVpで収集された投影データから再構成された高kVp画像のCT値をとったグラフ上で解析を行うものである(**図3**)。

例えば，**図3**の赤色の点が物質1を含む物質，紫色の点が物質2を含む物質とした場合，赤色の点と紫色の点を最もよく分離することのできる分離直線をあらかじめ決めておく。組成が未知の組織(青色の点)をこのグラフ上にプロットし，分離直線のどちらかにあるかをみることにより，この未知の組織が物質1を含むか物質2を含むかを判断する。本手法は，尿路結石の成分の分析(尿酸結石かシュウ酸カルシウム結石かの判断)や，痛風結節の評価などに有用とされている[19～25]。

2-material decompositionのほかの方法としては，投影データのDual-energy解析に基づく方法もある。これは，基準物質画像(例えば水およびヨードの基準物質画像，p.21を参照)を作成し，グラフの2軸に，それぞれ水およびヨードの基準物質画像のボクセル値をプロットするものである(**図4**)。この方法は，“基準物質解析(basis material analysis)”ともよばれる。

基礎編第2章(p.11)の項で述べたように，水およびヨードにおけるX線減弱はそれぞれコンプトン散乱・光電吸収が支配的であるため，水およびヨードの基準物質画像のボクセル値を2軸にプロットした場合，水の軸はコンプトン散乱，ヨードの軸は光電吸収を反映したものと考えることができる。

＊4：2-material decompositionと3-material decompositionは，シーメンスの造語である。

図3 2-material decompositionの原理(1)

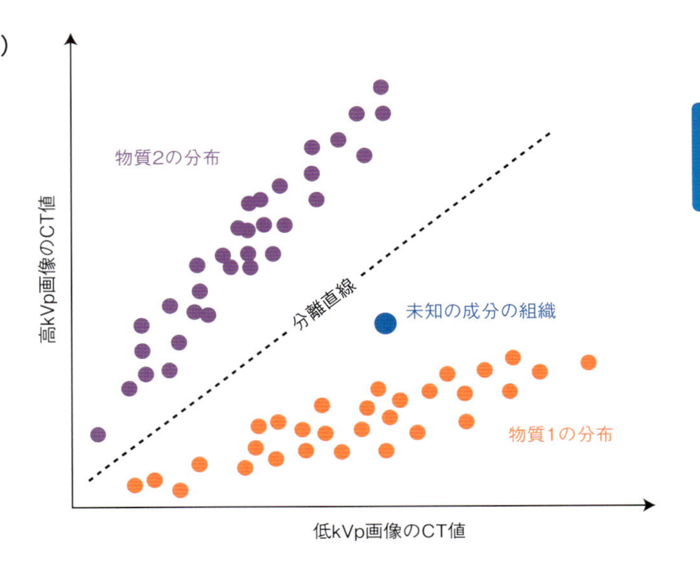

図4 2-material decompositionの原理(2)

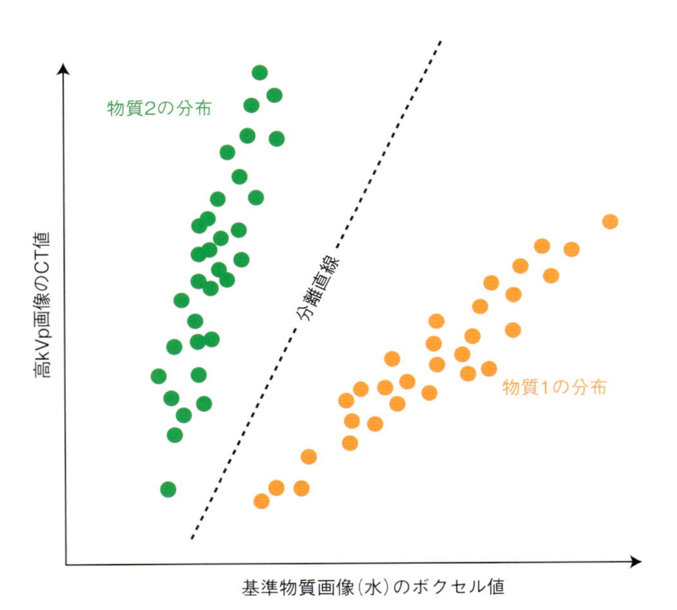

図5に基準物質解析の例を示す。**図5a**は，65keVのVMIであり，脂肪組織，筋肉，皮下脂肪にそれぞれROI(それぞれ黄色，ピンク色，青色のROI)がおかれている。**図5b**は，横軸に基準物質画像(水)のボクセル値，縦軸に基準物質画像(ヨード)のボクセル値をとったグラフである。**図5a**のROIに対応するグラフ上の部位が示されている。逆に**図5c**の脂肪に対応する部位にROI(緑)を囲むと，**図5d**の対応する脂肪の解剖学的部位が緑にハイライトされる。

図5 基準物質解析の例(キヤノン)

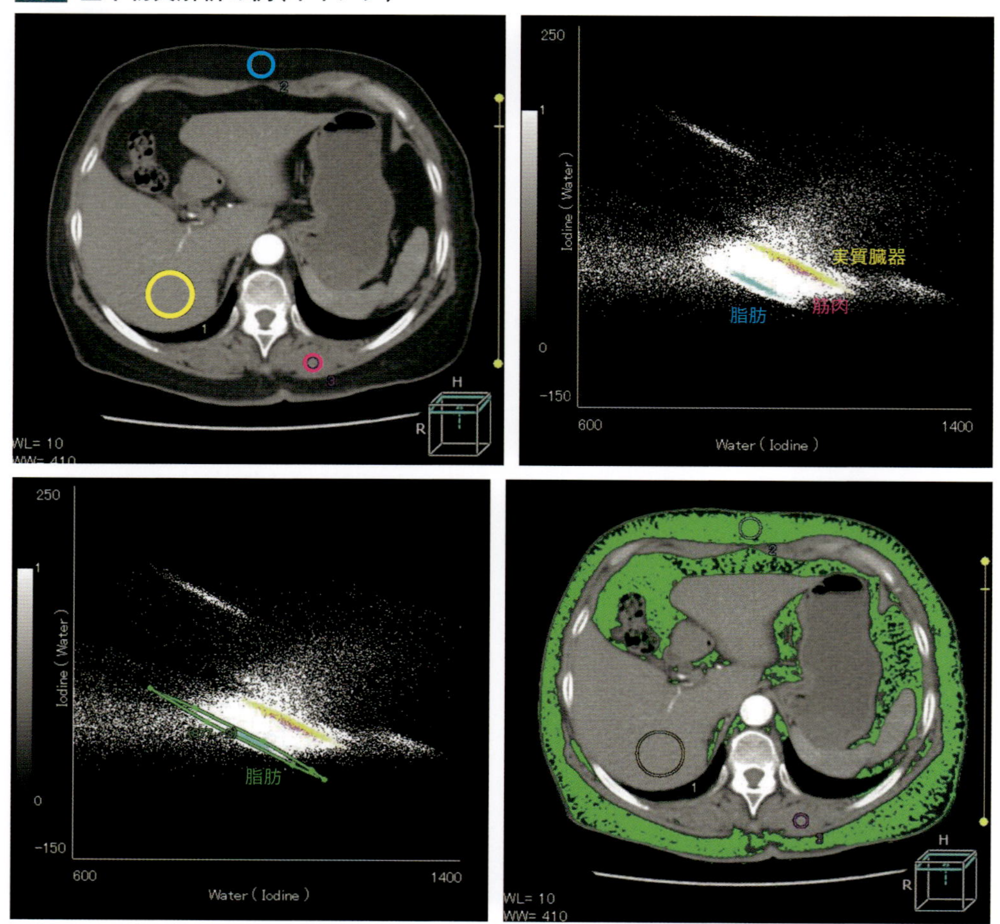

a	b
c	d

a：上腹部VMI(65keV)。
脂肪組織，筋肉，皮下脂肪にそれぞれ黄色，ピンク色，青色のROIがおいてある。
b：横軸に基準物質画像(水)のボクセル値，縦軸に基準物質画像(ヨード)のボクセル値をとったグラフ。
aのROIに対応するグラフ上の部位が示されている。
c：基準物質解析用のグラフ上で，脂肪に対応する部位にROI(緑)がおかれている。
d：VMIの線画像上にて，cのROIに対応する部位が緑にハイライトされている。

3-material decomposition

3-material decompositionにおいても，2-material decompositionと同じように，横軸に低kVpで収集された投影データから再構成された低kVp画像のCT値，縦軸に高kVpで収集された投影データから再構成された高kVp画像のCT値をとったグラフ上で解析を行う。本稿では，腹部の造影CTから，ヨード密度を定量することを例として説明する。

3-material decompositionでは，基準となる2つの物質(ここでは，例として物質1は脂肪，物質2は軟部組織とする)をグラフ上にプロットし，両者を直線で結ぶ(**図6a**)。この例の場合，直線上で図のAの方向に進むと脂肪の密度が増加し，逆のBの方向に進むと軟部組織の含有量が増加する。

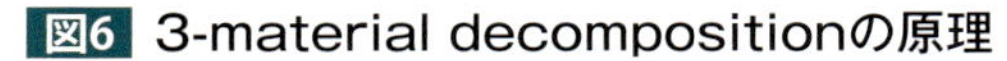
図6 3-material decompositionの原理

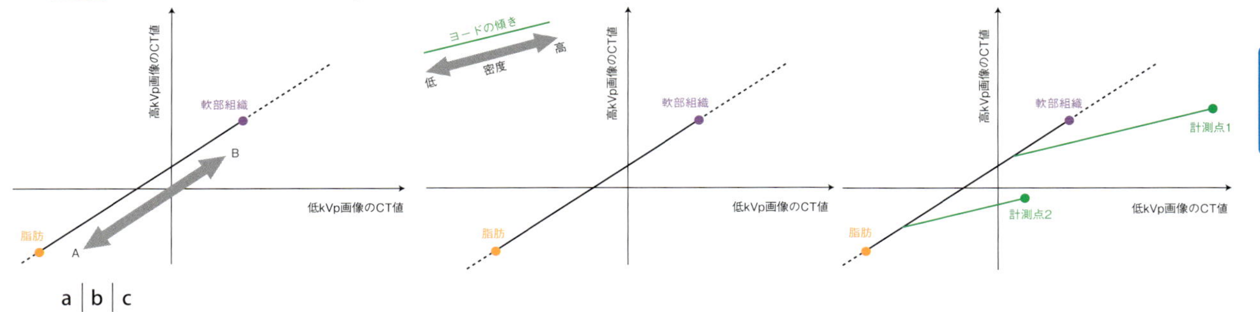

a | b | c

ここで，あらかじめ種々の濃度のヨード造影剤のCT値をグラフ上にプロットして直線を引き，その傾きを求めておく(**図6b**のグラフの左上)。次に，ヨード造影剤により造影される構造物上でCT値の計測を行い，それらをグラフ上にプロットする(**図6c**，ここでは計測点を2点とっている)。計測点よりヨードの傾きに沿った直線を引き，これが物質1(脂肪)および物質2(軟部組織)を結んだ直線と交わる点を求める。この交点と計測点の距離が，その計測点におけるヨードの濃度(mg/mL)に対応する。本例では，計測点1のほうが，ヨード濃度が高いこととなる。また，仮に計測点が物質1－2を結ぶ直線上にあった場合には計測した画素にヨードは含まれないことを示す。

すべての計測点より，ヨードによるCT値の上昇分を抽出すればヨードマップ(iodine map)*5となり，逆にヨードによるCT値の上昇分を減ずれば仮想非造影CT画像となる。

3-material decompositionのほかの方法としては，グラフの横軸に低いエネルギーのVMI(例えば70keVのVMI)の線減弱係数，縦軸に高いエネルギーのVMI(例えば140keV)の線減弱係数をとる方法もある[26]。これは，GEのmulti-material decomposition(MMD)に採用されている方法であり，仮想非造影CTの作成や肝内の脂肪定量(臨床編第3章＜p.133＞の項参照)に用いられている[27,28]。

material decompositionの臨床応用

3-material decompositionの手法は，肺灌流(lung perfused blood volume：LPBV)画像(臨床編第2章＜p.99＞の項)のほか，急性期脳梗塞検出のためのX-map(臨床編第1章＜p.70＞の項)，脂肪肝における脂肪量の定量(臨床編第3章＜p.133＞の項)，骨病変に対するvirtual bone marrow image(臨床編第4章＜p.208＞の項)などに応用されているので，それぞれの項目を参照されたい。

*5：ヨードマップ(iodine map)
後述するように，ヨードに関する基準物質画像をヨードマップとすることもある。

各ベンダのヨードマップについて

ヨードマップとは断層画面上にヨードの分布を示した画像であり，造影CTにおけるヨード造影剤の分布を定量的に解析するのに有用であるが，ヨードマップとよばれている手法はベンダにより異なっているので留意が必要である。

シーメンスおよびキヤノンでは，3-material decompositionによりヨードの分布を示した画像をヨードマップとよんでいる。これに対して，GEでは，ヨードに関する物質密度画像(基礎編第3章<p.18>の項参照)をヨード密度画像とよび，これをVMIに重ね合わせたものをヨードマップとよんでいる。

フィリップスにおいてヨードマップに該当する画像としては，"iodine no water image"と"iodine density image"がある。"iodine no water image"は，ヨードに関する基準物質画像をVMIに重ね合わせたものであり，"iodine density image"は"iodine no water image"においてヨードが存在しないボクセルのCT値を空気のCT値に変換したものである。"iodine density image"および"iodine no water image"では，画像上でROIを設定すると，ROIに含まれるヨード密度値(mg/mL)が表示される。このため，臨床においては，"iodine density image"と"iodine no water image"を区別せずに使用していることも多いようである。

DECTにおけるヨード定量の精度に関しては，Jacobsenらがシーメンス，GE，フィリップのDECTで比較を行っている[6]。結果は，シーメンスのSplit filter方式のDECTを除き，6～10%の誤差でヨードの定量が可能であった。しかしながら，Split filter方式のDECTでは，ヨード濃度が低い場合(2%)では，誤差が37%と大きかったと報告している。従って，Split filter方式以外のDECTにおけるヨード定量の精度はおおむね妥当と考えられる。

電子密度画像と実効原子番号画像

電子密度画像，実効原子番号画像は，今までのCT画像とは異なるコントラストの画像であり，DECTの登場により初めて一般臨床に用いることができるようになったものである(**図7**)。これらの臨床的価値はいまだ定まっていないが，後述するように定量性が優れている可能性があり，新たなイメージング バイオマーカとなる可能性を秘めているものである。

図7 VMI画像(a)，実効原子番号画像(b)，電子密度画像(c)(キヤノン)

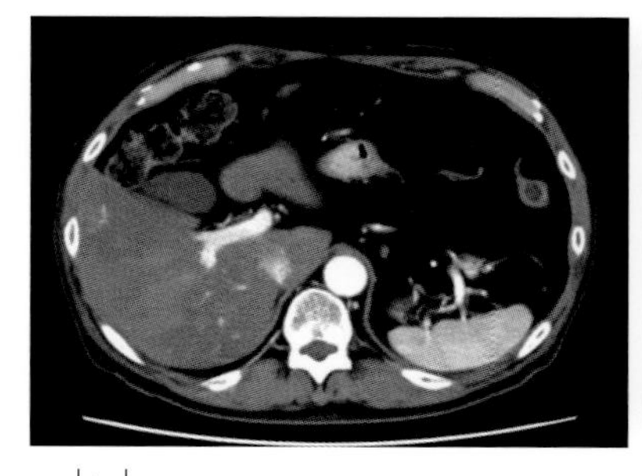

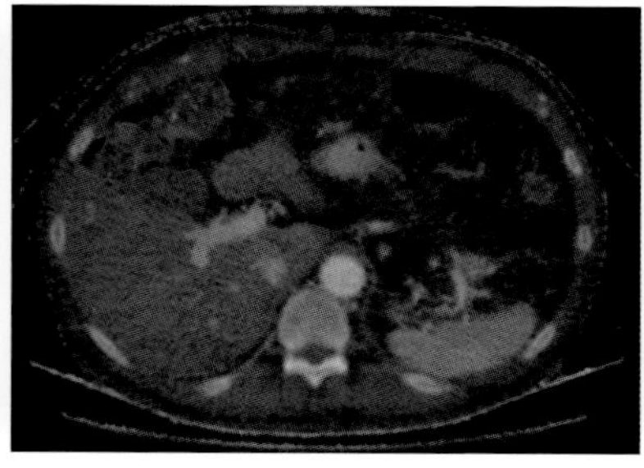

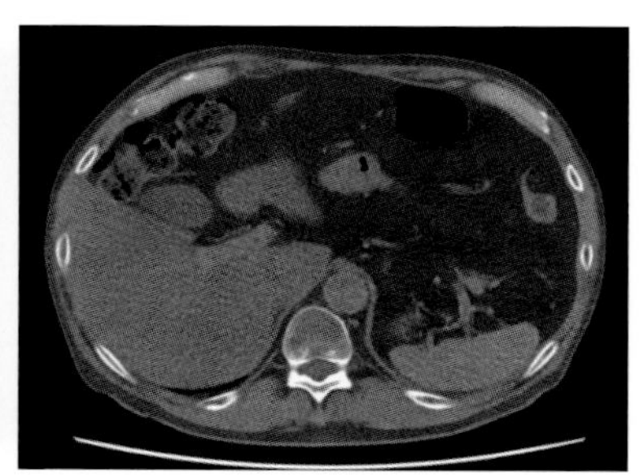

a | b | c

電子密度，実効原子番号とは[29]

電子密度とは，単位体積当たりの電子の個数のことである。具体的には，下記の式で求めることができる。

$$\rho_e = \rho \frac{N_A}{A} Z$$

ρ_e：電子密度，ρ：質量密度，N_A：アボガドロ定数，A：質量数，Z：原子番号

以上の式を用いて計算すると，例えば水の電子密度は，3.34×10^{23}となる。

上記に対して，実効原子番号とは，ある物質がいくつかの元素の化合物によって構成されているとき，これを1つの元素に置き換えたと仮定したときの原子番号のことである。

具体的には下記の式で求めることができる。

$$Z = \sqrt[2.94]{f_1 \times (Z_1)^{2.94} + f_2 \times (Z_2)^{2.94} + f_3 \times (Z_3)^{2.94} + f_4 \times (Z_4)^{2.94} + \cdots\cdots}$$

Z_1：原子番号，f_1：原子番号Z_1の割合に属する電子の全電子の割合

上記の式を使って計算すると，例えば，水の実効原子番号は7.42となる。

電子密度画像・実効原子番号の計算法

あるボクセルの電子密度，実効原子番号は以下のように計算することができる。

診断に使用されているX線のエネルギーの範囲では，p.8に示したように，物質のX線減弱は光電吸収とコンプトン散乱が主因となる。光電吸収は物質の電子密度・実効原子番号・X線エネルギーの関数であり，コンプトン散乱は物質の電子密度およびX線エネルギーの関数である。これらの関数をf_{PE}，f_Cで表すと，VMIの任意のボクセルの線減弱係数は下記のように表すことができる。

$$\mu(E) = \alpha f_{PE}(\rho_e, \mathrm{Z}, \mathrm{E}) + \beta f_C(\rho_e, E) \quad (1)$$

ρ_e：電子密度，Z：実効原子番号，E：実効エネルギー，

α，β：物質により規定される定数

一方，p.18に示したように，実効エネルギーE keVのときの任意のボクセルの線減弱係数は2つの基準物質1，2の線減弱係数（$\mu_1(E)$，$\mu_2(E)$）および基準物質画像の画素値（c_1，c_2）を用いて下記のように表すことが可能である。

$$\mu(E) = \mu_1(E)c_1 + \mu_2(E)c_2 \qquad (2)$$

2つの基準物質の電子密度ρ_{e1}，ρ_{e2}および実効原子番号Z_1，Z_2が既知であれば，(1)，(2)式を使用して任意のボクセルの電子密度ρ_e，および実効原子番号Zを計算により求めることができる。

上記に対して，GEでのDECTでは以下のような方法で実効原子番号を求めている[30]。一般に，あるボクセルの低および高keVのときの線減弱係数を$\mu(E_{low})$，を$\mu(E_{high})$とすると，あるボクセルの実効原子番号は$\mu(E_{low})/\mu(E_{high})$と一定の関係を有することがわかっており，$\mu(E_{low})/\mu(E_{high})$から実効原子番号に変換するテーブルを作成することができる。GEのCTでは，まず$\mu(E_{low})/\mu(E_{high})$を求め，前述の変換テーブルを使用して実効原子番号を求めている。

DECTによる電子密度・実効原子番号測定の精度

DECTによる電子密度および実効原子番号の測定については，電子密度や実効原子番号が既知の組織や物質を封入したファントム（gammex phantomなど）で検証が行われている。

キヤノンの2回転方式のDECTで測定した場合，電子密度および実効原子番号の測定誤差は，それぞれ平均1.3％（標準偏差1.5％），3.1％（同3.2％）と報告されており[31]，測定精度はかなり高い。

また，フィリップスの2層検出器方式のDECTで測定した場合は，電子密度測定の誤差については中央値で－0.1～1.1％，実効原子番号については－2.3～1.7％であり，フィリップスの装置の測定精度もかなり高い[29]。フィリップスのCTの論文で注目すべきは，測定精度は，管電圧，線量，管球回転時間，再構成法などに依存しないことである（特に電子密度）[29]。

GEのRapid kV switching方式における実効原子番号の測定誤差は15％以内と報告されており[32]，おおむね良好と考えられる。

以上より，DECTによる電子密度および実効原子番号の測定誤差は，精度や再現性がかなり高いと考えられる。このことは電子密度および実効原子番号画像が，今後，イメージング バイオマーカになりうる可能性を示唆するものであろう。

電子密度画像・実効原子番号画像の臨床応用

実効原子番号画像の臨床応用については，GEのDECTであるDiscovery CT750 HDを使用した多くの研究が発表されている[33～43]。代表的なものとしては，乳癌のセンチネルリンパ節転移の判定[41]，大腸癌の予後の推定[43]，肺腫瘍の良・悪性の鑑別[34]，腎嚢胞と腎腫瘍の鑑別[37]，副腎の転移性腫瘍と腺腫の鑑別[33]，冠動脈内のソフトプラークと線維化プラークの鑑別[38]などがある。これらの報告のほとんどは，実効原子番号画像の単独での有用性を報告したものではなく，VMIにおける種々の実効エネルギーでのCT値，ヨード濃度，スペクトラル曲線*6の傾きなどのほかの定量指標とともに，multiparametric analysisの指標の1つとして実効原子番号を使用したものである。

現時点において電子密度画像の最も期待される領域は，放射線治療計画である[44,45]。現在，多くの施設では，放射線治療患者に対してCT画像を撮像した後に，変換テーブルを用いてCT値を電子密度に変換して放射線治療の線量分布をシミュレーションしている。DECTでは，妥当な精度で放射線治療に求められる電子密度の情報が提供できることが報告されている。画像診断領域における電子密度画像の有用性の報告はまだ少ないが，神経膠腫のグレード分類に電子密度画像が有用であったとの報告がある[46]。

*6：スペクトラル曲線
横軸に実効エネルギー，縦軸に目的とする組織や病変のCT値をプロットしたグラフである。

◇文献

1)Yu L, et al: Dual-energy CT-based monochromatic imaging. AJR Am J Roentgenol, 199(5 Suppl): S9-S15, 2012.
2)Kim TM, et al: Optimal Kiloelectron Volt for Noise-Optimized Virtual Monoenergetic Images of Dual-Energy Pediatric Abdominopelvic Computed Tomography: Preliminary Results. Korean J Radiol, 20: 283-294, 2019.
3)van Hamersvelt RW, et al: Contrast agent concentration optimization in CTA using low tube voltage and dual-energy CT in multiple vendors: a phantom study. Int J Cardiovasc Imaging, 34: 1265-1275, 2018.
4)Kuchenbecker S, et al: Dual energy CT: how well can pseudo-monochromatic imaging reduce metal artifacts? Med Phys, 42: 1023-1036, 2015.
5)Katsura M, et al: Current and Novel Techniques for Metal Artifact Reduction at CT: Practical Guide for Radiologists. RadioGraphics, 38: 450-461, 2018.
6)Pessis E, et al: Virtual monochromatic spectral imaging with fast kilovoltage switching: reduction of metal artifacts at CT. RadioGraphics, 33: 573-583, 2013.
7)Jacobsen MC, et al: Intermanufacturer Comparison of Dual-Energy CT Iodine Quantification and Monochromatic Attenuation: A Phantom Study. Radiology, 287: 224-234, 2018.
8)Forghani R, et al: Dual-Energy Computed Tomography: Physical Principles, Approaches to Scanning, Usage, and Implementation: Part 2. Neuroimaging Clin N Am, 27: 385-400, 2017.
9)De Santis D, et al: Contrast media injection protocol optimization for dual-energy coronary CT angiography: results from a circulation phantom. Eur Radiol, 28: 3473-3481, 2018.
10)Oda S, et al: Low contrast material dose coronary computed tomographic angiography using a dual-layer spectral detector system in patients at risk for contrast-induced nephropathy. Br J Radiol, Epub 2018 Nov 9.
11)Agrawal MD, et al: Prospective Comparison of Reduced-Iodine-Dose Virtual Monochromatic Imaging Dataset From Dual-Energy CT Angiography With Standard-Iodine-Dose Single-Energy CT Angiography for Abdominal Aortic Aneurysm. AJR Am J Roentgenol, 207: W125-W32, 2016.
12)Shuman WP, et al: Dual-energy CT Aortography with 50% Reduced Iodine Dose Versus Single-energy CT Aortography with Standard Iodine Dose. Acad Radiol. 23: 611-618, 2016.
13)Shuman WP, et al: Prospective comparison of dual-energy CT aortography using 70% reduced iodine dose versus single-energy CT aortography using standard iodine dose in the same patient. Abdom Radiol(NY), 42: 759-765, 2017.
14)Sugawara H, et al: Comparison of full-iodine conventional CT and half-iodine virtual monochromatic imaging: advantages and disadvantages. Eur Radiol, 29: 1400-1407, 2019.
15)Han D, et al: Iodine load reduction in dual-energy spectral CT portal venography with low energy images combined with adaptive statistical iterative reconstruction. Br J Radiol, Epub 2019 Mar 22.
16)Nagayama Y, et al: Dual-layer detector CT of chest, abdomen, and pelvis with a one-third iodine dose: image quality, radiation dose, and optimal monoenergetic settings. Clin Radiol, 73: 1058 e21-e29, 2018.
17)Nagayama Y, et al: Dual-layer DECT for multiphasic hepatic CT with 50 percent iodine load: a matched-pair comparison with a 120 kVp protocol. Eur Radiol, 28: 1719-1730, 2018.
18)Hyodo T, et al, eds: Iodine Load Reduction at Hepatic Dynamic CT using Virtual Monochromatic Imaging with a Fast kVp Switching Dual-Energy CT. RSNA, 2015.
19)Ascenti G, et al: Stone-targeted dual-energy CT: a new diagnostic approach to urinary calculosis. AJR Am J Roentgenol, 195: 953-958, 2010.
20)Duan X, et al: Characterization of Urinary Stone Composition by Use of Third-Generation Dual-Source Dual-Energy CT With Increased Spectral Separation. AJR Am J Roentgenol, 205: 1203-1207, 2015.
21)Jepperson MA, et al: Dual-energy CT for the evaluation of urinary calculi: image interpretation, pitfalls and stone mimics. Clin Radiol, 68: e707-714, 2013.
22)Mansouri M, et al: Dual-Energy Computed Tomography Characterization of Urinary Calculi: Basic Principles, Applications and Concerns. Curr Probl Diagn Radiol, 44: 496-500, 2015.
23)Chou H, et al: Dual-energy CT in gout-A review of current concepts and applications. J Med Radiat Sci, 64: 41-51, 2017.
24)Dalbeth N, Choi HK: Dual-energy computed tomography for gout diagnosis and management. Curr Rheumatol Rep, 15: 301, 2013.
25)Ramon A, et al: Role of dual-energy CT in the diagnosis and follow-up of gout: systematic analysis of the literature. Clin Rheumatol, 37: 587-595, 2018.
26)Mendonca PR, et al: A Flexible Method for Multi-Material Decomposition of Dual-Energy CT Images. IEEE transactions on medical imaging, 33: 99-116, 2014.
27)Hyodo T, et al: Multimaterial Decomposition Algorithm for the Quantification of Liver Fat Content by Using Fast-Kilovolt-Peak Switching Dual-Energy CT: Experimental Validation. Radiology, 282: 381-389, 2017.
28)Hyodo T, et al: Multimaterial Decomposition Algorithm for the Quantification of Liver Fat Content by Using Fast-Kilovolt-Peak Switching Dual-Energy CT: Clinical Evaluation. Radiology, 283: 108-118, 2017.
29)Hua CH, et al: Accuracy of electron density, effective atomic number, and iodine concentration determination with a dual-layer dual-energy computed tomography system. Med Phys, 45: 2486-2497, 2018.
30)Joshia M, et al, eds: Effective Atomic Number Accuracy for Kidney Stone Characterization using Spectral CT. Medical Imaging 2010, 2010.
31)Tatsugami F, et al: Measurement of electron density and effective atomic number by dual-energy scan using a 320-detector computed tomography scanner with raw data-based analysis: a phantom study. J Comput Assist Tomogr, 38: 824-827, 2014.
32)Goodsitt MM, et al: Accuracies of the synthesized monochromatic CT numbers and effective atomic numbers obtained with a rapid kVp switching dual energy CT scanner. Med Phys, 38: 2222-2232, 2011.
33)Ju Y, et al: The Value of Nonenhanced Single-Source Dual-Energy CT for Differentiating Metastases From Adenoma in Adrenal Glands. Acad Radiol, 22: 834-839, 2015.
34)Gonzalez-Perez V, et al: Differentiation of benign and malignant lung lesions: Dual-Energy Computed Tomography findings. Eur J Radiol, 85: 1765-1772, 2016.
35)Li M, et al: Spectral CT imaging of intranodular hemorrhage in cases with challenging benign thyroid nodules. Radiol Med, 121: 279-290, 2016.
36)Han D, et al: Preliminary study on the differentiation between parapelvic cyst and hydronephrosis with non-calculous using only pre-contrast dual-energy spectral CT scans. Br J Radiol, Epub 2017 Mar 11.
37)Mileto A, et al: Characterization of Incidental Renal Mass With Dual-Energy CT: Diagnostic Accuracy of Effective Atomic Number Maps for Discriminating Nonenhancing Cysts From Enhancing Masses. AJR Am J Roentgenol, 209: W221-W230, 2017.

38) Nakajima S, et al: Clinical application of effective atomic number for classifying non-calcified coronary plaques by dual-energy computed tomography. Atherosclerosis, 261: 138-143, 2017.
39) Yang L, et al: Therapy Effects of Advanced Hypopharyngeal and Laryngeal Squamous Cell Carcinoma: Evaluated using Dual-Energy CT Quantitative Parameters. Sci Rep, 8: 9064, 2018.
40) Zhang X, et al: Differential diagnosis between benign and malignant pleural effusion with dual-energy spectral CT. PLoS One, Epub 2018 Apr 12.
41) Zhang X, et al: Axillary Sentinel Lymph Nodes in Breast Cancer: Quantitative Evaluation at Dual-Energy CT. Radiology, 289: 337-346, 2018.
42) Wang N, et al: Differentiation of liver abscess from liver metastasis using dual-energy spectral CT quantitative parameters. Eur J Radiol, 113: 204-208, 2019.
43) Wu J, et al: The value of single-source dual-energy CT imaging for discriminating microsatellite instability from microsatellite stability human colorectal cancer. Eur Radiol, Epub 2019 Mar 25.
44) Ohira S, et al: Estimation of electron density, effective atomic number and stopping power ratio using dual-layer computed tomography for radiotherapy treatment planning. Phys Med, 56: 34-40, 2018.
45) van Elmpt W, et al: Dual energy CT in radiotherapy: Current applications and future outlook. Radiother Oncol, 119: 137-144, 2016.
46) Kaichi Y, et al: Improved differentiation between high- and low-grade gliomas by combining dual-energy CT analysis and perfusion CT. Medicine (Baltimore), 97: e11670, 2018.

Dual-energy CTのハードウェア

檜垣　徹，船間芳憲

Dual-energy CT(DECT)の撮像方式は各ベンダで大きく異なっている。本章では，各ベンダが採用しているDECT装置のハードウェアの概略について解説する。理想的なDECTの撮像は，空間的に同じ位置を2つの管電圧で同時に撮像することであり，またX線エネルギー差がより大きいほうが望ましい。

時間的な差異については対象が完全に静止している場合(例えば頭部)では2つの管電圧での撮像に多少の時間差があっても許容できることがあるが，動的な対象についてはできる限りなるべく時間差がないことが望ましい。

空間的な一致に関しては，投影データが完全に一致している，再構成後の画像データが完全に一致している，という2つの場合が考えられる。前者の場合には投影データに基づくDual-energy解析が可能となり，後者と比較して解析の自由度や定量性が高い。

装置の詳細に関しては各ベンダから公開されている情報は限定的であるので，ベンダが公開している情報に加え文献1 ～4)の記載も参考にして，ハードウェアの特徴の概略を解説する。**表1**に，それぞれの方式の大まかな特徴をまとめたものを示す。

Rapid kV switching(GEヘルスケア)

Rapid kV switching方式とは，**図1a**に示すように，管電圧を数ms以下の短い間隔で切り替えながら連続的に撮像することで，ほぼ同時に2つの電圧でCT撮像するシステムである。GEが最初に製品化し，次いでキヤノンが製品化した。特殊なジェネレータが必要であるが，X線管やX線検出器は1つずつでよいことから，ハードウェアのコストを比較的低く抑えることができる。高kVpと低kVpで同じスキャン軌跡をたどることから，投影データ上でのDual-energy解析が可能である。しかし厳密には投影データは**図1c**に示すように互い違いとなっており，高kVpと低kVpで同じ位置を撮像していないため，投影データにおけるギャップ部分は補間しているものと思われる[*1]。

管電圧は矩形状に切り替えるのが理想であるが，ギャップ部分を極力短くするために，管電圧切り替え速度を高く設定することから，実際には**図1b**に示すように電圧が安定していない過渡期の割合が大部分を占める。過渡期のデータも含めて収集した場合，収集した投影データの実効管電圧が不確かになったり，エネルギー分離が悪くなったりするなど，定量性の面で問題が生じやすい。しかし投影データのギャップは最低限となるため，補間

*1：これについては，GEから情報が公開されておらず，実際に補間が行われているか否かについては不明である。

表1 各DECTの方式と特徴

収集方式	ベンダ	2つのkVpの投影データの一致		エネルギー分離	Dual-energy 解析方式
		時間的	空間的		
Rapid kV switching	GE	○	○	△	投影データベース
	キヤノン	○	○	○	投影データベース
Dual-source	シーメンス	○	△	◎	画像データベース
Split filter	シーメンス	△	△	△	画像データベース
Dual-layer	フィリップス	◎	◎	△	投影データベース
Sequential volume	キヤノン	△	◎	○	投影データベース
Sequential helical	キヤノン	△	△	○	画像データベース

図1 Rapid kV switching（GE）

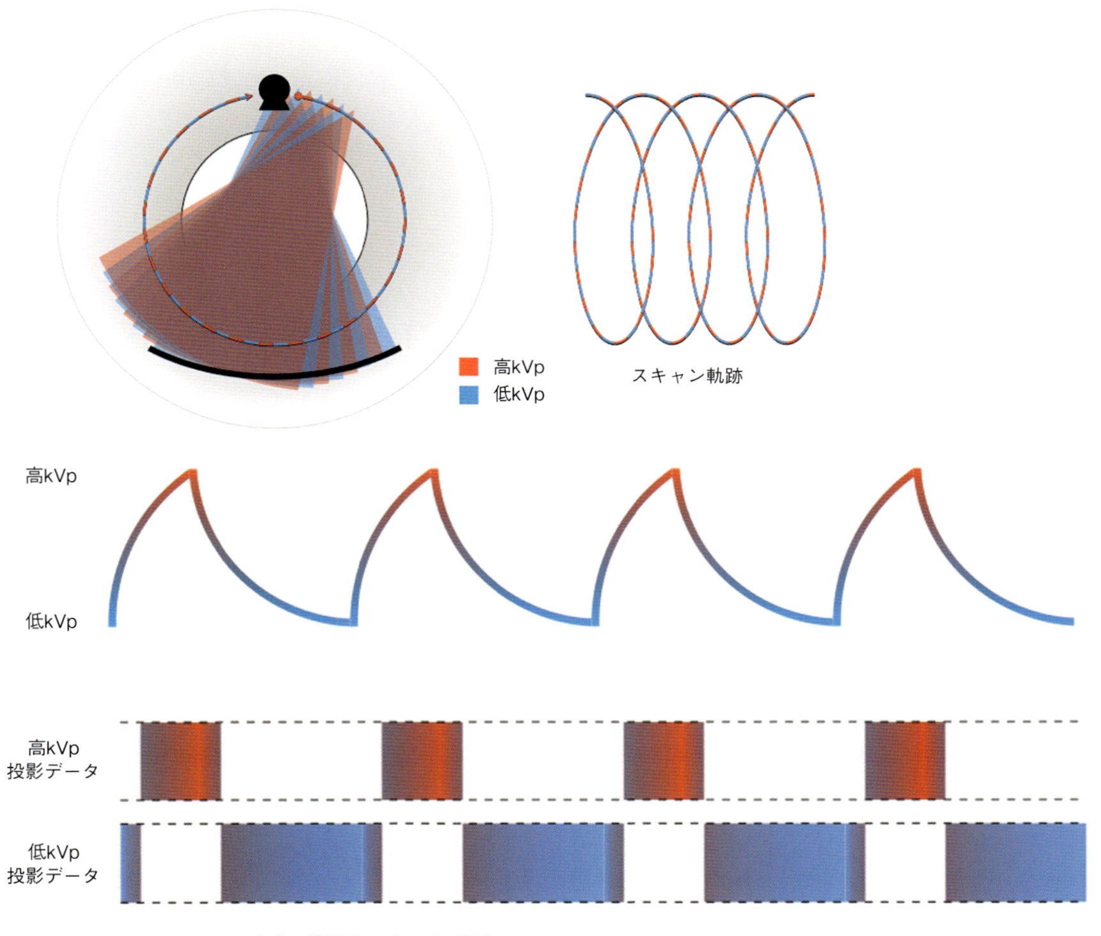

a：Rapid kV switching方式の概略とスキャン軌道。
b：Rapid kV switching方式の管電圧の推移。
c：Rapid kV switching方式で収集される投影データ。

が容易である。管電流の切り替えはレスポンスが管電圧よりも遅いため，高kVpと低kVpで管電流の変調は行われない。このため，低kVp側で相対的に線量が不足することから，低kVp側の収集期間を長くとっている。また，体軸方向についての管電流変調を行うと管電圧の過渡現象の時定数が変化し制御が困難になることから，Rapid kV switching方式への管電流変調の適用は難しい。

Rapid kV switching（キヤノンメディカルシステムズ）

キヤノンの開発したRapid kV switchingの方式は，スキャン方式としてはGEの方式と類似しているが，データ収集に関しては異なる方針をとっている。

キヤノンの方式ではデータの定量性の向上のため，スイッチング速度を最適化している。**図2a**に示すように管電圧の切り替えサイクルを長くすることで管電圧がフラットになる区間を作り，**図2b**に示すように管電圧が安定している区間でのみデータを収集する。このため，高kVpと低kVpの投影データを正確に分離して収集することが可能となり，解析の定量性などが向上する。また，データを収集しない区間を設けることで，管電圧の過渡現象の時定数の変動に対する頑健性をもたせられることから，体軸方向の管電流変調を適用することも可能となった。一方，切り替えサイクルを長くし，また管電圧の変動も含め，投影データのギャップが大きくなり補間が難しくなるという問題が生じる。この問題は，ディープラーニングによるすべての実データを用いたデータ復元技術を応用することで解決されている。

図2 Rapid kV switching（キヤノン）

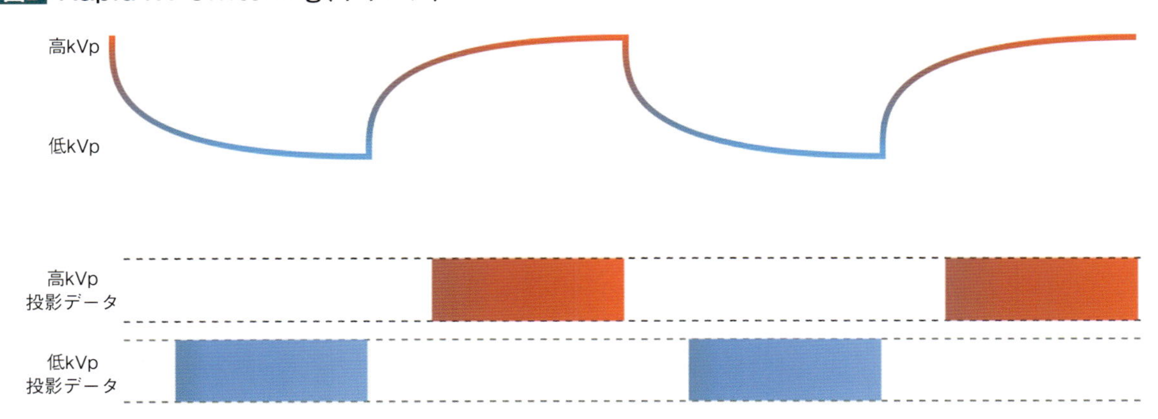

a：Rapid kV switching方式の管電圧の推移。
b：Rapid kV switching方式で収集される投影データとギャップ。

Dual X-ray source（シーメンスヘルスケア）

Dual X-ray source方式とは，**図3**に示すようにX線管（X線源）およびX線検出器を2組実装することで，同時に異なる電圧でCT撮像するシステムである。シーメンスが製品化し販売している。X線管球を2つもつことから，エネルギー分離が高く，また互いの系で独立して管電流を制御できることから，画質の最適化も容易である。さらに，後述する錫（Sn）フィルタ（tin-filter）を高kVp設定時に使用することで，X線の実効エネルギーを上昇させ，エネルギー分離をより高めることができる。しかし，スキャン軌跡は約90°の位相差をもって描くため，投影データは一致せず，投影データベースのDual-energy解析は行えない。互いの系がそれぞれ散乱線源となりうることから，構造的に散乱線由来のアーチファクトが発生しやすい。また，ハードウェアのコストが高い，ガントリ内スペースの問題により撮影FOV（field of view）が小さい，という問題がある。撮影FOVについては開発当初は260mmが最大であったが，最新機種では350mmまで広げることが可能となり，体幹部においてもほとんどの場合に支障なく撮像できる仕様となっている。

錫（Sn）によるX線フィルタは，多色X線のエネルギースペクトルのうち低エネルギー側を効率的に吸収し，高いエネルギーのX線を主に透過させる。このため，多色X線の実効エネルギーを高めることができるため，DECTにおける高kVp撮像時に錫（Sn）フィルタ使用することでエネルギー分離を高めることができる。また，錫（Sn）フィルタは，Single-energy CT（SECT）撮像時においても，画像化に寄与しないような低エネルギーのX線をカットできることから，被ばくやビームハードニング アーチファクトの低減に有用である。

図3 Dual X-ray source方式（シーメンス）の概略とスキャン軌道

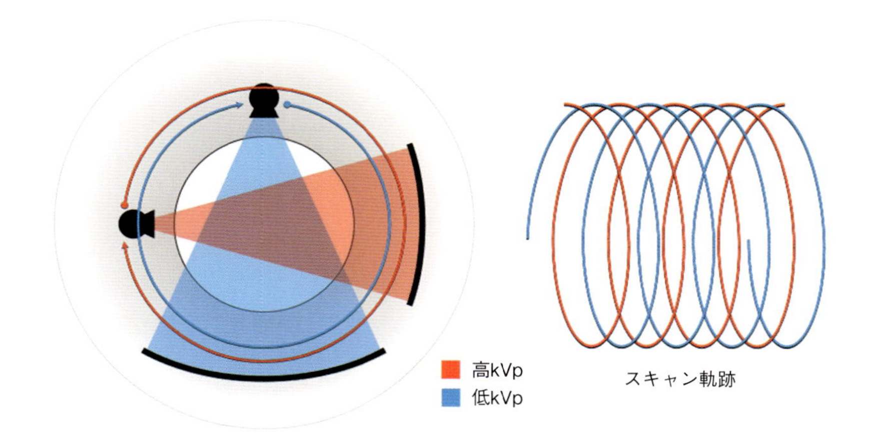

Split filter（シーメンスヘルスケア）

Split filter方式とは，**図4**に示すように単一のX線管から発生したX線ビームを，X線フィルタを用いることで頭尾方向に分割するように異なるエネルギースペクトルのX線を発生させ，同時に2つのエネルギーでCT撮像するシステムである。シーメンスが製品化し販売している。

高エネルギーのX線を透過するフィルタには前述の錫(Sn)を，低エネルギーのX線を透過するフィルタには金(Au)を用いる。金(Au)によるX線フィルタは，K吸収端を活用することでX線のエネルギースペクトルのうち高エネルギー側を吸収し，低エネルギー側を主に透過させる。従来のCTシステムにフィルタを追加するだけであることから，ハードウェアのコストを抑えることができる。しかしX線源が単一であることから，エネルギー分離は十分でない。

また，スキャン軌跡は頭尾方向にわずかにずれることから，投影データ上でのDual-energy解析は行えない。さらに，互いのエネルギー画像間にわずかながら(検出器幅の半分の距離を寝台が移動するだけの)時間差が生じる。自動管電流変調(automatic exposure control：AEC)による電流変調が可能であるが，X線源は単一であり，高kVpと低kVpをそれぞれ独立して制御することはできない。

Dual-layer detector（フィリップス）

Dual-layer detector方式とは，**図5a**に示すようにX線源は単一でありながら，検出器を2層構造とし2つのエネルギー階級に分割してX線透過度を計測することで，同時に2つのエネルギーでCT撮像するシステムである。2つのエネルギー画像を空間的・時間的に完全に一致した条件で撮像できる方式であり，投影データ上でのDual-energy解析が可能である。通常のSECTの検出器は，シンチレータの蛍光体として硫酸化ガドリニウム(Gd_2O_2S，略称：GOS)などが用いられる[5]（**図5bの左**）。

図4 Split filter方式（シーメンス）の概略とスキャン軌道

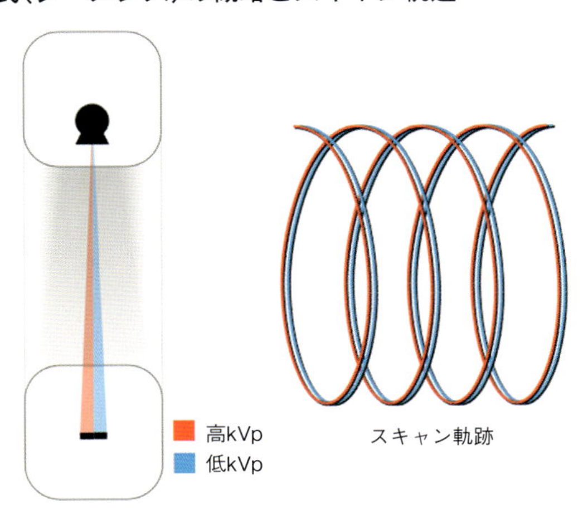

これに対して，Dual-layer CTでは，**図5bの右**のように検出器が2層となっており，1層目(上層部)にイットリウムベースのガーネットシンチレータを配置し，下層部にGOSシンチレータが配置されている。X線が検出器に入射すると，1層目(上層部)では低エネルギーX線が吸収され，2層目(下層部)では高エネルギーX線が吸収される[6]。1層目と2層目の厚さは各層に入射するX線量のバランスを考慮して設計されている。Dual-layer detector方式は2つのエネルギーのX線データをほぼ完全に同時に収集できる一方で，2つのエネルギー画像間のエネルギー分離を大きくすることができない，検出器のコストが高い，高kVpと低kVpをそれぞれ独立して制御することはできない(AECによる電流変調は可能である)，などの欠点がある。

図5 Dual-layer detector方式(フィリップス)

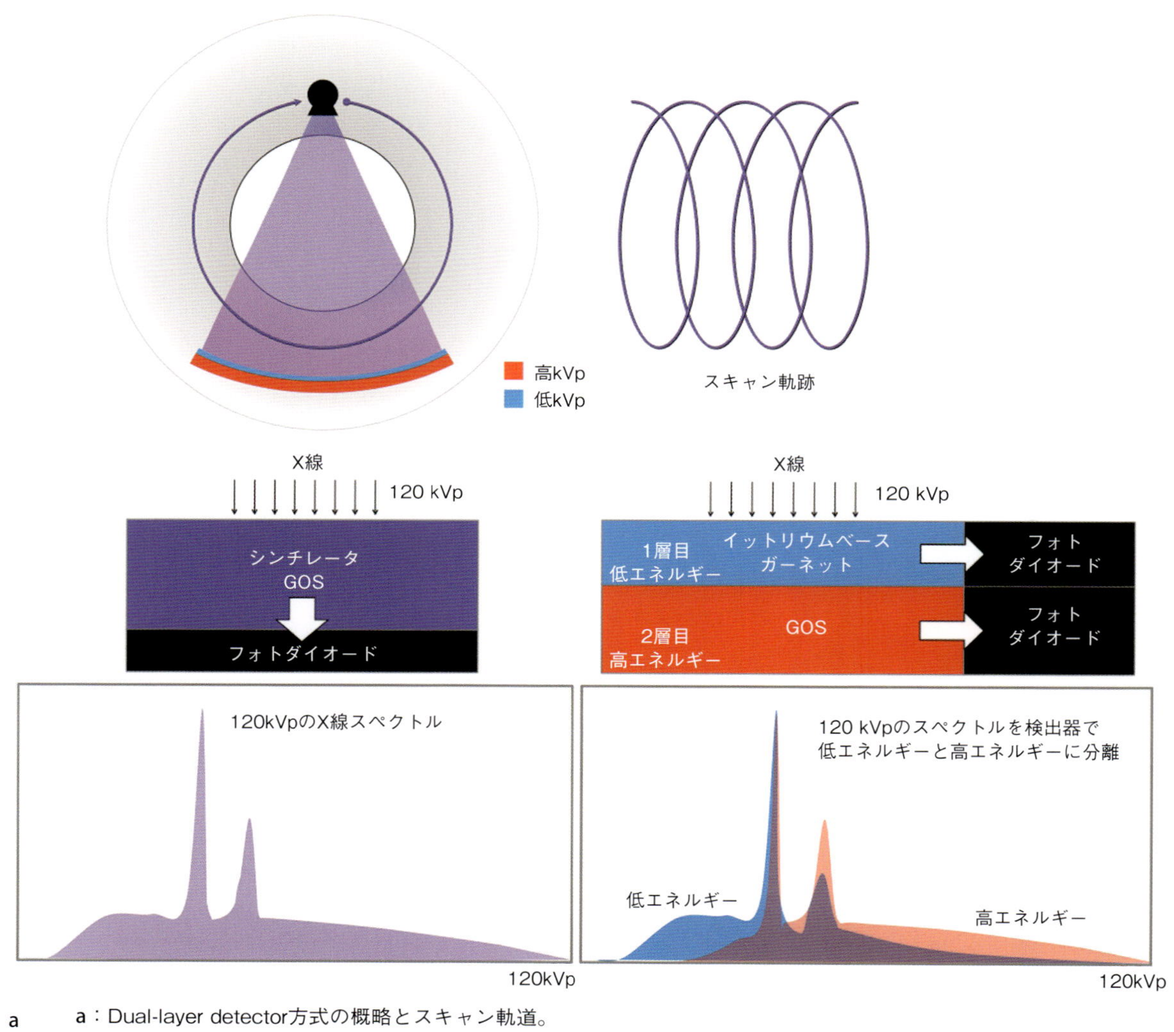

a/b

a：Dual-layer detector方式の概略とスキャン軌道。
b：通常のCT検出器(左)と2層式検出器(右)の比較。

また，**図5b**に示すように，フォトダイオードをシンチレータの横に配置する必要があるため，検出器の隔壁が厚くなり，受光線量効率が低下するという欠点もある。通常CTと同じく120kVpが一般的に使用されるが，140kVpを選択することもできる。

Sequential volume scan（キヤノンメディカルシステムズ）

Sequential volume scan方式とは，**図6**に示すように同一箇所に対し管電圧を切り替えて連続的に2回転することで，2つのエネルギーでCT撮像するシステムである。高kVpと低kVpをそれぞれ分けて撮像するため，エネルギー分離を十分に確保することができ，また管電流もそれぞれの電圧で独立して制御することができる。Aquilion ONEなどの面検出器CT（area detector CT：ADCT＊2）であれば，一度に160mmの広範囲をDual-energy撮像できる点も特徴の1つである。2回転で同一のスキャン軌跡を辿るため，投影データ上でのDual-energy解析が可能である。

静止した対象に対しては理想的な撮像が可能な一方で，2つのスキャン間には0.2～0.5秒程度の時間差が生じてしまうことから，完全な静止が得られない躯幹部や，コントラストが刻々と変化する造影早期相などの撮像には向いていない。ヘリカル撮像ではないため，検出器幅よりも撮像範囲を広げるためには，step-and-shoot方式＊3で撮像する。

図6 Sequential volume scan方式（キヤノン）の概略とスキャン軌道

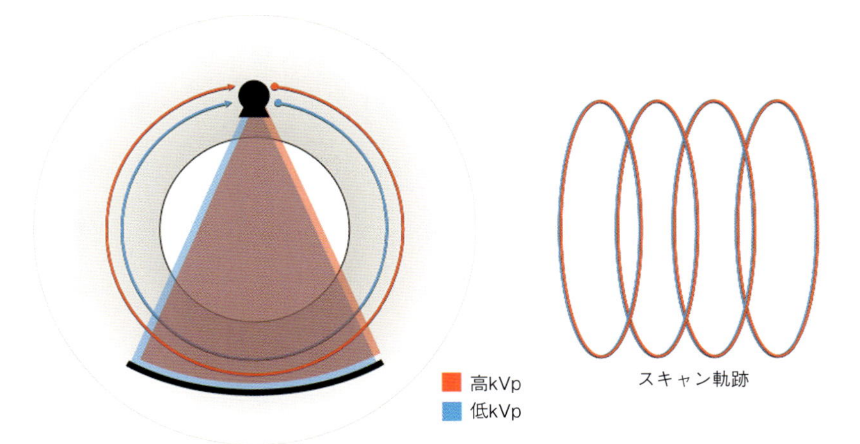

＊2：面検出器CT（area detector CT：ADCT）
面検出器CTは，体軸（頭尾）方向に広い範囲を撮影できるCT装置をいうが，厳密な定義はない。面検出器CTという言葉はキヤノンのAquilion ONE（体軸方向の撮影範囲が160mm）に対して使用されることが多い。

＊3：step-and-shoot方式
寝台を静止して撮像を行い，引き続いて次の位置に寝台を移動させて静止した後に再び撮像を行うことを繰り返し行う撮像方式。

Sequential helical scan（キヤノンメディカルシステムズ）

Sequential helical scan方式とは，図7に示すようにピッチファクタを十分に小さく設定したヘリカルスキャンにおいて，一定期間ごとに管電圧を切り替えることで，2つのエネルギーでCT撮像するシステムである。Rapid kV switching方式と類似しているものの，切り替えのサイクルはview単位ではなく，管球のrotation単位となる。そのため，高kVpと低kVpの制御を十分な時間をかけて行えるため，エネルギー分離を十分に確保することができ，また管電流もそれぞれの電圧で独立して制御することができる。さらに，腹側からのX線照射をオフにする背面曝射モードを使用することで，水晶体や乳房のX線被ばくを低減させることができる。一方，高kVpと低kVpの撮像軌跡は一致しないため，投影データ上でのDual-energy解析は行えない。また，X線のらせん軌道のオーバーラップが大きくなることから，被ばく線量が増加する。

図7 Sequential helical scan方式（キヤノン）の概略とスキャン軌道

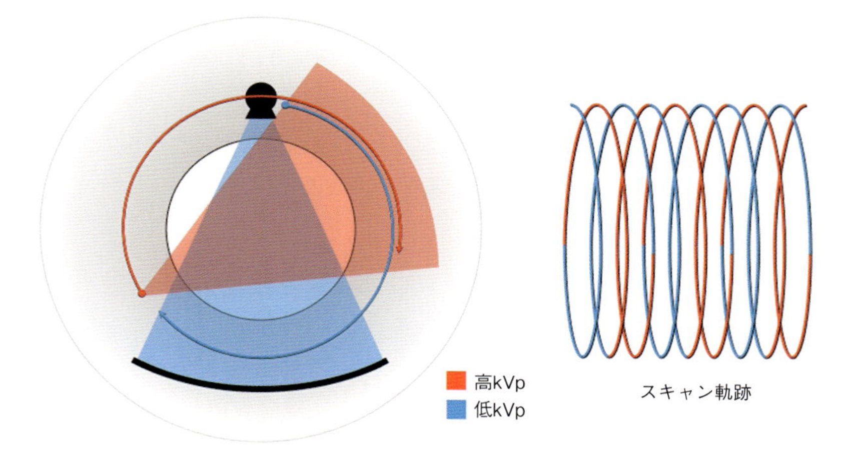

◇文献

1）Forghani R, et al: Dual-Energy Computed Tomography: Physical Principles, Approaches to Scanning, Usage, and Implementation: Part 1. Neuroimaging Clin N Am, 27: 371-384, 2017.

2）Xi Y, et al: Grating Oriented Line-Wise Filtration (GOLF) for Dual-Energy X-ray CT. Sens Imaging, Epub 2017 Aug 22.

3）Faby S, et al: Performance of today's dual energy CT and future multi energy CT in virtual non-contrast imagingand in iodine quantification: A simulation study. Med Phys, 42: 4349-4366, 2015.

4）Jacobsen MC, et al: Intermanufacturer Comparison of Dual-Energy CT Iodine Quantification and Monochromatic Attenuation: A Phantom Study. Radiology, 287: 224-234, 2018.

5）Shefer E, et al: State of the Art of CT Detectors and Sources: A Literature Review. Curr Radiol Rep, 1: 76-91, 2013.

6）Rassouli N, et al: Detector-based spectral CT with a novel dual-layer technology: principles and applications. Insights Imaging, 8: 589-598, 2017.

7）Brown KM, et al: Impact of spectral separation in dual-energy CT with anti-correlated statistical reconstruction. The 13th Int. Meeting on Fully Three-Dimensional Image Reconstruction in Radiology and Nuclear Medicine, 491-495, 2015.

8）Kalender WA, et al: An algorithm for noise suppression in dual energy CT material density images. IEEE Trans Med Imaging, 7: 218-224, 1988.

9）Li B, et al: Simultaneous reduction in noise and cross-contamination artifacts for dual-energy X-ray CT. Biomed Res Int, Epub 2013 Jun 19.

Photon-counting detector CT

伊藤俊英

はじめに

Photon-counting detector CT（PCD-CT）とはX線を光に変換して間接的に検出するシンチレータ型検出器とは異なり，個々のフォトンを直接カウントする構造を有する検出器を搭載したCTのことである。Dual-energy CT（DECT）が2つのX線エネルギーのデータを収集する方式であるのに対して，PCD-CTは2つ以上のエネルギーを同時計測できる点でユニークである。また，収集データから電気ノイズを除去できるため，低線量撮影や高分解能イメージングなどによってCT診断が進歩することが期待されている。本章では近未来の技術であるPCD-CTについて概説する。

PCDの概要

X線CT装置の検出器は1980年代後半から，それまで主流であったキセノンガス（Xe）を使用した電離箱型検出器から，X線の利用効率に優れる酸硫化ガドリニウム（Gd_2O_2S）やタングステン酸カドミウム（$CdWO_4$）を代表とする固体シンチレータ型検出器へと転換が進んだ。固体シンチレータ検出器は，X線フォトンとの相互作用によって発生させたシンチレーション光をフォトダイオードによって光電流に変換し，その光電流の強さをX線の強度として計測するメカニズムになっている（**図1a**）。シンチレータは，①X線フォトンが保持するエネルギー強度，②単位時間当たりの入射フォトン数，のいずれにも比例した強度のシンチレーション光を発生させることから，エネルギー積分型検出器（energy integration detector：EID）ともよばれている。管球から検出器の間に存在したさまざまな物質の線減弱係数は，検出器によってとらえられるX線のスペクトルに反映されている。実質臓器の情報は比較的低エネルギーのX線スペクトルに分布しているが，低エネルギーのフォトンは高エネルギーのフォトンよりも弱いシンチレーション光しか発生させないため，相対的に低く評価されてしまう特性がある。

近年注目されているphoton-counting検出器（photon-counting detector：PCD）は直接変換型に分類される検出器である。センサーの素材にはテルル化カドミウム（CdTe）やテルル化亜鉛カドミウム（CdZnTe）などが使われており，入射したX線フォトンとの相互作用によって多数の電子正孔対の雲（チャージクラウド）を発生させる（**図1b**）。このチャージクラウドのうち電子のクラウドを，あらかじめ直流電圧で発生させた電界によって電極に掃引しパルスを発生させる。PCDはX線フォトンが保持するエネルギー値をパルスの波高として計測することができる点が，シンチレータ検出器と異なりユニークである。

図1 EIDとPCDの違い

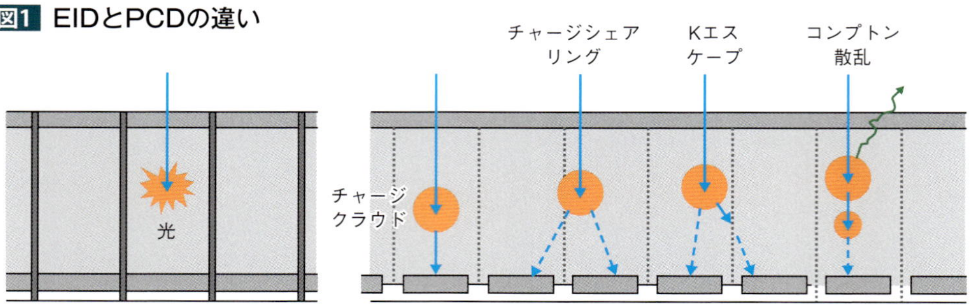

a｜b　a：エネルギー積分型検出器（EID）。
隔壁によって仕切られたシンチレータとX線フォトンの相互作用によってシンチレーション光が発生する。入射するX線のエネルギーに比例してこのシンチレーション光の強度も高くなるため，軟部組織情報を豊富に輸送している低エネルギーのスペクトルが，相対的に低く評価される傾向にある。
b：photon-counting検出器（PCD）。
X線フォトンとCdTeとの相互作用によって生成されたチャージクラウドを印加電圧によってアノードピクセルに掃引して，そこにパルスを発生させるメカニズムになっている。パルスカウントとエネルギーの測定のいずれをも不正確にする現象としてチャージクラウド，Kエスケープ，コンプトン散乱などの相互作用がある。

そのため現在のDual-energy CT（DECT）スキャナのような複雑なメカニズムを必要とすることなく，複数のエネルギーによるマルチエナジーイメージングが可能である。加えて後述するような検出器回路に起因する電気ノイズを計測データから除去することが可能であるため，低線量撮影や高分解能撮影においても画質が劣化しにくいというメリットもある。

PCDのハードウェア

PCD構造

前述したようにPCDのセンサーにはCdTe，もしくは亜鉛族元素のカドミウムの10%ほどを同族の亜鉛に置き換えたCdZnTeが広く採用されているが，近年はシリコン（Si）をベースにしたセンサーも実用レベルにある[1]。

PCDは**図2a**に示すように厚さ数mmほどにスライスしたCdTeやCdZnTeの前後を電極ではさんだショットキーバリアタイプのダイオードをその基本構造としている。電極間には数百～千V程度の直流電圧を印加し，センサー内部に1方向の電界を発生させている。この電界はX線フォトンによってセンサー内に生成された電子正孔対のチャージクラウドを電極まで速やかに導くためのものである。また，アノードにはASIC（Application Specific Integrated Circuits）が接続されており，パルスの整形やエネルギー値のカウントを担っている。イメージングに利用されるPCDでは，正孔に比べて1桁ほど移動速度が速い電子をアノードに掃引し，パルスを発生させている。電子のチャージクラウドをアノードにすばやく引き寄せるためには，①センサー厚を薄くして物理的な移動距離を短くする，②印加電圧を高くして掃引速度を上げる，などの手法がある。しかし，センサー厚を薄くすれば，X線フォトンがセンサー内部で相互作用を起こさず貫通してしまう可能性が高くなる，また一方で，印加電圧を高くすればリーク電流が発生し電界破壊の可能性が高まる。さらに検出器センサーの素材選択や製造精度などによってもこれらのバランスは微妙であることから，PCD単体というよりもむしろシステム全体の設計に帰着する問題であろう。

前述のとおりEIDはシンチレーション光を媒介として入射X線を計測しているため，検出器の素子間には物理的な隔壁が必須である。これに対してPCDは，印加電圧によってチャージクラウドをアノードに掃引するメカニズムなので隔壁の類は不要である。EIDは隔壁で囲まれた矩形の面積が最小検出器サイズと規定されているが，PCDはピクセル化されたアノードの面積が最小検出器サイズと理解されるため，その面積にかかわらず幾何学的な線量利用効率は100％と理解される。よって，アノードピクセルの狭小化によって理想的な高分解能検出器を構築することができる。ただし，後述するチャージシェアリングやKエスケープによる計測エラーには留意が必要となる。

カウンティングのメカニズム

図2bにはASICの処理の流れを示す。CdTeで生成された電子のチャージクラウドは，アノードピクセルに接続されたASICのプリアンプによって増幅された後，パルス整形器(pulse shaper)によってパルスとしての波形が作られ，エネルギーカウンターへと送られる。エネルギーカウンターは比較器(comparator)とカウンター(counter)によって構成されており，あらかじめ設定されたエネルギー値(閾値)を超える波高をもつパルスを，それぞれのカウンターで計数する仕組みになっている。

図2 PCDとASICの構造

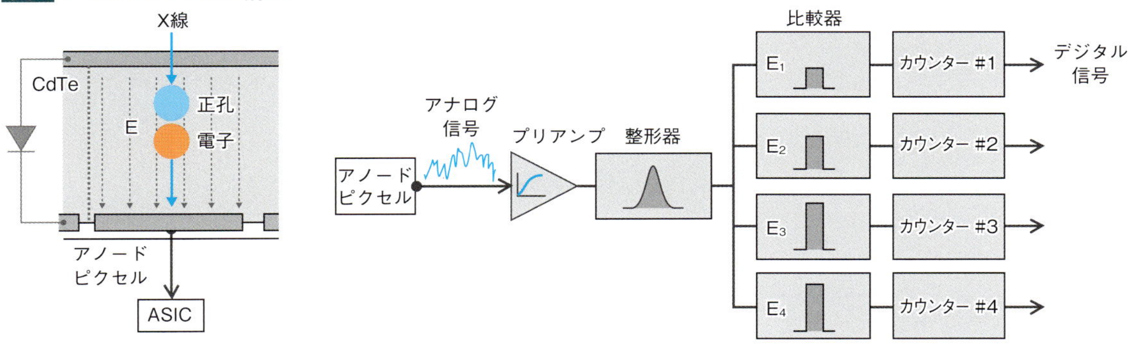

a | b

a：PCD。
PCDはテルル化カドミウム(CdTe)，テルル化亜鉛カドミウム(CdZnTe)，シリコン(Si)などをセンサーに採用するのが一般的である。センサーの両端に配置した電極間に直流電圧を印加して電界を形成し，フォトンとの相互作用にて発生したチャージクラウドをピクセル化したアノードに掃引している。
b：ASICの構造例。
アノードピクセルに発生した電圧は，まずプリアンプで増幅され，整形器(pulse shaper)によってパルスが作られる。その後，比較器(comparator)によって波高からパルスのエネルギー値が計測されカウンター(counter)でパルス数がそれぞれカウントされる。この例ではエネルギーの閾値は4つだが，ASICによってはそれ以上のエネルギー閾値をもつものもある。

図3の例であれば，パルス(a)，パルス(b)，パルス(c)はそれぞれE_3，E_2，E_4のエネルギー値のパルスと記録されることになる。

最終的にASICから出力される計測データには2種類あり，それぞれ閾値データ(threshold-data)と領域データ(bin-data)とよばれている。

閾値データは，エネルギーカウンターそのもの出力であり閾値によって分類されたデータ(カウント値)を意味している。一方，領域データというのは隣接する閾値間のデータ(カウント値)のことである。**図3b**を例にとると，閾値データはT_1(E_1→E_M)，T_2(E_2→E_M)，T_3(E_3→E_M)，T_4(E_4→E_M)の4種類となり，領域データはB_1(E_1→E_2)，B_2(E_2→E_3)，B_3(E_3→E_4)，B_4(E_4→E_M)のやはり4種類である。ただし，T_4とB_4は同一データになるので，結果的に異なる7種類の計測データが得られることになる。なお，E_Mは照射管電圧の最大エネルギー値で，140kVpの場合は140keVに相当する。

電気ノイズの除去

PCDがユニークなのはこのエネルギーカウンターがX線フォトンのエネルギーの計測だけではなく，検出器回路から発生する電気ノイズの除去にも利用できることである。**図4**に示したのは，140kVpの連続X線をPCDで計測したときのパルススペクトルの1例である。点線で示すようなスペクトルが計測されることが理想だが，実際にかなり歪んだスペクトルが計測される。20keV近傍にはKエスケープ，チャージトラッピング，チャージシェアリング，コンプトン散乱などのPCDセンサーの物性現象(physical effects)が計測されている。また，おおよそ15keVよりも低いエネルギー領域にある発散したカウントは検出器回

図3 計測パルス列の1例

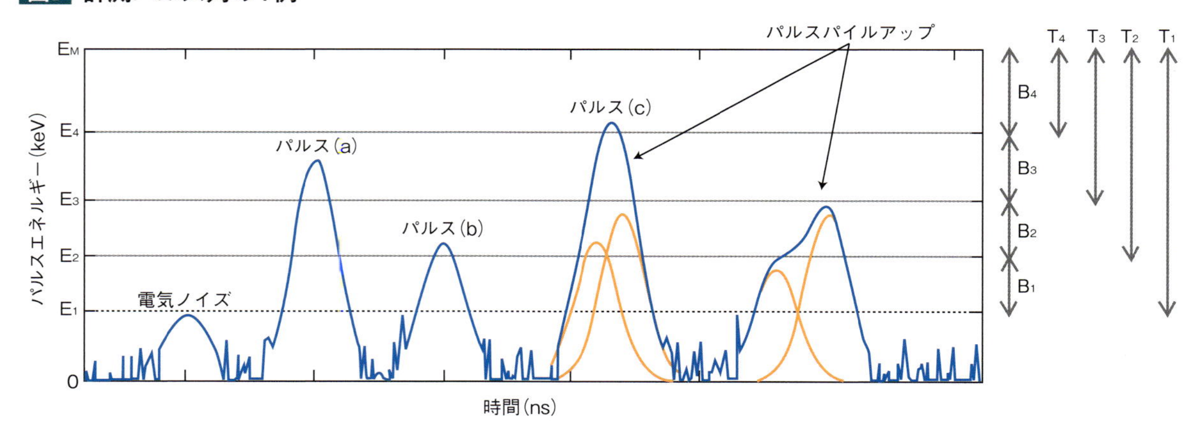

パルスは比較器において，あらかじめ設定されたエネルギー閾値と比較され，それぞれが保持するエネルギー値が決定される。例えばパルス(1)のエネルギーはE_3，パルス(2)のエネルギーE_2と分類される。パルス(3)はパルスパイルアップの例である。本来は点線で示されるような2つの独立したパルスなのだが，ASICの処理速度の不足により，それぞれを分離して認識することができず，重畳したパルスとしてカウントされてしまっている。パルスパイルアップはパルスのカウント数の過小評価のみならず，エネルギー値の過大評価の原因となる。このケースでは，本来はE_2と計測されるパルスだが，パルスパイルアップによってE_4と計測されてしまっている。また，PCDによって計測できるエネルギーには閾値データ(T_1，T_2，T_3，T_4)と領域データ(B_1，B_2，B_3，B_4)がある(カウンターが4つの場合)。

図4 140kVpの連続X線をPCDで計測したときのパルススペクトルの1例(縦軸はパルスのカウント値)

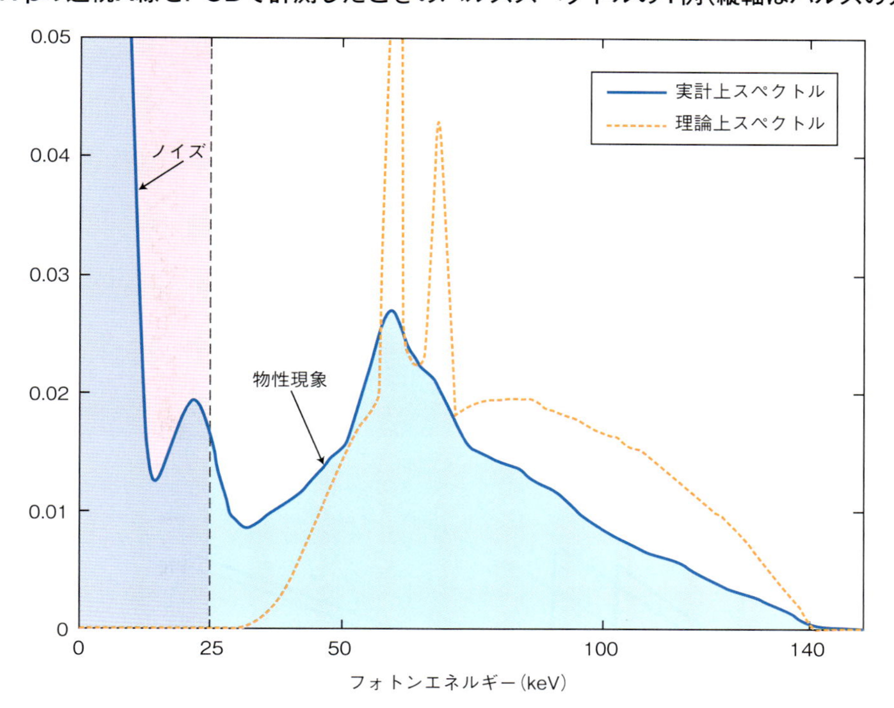

スペクトルはチャージシェアリング，チャージトラッピング，Kエスケープ，コンプトン散乱などの物性現象(physical effects)やパルスパイルアップなどのさまざまな影響によって歪んだ形状をしている。左側のスペクトルの発散は検出器回路の電気ノイズ(noise floor)によるものである。従って，例えば25keV以下のエネルギーをもつパルスを無効にすれば，計測データからこの電気ノイズの影響を完全に除外することができる。

路に起因した電気ノイズの影響である。そこでエネルギーカウンターのうち最も低いエネルギー閾値を20keV近傍に設定し，それより低いエネルギーのパルスをカウントしないようにすれば，結果的に計測データから電気ノイズを恣意的に除去することができる。

電気ノイズは特に低線量撮影，つまりX線フォトンの低カウント領域において相対的にその影響が大きくなり，しばしば**図5a**にみられるような減弱の大きな経路に沿ったCT値低下が発生する。一方，PCDではフォトンの欠乏(starvation)を原因とするストリークアーチファクトは残るものの，電気ノイズによるCT値の低下(変動)はみられない(**図5b**)。

図5 EIDとPCDの画像例

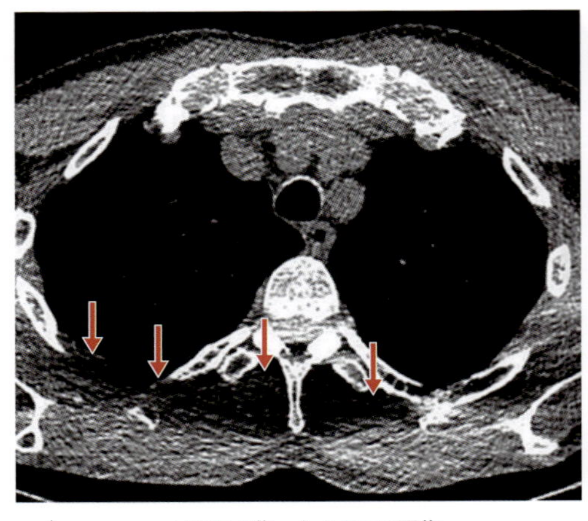

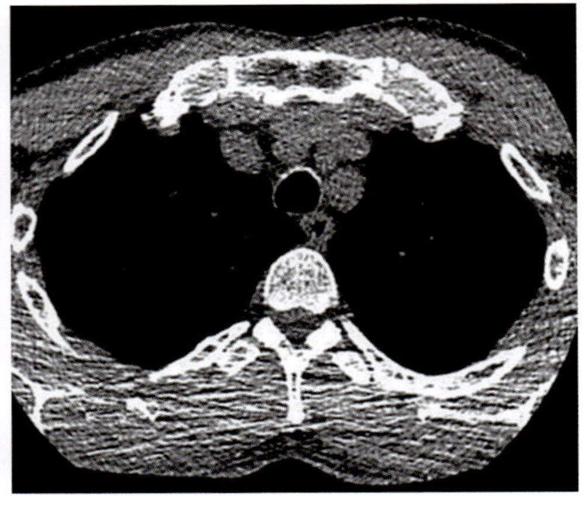

a | b　a：EID画像，b：PCD画像。
減弱長が大きい経路では検出器に到達するX線フォトンが枯渇してしまう。このような場合，EID(a)では相対的に検出器回路の電気ノイズが増大してしまうので，正確なCT値の再現ができない(↑)。一方，PCD(b)では計測データから電気ノイズを除外することができるため，X線フォトンの欠乏によるストリークアーチファクトは発生するものの，EIDのような広範囲のCT値の低下がみられることはない。撮影条件はEID，PCDともに80kVp，42mAs。

PCD特有の問題点

さまざまな特長をもつPCDだが，次のような特有の問題点も知られている。例えばX線フォトンと検出器センサー(CdTeやCdZnTe)との相互作用においては，チャージシェアリング，Kエスケープ，チャージトラッピングの物性現象(physical effects)に起因するもの，そしてパルスパイルアップ(pulse pile-up)のようにASICを含めた検出器システムに起因するものなどである。

なかでもチャージシェアリングやKエスケープとパルスパイルアップは，PCDの計測データに深刻な影響を与える問題であり，適切な補正を施すことによって，その影響を最小化しなければならない。

チャージシェアリングとKエスケープ

センサー内に生成されたチャージクラウドが，直下のアノードピクセルのみならず，近接する複数のアノードピクセルによってカウントされてしまう現象をチャージシェアリングといい，X線フォトンがアノードピクセルの境界近傍でチャージクラウドを形成した場合に発生しやすい(**図1b**)[2]。またKエスケープはセンサーの素材であるCdやTeのKαの蛍光X線によって生じる[2]。いずれも，直下および隣接アノードピクセルにおけるパルスカウントが不正確になるほか，エネルギーの計測値も不正確になってしまう。チャージシェアリングやKエスケープを抑えるためにはアノードピクセルの幾何学的なサイズを大きくすればよいのだが，その代償として空間分解能が低下するのみならず，単位時間当たりに分配されるフォトン数の増加によって，後述するパルスパイルアップが増加する。

パルスパイルアップ

パルスパイルアップは文字どおりパルスの重畳であり，その結果，実際よりもパルス数を少なくカウントしてしまう現象である[3〜5]。

今，センサー内部に生成されたチャージクラウドが十二分な速度によってアノードピクセルに掃引されたとする。すると次段のASICには検出器に到達したフォトンを，もれなくパルス波形に整形しカウントする性能が求められる。例えば撮影時におおよそ1mm^{2}当たり毎秒10^8のオーダーのフォトンを被写体に照射するX線CTスキャナの場合，最低でも10nsec/フォトンの処理速度がASICには要求される。もしASICがこの処理速度を満たせない場合は，一定の割合でパルスのカウントミスが発生する。このカウントミスは連続して到着する隣接したパルスが重畳された結果，あたかも1つのパルスとしてカウントされてしまう現象でありパルスパイルアップとよばれている（**図3b**）。

パルスパイルアップによってカウント数が過小評価されるのと同時に，重畳によって本来よりもパルスの波高が大きく認識されるため，エネルギー値に関しては過大評価される結果となる。基本的にはパルス数の多少にかかわらず発生する可能性のある現象だが，**図6**に示すように，特にパルス数の増加に比例してパルスパイルアップは深刻化する。このことからPCDは原理的に高線量を不得意とするデバイスであることがわかる。

図6 パルスパイルアップ

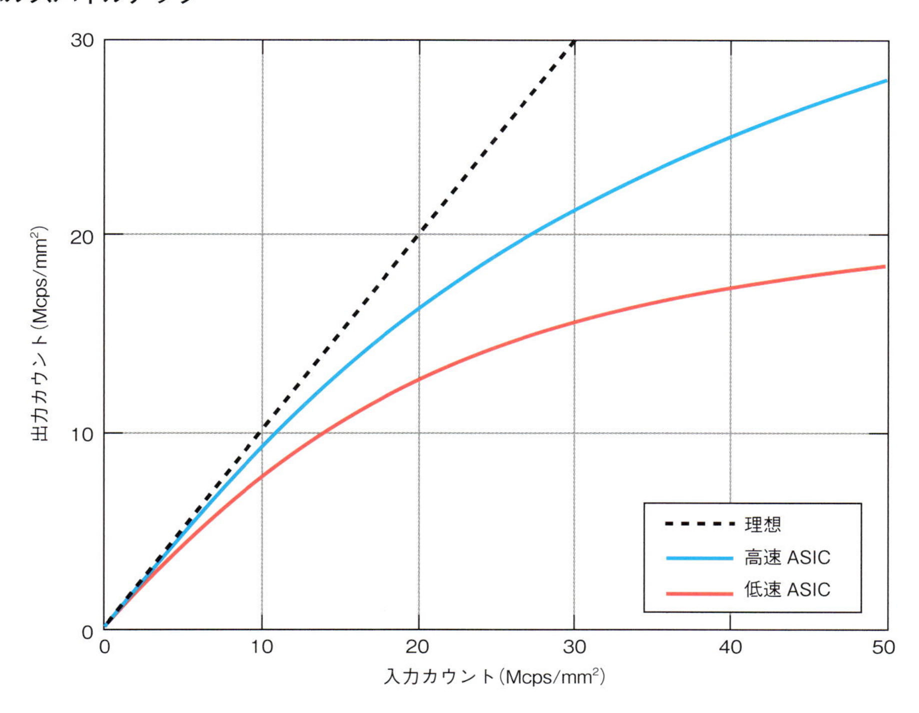

PCDに入力するカウント値に対して計測できるカウント値が目減りしてしまう現象である。PCDに入射する単位時間当たりのフォトン数が多ければ多いほど，パルスパイルアップは増加し，結果として出力カウントは減少してしまう。またASICの処理スピードが遅ければ遅いほど，パルスパイルアップは増加する。

もちろん一般臨床においては，例えば肺野のような比較的低減弱の部位ですら1/100ほどの減弱が期待できるので，PCDに入射するX線フォトンは1mm^{2}当たり毎秒10^6程度となり，ASICに求められるパルス処理速度は1 μsec/フォトンほどに低下する。

しかし，撮影部位や管球の位置によっては，ほとんど減弱のない経路からフォトンが検出器に直接入射することもありうるし，撮影FOV(field of view)の外縁，すなわち検出器ユニットの両端に近付けば近付くほどボウタイフィルタ(bowtie filter)以外の減弱は見込めず，結果としてパルスパイルアップの発生確率が高くなる。

PCD-CTスキャナ

PCD-CTの概要

PCDを搭載したX線CTスキャナは，研究室レベルのテーブルトップ型をはじめとし，臨床前マイクロCT型や全身用CT型を使った研究が主に企業を中心として進められており，この数年は学会や論文誌でも報告が年々増加している。本項，そして次項ではシーメンスヘルスケアが開発している「研究用PCD-CTプロトタイプスキャナ」を例に，PCD-CTのシステム基本性能と臨床応用と展望を論じる。

研究用PCD-CTプロトタイプスキャナの概要

シーメンスヘルスケアでは全身用PCD-CTのプロトタイプスキャナを開発し，2019年現在，アメリカとドイツの計3施設をベースに共同研究を行っている[2, 3, 5, 6]。プロトタイプスキャナを開発した目的は，PCDの物理特性の把握，パルスパイルアップ，チャージシェアリングをはじめとしたさまざまなPCD特有の現象の分析と補正方法の開発，K吸収端画像をはじめとするPCD-CT特有のイメージング手法の検討など多岐にわたる。当初はファントムによる実験データの収集が中心だったが，その後は関係機関の限定的な認可の下で，動物実験，ないしヒトを対象とした撮影も実施している。

この研究用PCD-CTプロトタイプスキャナは，第二世代型の2管球CT装置(Dual-source CT：DSCT)がベースになっており，メインの検出器ユニット(Aシステム)は，EIDのままでサブ検出器ユニット(Bシステム)だけをPCDに置き換えた構造になっており，一度の撮影でEIDとPCDのデータを同時に収集することが可能である。PCDの特性を分析するのに際し，すでによく理解されたEIDを基準にできるのは大きな利点である。

PCD-CTのCNR特性

PCD，ならびにPCD-CTとしての基本的な物理特性などについては，Mayo Clinic(アメリカ)のMcColloughのグループを中心に詳細な調査・検討がなされており，学会や論文などで多くの情報が積極的に公開されている[1,7～11]。本項では，PCD-CTの特長を最も端的に表現しているコントラスト雑音比(contrast to noise ratio：CNR)特性について，その結果を紹介する。

図7は軟部組織等価物質で満たされた直径200mmの円柱ファトンムに，希釈ヨード造影剤(左側)とカルシウム(右側)を模したバイアルを挿入し管電圧140kVp，照射線量5mGyで

図7 希釈ヨード造影剤とカルシウムを挿入したファントムのEIDとPCD画像

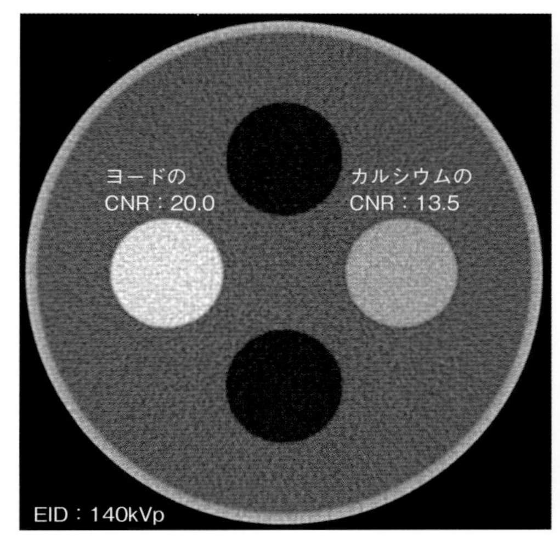

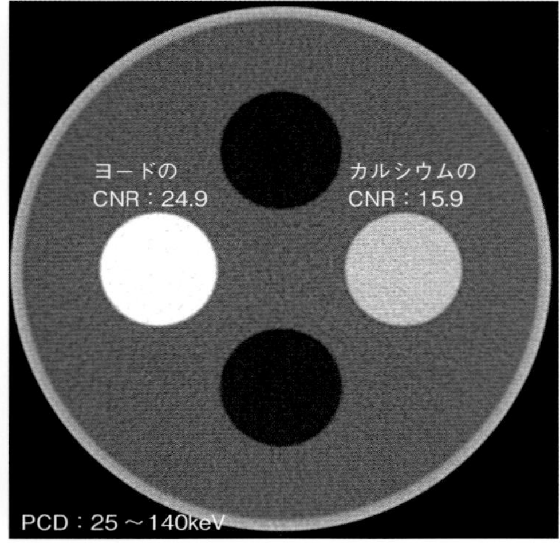

a｜b　a：EID画像，b：PCD画像。
軟部組織等価物質で満たされた直径200mmの円柱に希釈ヨード造影剤(左)とカルシウム(右)のバイアルを挿入したファントムをEIDとPCDで撮影した画像で，画像に寄与している実質的なX線エネルギーはいずれも25～140keVの範囲である。よって画質の差はEIDとPCDの物理的な特性を反映していることになる。PCDはEIDに比べて20%程度の利得があることがわかる。

撮影した画像である(それぞれ**図7a**がEID，**図7b**はPCDの画像)。EIDとPCDの撮影条件や画像再構成条件は同一とし，かつ，PCDは計測エネルギーの閾値を25～140keVに設定した。これは画像再構成に寄与するX線エネルギーをPCDとEIDとで一致させるためである。それぞれのバイアルと背景である軟部組織等価物質に関心領域を設定し，CNRを計算した。

結果はヨードのCNRはEIDが20.0，PCDが24.9，カルシウムのCNRはEIDが13.5，PCDが15.9，となった。EIDに比べてPCDではカルシウムとヨードのいずれにおいても，それぞれ+8%と+25%とCNRが高くなっている。これはすでに述べたように，①PCDではEIDのような高エネルギーのX線スペクトルへの重み付けがなく，低エネルギーの情報が相対的に高いコントラストをもつこと，②計測データから電気ノイズの影響を除去できるので画像ノイズが低くなること，の2つのPCDの特長を反映した結果と考察される。

PCD-CTに期待されるイメージング

EID-CTと比較したときのPCD-CTの特長は，①ヨードや組織のコントラストが高い，②計測データから電気ノイズの影響を除去できる，③検出器素子間に隔壁が不要なため線量の利用効率に優れている，④アノードピクセルを狭小化するだけで比較的容易に空間分解能を改善することができる，⑤閾値によって2つ以上のX線エネルギーが同時に測定できる，などである。これらのアドバンテージを生かしたイメージングとして期待されているのは，(a)高CNRイメージング，(b)低線量撮影[9,10,12～14]，(b)高分解能イメージング[1,12,14,15]，(c)K吸収端によるマルチマテリアルイメージング[6,16～18]，などである。以下では高分解能イメージングとK吸収端イメージング(K-edge imaging)について説明する。

高分解能イメージング

検出器素子間に物理的な隔壁を必要としないことはPCDの大きな利点である。EIDの隔壁にはシンチレーション光の反射板としての役割と，シンチレータに入射したX線フォトンが隣接するセンサーに突き抜けていくことを防止する壁としての役割がある。それぞれ適切に機能するためには，隔壁の材質にもよるが検出器開口サイズによらず最低限の物理的な厚みが必要とされる。今この厚みに0.1mmと0.06mmの2種類を仮定して，検出器素子の開口サイズと線量の幾何的な利用効率をシミュレーションしたのが**図8**である。EIDの場合，検出器開口サイズを小さくするに従って線量の利用効率は低下していく。例えば0.5×0.5mm²の開口サイズでは隔壁が0.1mm厚の場合で64%，0.06mm厚の場合で77%ほどだが，0.25×0.25mm²になると36%と58%と著しい利用効率の低下が生じてしてしまう。一方，PCDではアノードピクセルのサイズにかかわらず常時100%である。このシミュレーションでは幾何的効率のみを考慮したが，線量の利用効率を改善するために隔壁を薄くする選択肢をとれば，隣接する検出器素子間でクロストークが発生するため，さらなる画質の劣化も避けられない。また，EIDではPCDのように電気ノイズを除去には限界があるため，低線量撮影ほど相対的に電気ノイズの影響が支配的となることは避けられないなど，EIDはさまざまな点で高分解能イメージングには不適切であることが考察される。

図8 検出器素子の開口サイズと線量の利用効率

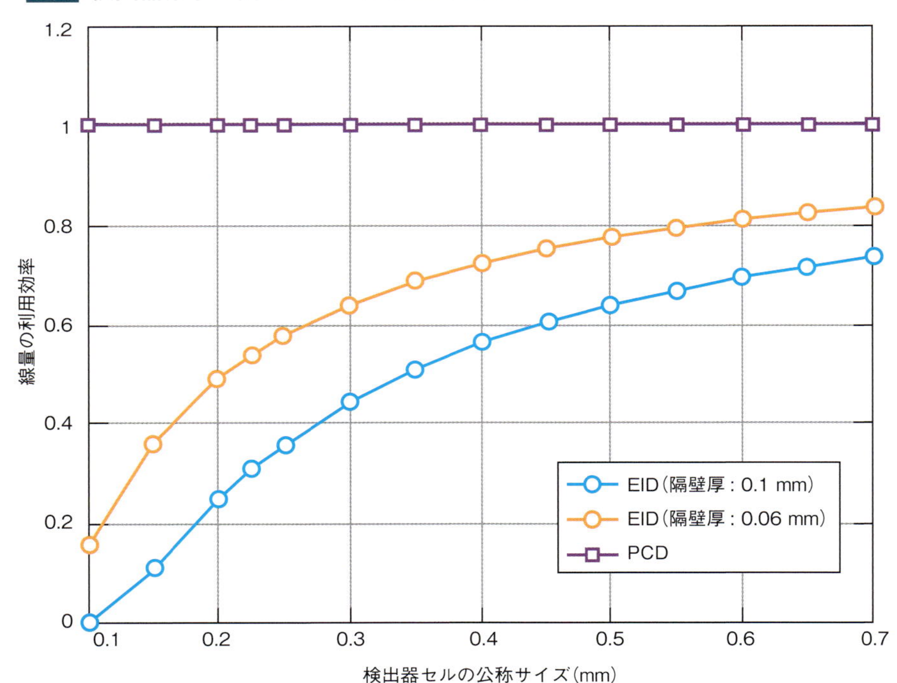

EIDの検出器素子間の隔壁は，検出器開口サイズとは無関係に一定の厚みをもたせる必要がある。この隔壁による幾何学的線量効率の低下は，検出器開口の狭小化による空間分解能改善のトレードオフとして知られている。一方，隔壁を必要としないPCDでは，空間分解能の改善のためにアノードピクセルを狭小化しても幾何学的線量効率にまったく影響がない。グラフは幾何学的な線量利用効率を示したものである。PCDではアノードピクセルのサイズにかかわらず線量利用効率は常時100%となるため，低線量撮影，もしくは高分解能撮影において有利であることがわかる。

図9はアメリカ国立衛生研究所（National Institutes of Health：NIH）から提供された高分解能画像の臨床例である。PCD-CTによる0.5×0.5mm^{2}の通常モード（**図9a**）と0.25×0.25mm^{2}の高分解能モード（**図9b**）で撮影されており，管電圧が140kVp，スライス厚は1mm，照射線量は3mGy，画像再構成アルゴリズムは標準的なFBPを使用している。また，コンボリューション・カーネルは標準モードの画像には胸部用のB70，高分解能モードの画像には高分解能用のU70を使用している。いずれの画像も線量の利用効率に優れることから低線量ながらノイズも少なく，かつ電気ノイズの影響によるCT値の低下などの影響もみられないことがわかる。PCDが高分解能イメージングに適していることを示唆する1例である。

K吸収端イメージング

K吸収端イメージングはPCD-CTにおいて期待されているエネルギー分解イメージング（energy resolved imaging）の1つである[16, 19]。DECTが2つのエネルギーを基底にしたエネルギー分解イメージングに限定されているのに対して，PCD-CTではASICの設計次第でさらに多くのエネルギーを計測することが可能となる。

質量減弱係数に現れるK吸収端は元素ごとにそのエネルギー値が異なる。このK吸収端を標識にして，特定の元素を含む物質を選択的に抽出するのがK吸収端イメージングである。K吸収端イメージングには最低でも3つのエネルギーを同時に計測する必要があり，さらに複数のK吸収端を対象にする場合は，その数だけの追加のエネルギー収集が必要となる。

図9 胸部の通常モードと高分解能モードの臨床画像例

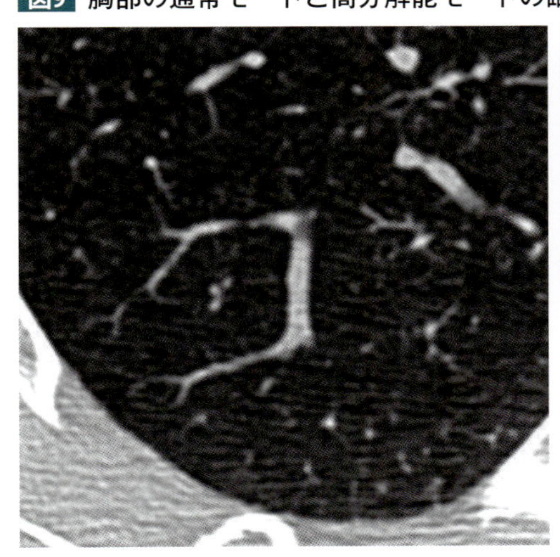

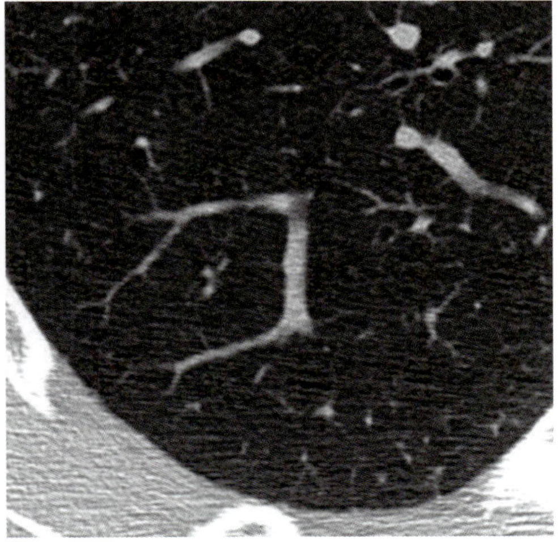

a | b　a：0.5×0.5mm^{2}の通常モード，b：0.25×0.25mm^{2}の高分解能モード。
管電圧は140kVp，スライス厚1mm，照射線量は3mGyで，標準的なFBPアルゴリズムによる再構成である（NIHより提供）。

K吸収端はすべての元素に存在しているものの，X線CTスキャナの対象となるのは，少なくとも銀（Ag^{47}：K吸収端エネルギーは25.5keV）より原子番号の大きな元素である。それはCT用のX線管球の陽極がタングステン（W）であり，管球から被写体に照射されるフォトンの最低エネルギーがおおよそ25keVであることからも明らかである。近年，K吸収端イメージングの研究対象になっているのは，ヨード（I^{53}：K吸収端エネルギーは33.2keV）やガドリニウム（Gd^{64}：K吸収端エネルギーは50.2keV）のような既存の造影剤，そして毒性の少ないイッテルビウム（Yb^{70}：K吸収端エネルギーは61.3keV），金（Au^{79}：K吸収端エネルギーは80.7keV），ビスマス（Bi^{83}：K吸収端エネルギーは90.5keV）などを核にしたナノ粒子造影剤（nano particle contrast agent）である（**図10**）。

仮にヨード造影剤とガドリニウム造影剤を同時に使用した場合，先に述べたように異なる4つのエネルギーの計測データが必要である。いま，それらを含む線減弱係数$\mu(\vec{r})$は次式のように記述することができる。

$$\mu(E_k, \vec{r}) = a_{ph}(\vec{r})\frac{1}{{E_k}^3} + a_{Co}(\vec{r})f_{kn}\left(\frac{E_k}{E_e}\right) + a_I(\vec{r})f_I(E_k) + a_{Gd}(\vec{r})f_{Gd}(E_k) \cdots\cdots\cdots \text{式}(1)$$

ここでμE_kは計測エネルギー（E_1，E_2，E_3，E_4）はクライン・仁科の式（Klein-Nishina's fomula）から導かれる全散乱断面積，$f_I(E)$と$f_{Gd}(E)$はそれぞれヨードとガドリニウムの質量減弱係数，E_eは電子の静止質量エネルギーで約511keVである。また，この式には未知

図10 イメージングの対象となるK吸収端をもつ元素

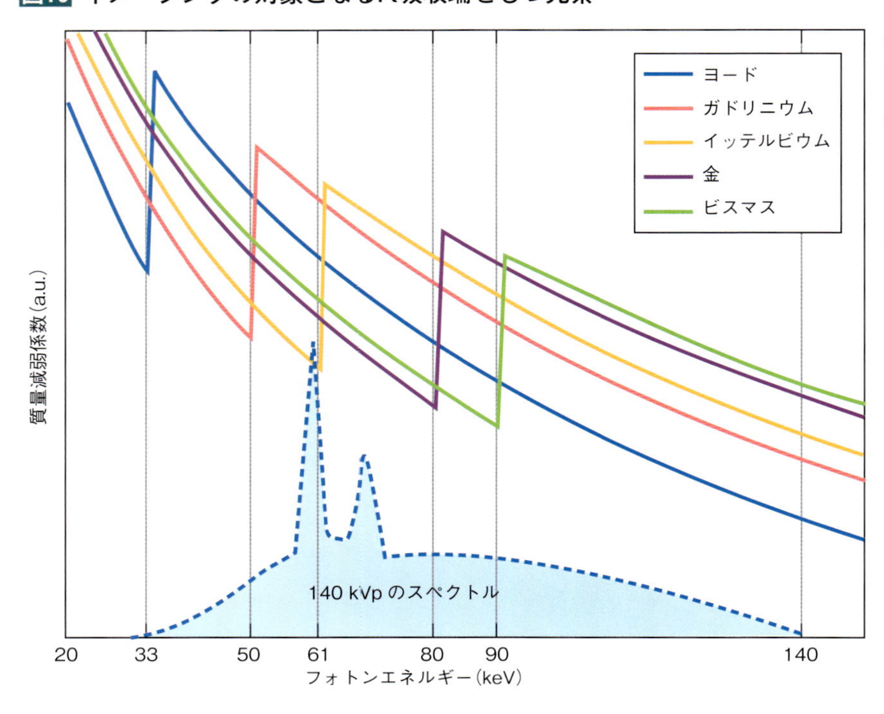

管電圧140kVpの実効的なエネルギー範囲は25～140keVまでである。この範囲にK吸収端をもつ元素のうち，現在までにイメージングの対象になっているのは，ヨード（I），ガドリニウム（Gd），イッテルビウム（Yb），金（Au），ビスマス（Bi）などである。

の係数として，光電吸収減弱係数 α_{ph}，コンプトン散乱減弱係数 α_{Co}，ヨードの線減弱係数 α_{I}，ガドリニウムの線減弱係数 α_{Gd}が定義されているため，4つのエネルギーの計測データによる4元連立方程式を解く必要がある。

図11に示したのは軟部組織等価物質を封入した直径200mmの円柱ファントムの画像である。左上にカルシウム，右上に希釈ヨード造影剤，左下に希釈ガドリニウム造影剤，そして右下に希釈ヨード造影剤と希釈ガドリニウム造影剤を混合したバイアルがそれぞれ挿入されている。研究用PCD-CTプロトタイプスキャナのエネルギー閾値を，20keV，35keV，50keV，65keVに設定し，管電圧140kVp，管電流100mAで撮影した計測データを，式(1)によってmaterial decomposition処理した。**図11a**は140kVpのオリジナル画像，**図11b**はヨード，**図11c**はガドリニウム，そして**図11d**は光電吸収(α_{ph})によるカルシウムマップである。PCD-CTにおいてもDECTと同様に，material decomposition後の各画像はそれぞれ画像ノイズが上昇する傾向がある。これらの画像が示すように，K吸収端イメージングは対象となる物質を選択的に抽出することができるため，トレーサーを用いた分子イメージングなどでもその可能性が研究されている[22,23]。

PCD-CTの臨床応用と展望

近年，NIHからシーメンスヘルスケアの研究用PCD-CTプロトタイプを動物，もしくはヒトに適用し，PCD-CTの性能と可能性について検証した結果が多数発表されている[12～14, 17～19, 22～25]。本項で述べたようなそれぞれの特長(空間分解能，低線量・低画像ノイズイメージング，マルチマテリアルイメージングなど)が検証されている。いずれもPCD-CTの将来性や可能性を示唆するような興味深い結果であり，今後どのような発展をみせるのか楽しみである。

また，これに先行する研究として紹介しておきたいのが，マイクロPCD-CTによる分子イメージングの研究である。これは核に金(Au^{79})やイッテルビウム(Yb^{70})などを配置したナノ粒子を使って，アテローム性の動脈硬化部位を検索するという試みである。このナノ粒子をCT撮影の24時間ほど前に静脈注射しマクロファージに捕食させておき，その後にヨード造影剤を併用したCT撮影を行う。ヨードのK吸収端によって血管系全体が描出されるが，加えて金，ないしイッテルビウムのK吸収端によってアテローム性プラークの集積箇所を描出することができると報告されている[20, 21]。

K吸収端によるマルチマテリアルイメージングは現行のEID搭載のDECTスキャナの守備範囲を超えていることから，PCD-CTにとって大きな可能性のある分野であることは疑うべくもない。また，電気ノイズの除去によって，低線量撮影でもノイズの汚染のない画像が得られることや，高い幾何学的線量利用効率を生かした高分解能撮影モードなど，PCD-CTには多くのアドバンテージが備わっている。しかしながら本文中に解説したように，解決しなければならない問題も少なくない。それらの問題解決には既存の技術を駆使するだけではなく，まったく新たな基礎技術の開発が必要とされている。一方，PCD-CTを受け入れる環境の整備も必要であろう。ナノ粒子とはいわずとも，例えば既存のヨード造影剤とガドリニウム造影剤を同時に使うような検査が，臨床的に「必要」とされ，かつ，医療経済・

図11 K吸収端イメージング例

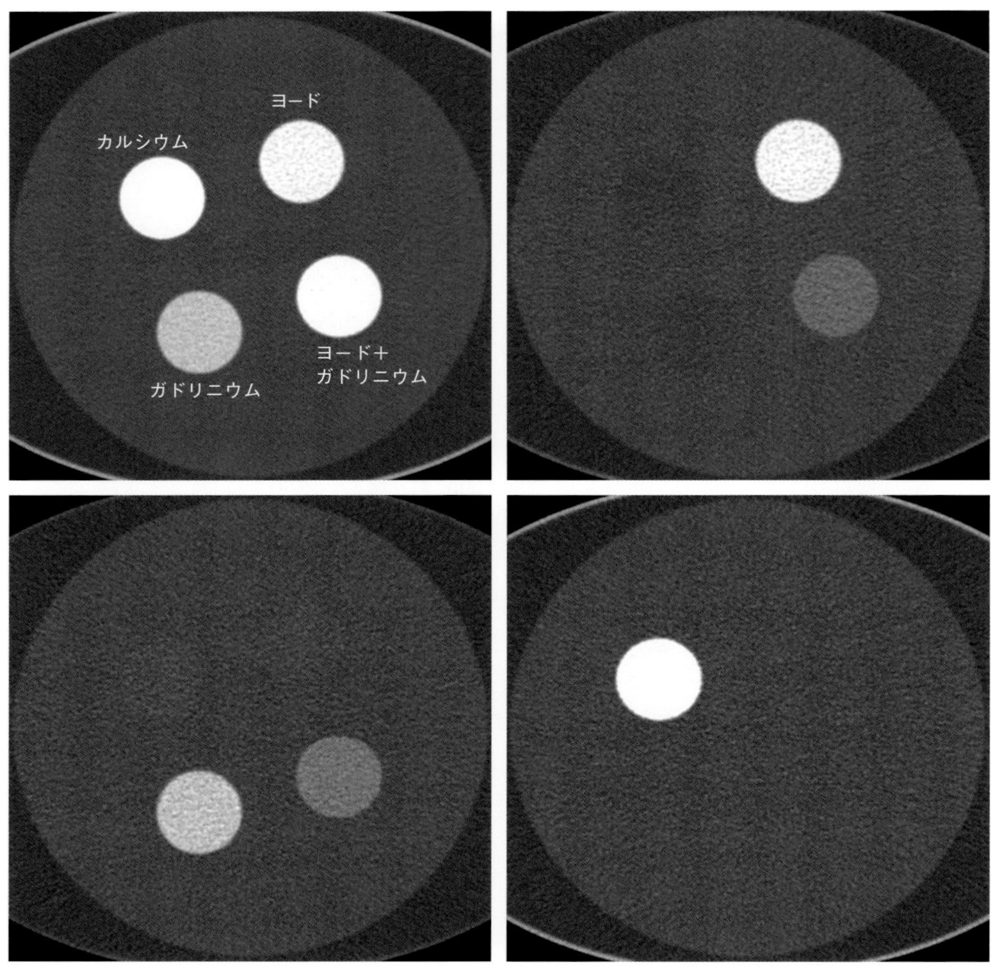

a｜b
c｜d

a：140kVpのCT画像，b：ヨードマップ，c：ガドリニウムマップ，d：カルシウム（光電吸収）マップ。
bとcはそれぞれヨードとガドリニウムのK吸収端画像である。

行政的にも「可能」となる土壌が整備されてこそ，PCD-CTの先進的な性能が十二分に発揮できるようになると考えるからである。

◇文献

1）Persson M, et al: Energy-resolved CT imaging with a photon-counting silicon-strip detector. Phys Med Biol, 59: 6709-6727, 2014.
2）Kappler S, et al: A research prototype system for quantum-counting clinical CT. Proceedings of SPIE Medical Imaging: 76221Z-Z-6, 2010.
3）Kappler S, et al: Quantum-counting CT in the regime of count-rate paralysis: introduction of the pile-up trigger method. Proceedings of SPIE Medical Imaging: 79610T-T-11, 2011.
4）Taguchi K, et al: Modeling the performance of a photon counting x-ray detector for CT: Energy response and pulse pileup effects. Med Phys, 38: 1089-1102, 2011.
5）Kappler S, et al: First results from a hybrid prototype CT scanner for exploring benefits of quantum-counting in clinical CT. Proceedings of SPIE Medical Imaging: 83130X-X-11, 2012.

6) Kappler S, et al: Multi-energy performance of a research prototype CT scanner with small-pixel counting detector. Proceedings of SPIE Medical Imaging: 86680O-O-8, 2013.
7) Gutjahr R, et al: Human Imaging With Photon Counting-Based Computed Tomography at Clinical Dose Levels: Contrast-to-Noise Ratio and Cadaver Studies. Invest Radiol, 51: 421-429, 2016.
8) Yu Z, et al: Evaluation of conventional imaging performance in a research whole-body CT system with a photon-counting detector array. Phys Med Biol, 61: 1572-1595, 2016.
9) Yu Z, et al: Noise performance of low-dose CT: comparison between an energy integrating detector and a photon counting detector using a whole-body research photon counting CT scanner. J Med Imaging (Bellingham), 3(4): 043503, 2016.
10) Yu Z, et al: How Low Can We Go in Radiation Dose for the Data-Completion Scan on a Research Whole-Body Photon-Counting Computed Tomography System. J Comput Assist Tomogr, 40: 663-670, 2016
11) Li Z, et al: Estimation of signal and noise for a whole-body research photon-counting CT system. J Med Imaging (Bellingham), 4(2): 023505, 2017.
12) Pourmorteza A, et al: Dose Efficiency of Quarter-Millimeter Photon-Counting Computed Tomography: First-in-Human Results. Invest Radiol, 53: 365-372, 2018.
13) Symons R, et al: Low-dose lung cancer screening with photon-counting CT: a feasibility study. Phys Med Biol, 62: 202-213, 2017.
14) Symons R, et al: Feasibility of Dose-reduced Chest CT with Photon-counting Detectors: Initial Results in Humans. Radiology, 285: 980-989, 2017.
15) Zhou W, et al: Comparison of a Photon-Counting-Detector CT with an Energy-Integrating-Detector CT for Temporal Bone Imaging: A Cadaveric Study. AJNR Am J Neuroradiol, 39: 1733-1738, 2018.
16) Roessl E, et al: K-edge imaging in x-ray computed tomography using multi-bin photon counting detectors. Phys Med Biol, 52: 4679-4696, 2007.
17) Symons R, et al: Dual-contrast agent photon-counting computed tomography of the heart: initial experience. Int J Cardiovasc Imaging, 33: 1253-1261, 2017.
18) Symons R, et al: Photon-counting CT for simultaneous imaging of multiple contrast agents in the abdomen: An in vivo study. Med Phys, 44: 5120-5127, 2017.
19) Harrison AP, et al: A multichannel block-matching denoising algorithm for spectral photon-counting CT images. Med Phys, 44: 2447-2452, 2017.
20) Cormode DP, et al: Atherosclerotic plaque composition: analysis with multicolor CT and targeted gold nanoparticles. Radiology, 256: 774-782, 2010.
21) Pan D, et al: An early investigation of ytterbium nanocolloids for selective and quantitative "multicolor" spectral CT imaging. ACS Nano, 6: 3364-3370, 2012.
22) Pourmorteza A, et al: Abdominal Imaging with Contrast-enhanced Photon-counting CT: First Human Experience. Radiology, 279: 239-245, 2016.
23) Symons R, et al: Coronary CT Angiography: Variability of CT Scanners and Readers in Measurement of Plaque Volume. Radiology, 281: 737-748, 2016.
24) Pourmorteza A, et al: Photon-Counting CT of the Brain: In Vivo Human Results and Image-Quality Assessment. AJNR Am J Neuroradiol, 38: 2257-2263, 2017.
25) Symons R, et al: Photon-Counting Computed Tomography for Vascular Imaging of the Head and Neck: First In Vivo Human Results. Invest Radiol, 53: 135-142, 2018.

臨　床　編

1. 頭部
2. 胸部
   心臓
   肺血流・肺塞栓
   大動脈
3. 腹部
   肝臓：肝腫瘍
   肝臓：脂肪定量
   膵臓：膵腫瘍
   胆嚢・胆管系・胆石
   消化管
   尿路：腎腫瘍
   尿路：CT urography・尿路結石
   副腎
4. 骨・関節

急性期脳梗塞治療における画像診断

野口　京

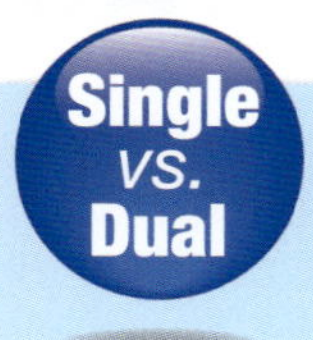

Single-energy CT

- 出血，急性塞栓子および早期虚血変化を診断できる。

Dual-energy CT

- 出血，急性塞栓子および早期虚血変化の診断精度を向上させることができる。
- 出血とヨード造影剤を区別できる。

急性期脳梗塞の治療前後における画像評価

急性期脳梗塞治療は時間との闘いであり，治療開始が早いほど予後が良好であり，“time is brain”とよばれている。それゆえ，必要最小限の画像情報を最短で得ることができる画像診断プロトコルを用いて治療を開始することが重要である。

現在，急性期の脳梗塞治療には大きく2つの治療法が行われている[1,2]。1つは，発症から4.5時間以内にて施行される遺伝子組換え組織型プラスミノーゲン・アクティベータ(rt-PA)静注療法であり，もう1つは，カテーテルを用いた血栓回収療法である。血栓回収療法は，rt-PA静注療法の治療効果が不良症例にて発症8時間以内にて施行されているが，最近，神経徴候と虚血体積のミスマッチが大きい症例であれば発症6時間以降24時間以内でも有効であると報告され[3]，今後，血栓回収療法の適応範囲が拡大すると考えられる。

rt-PA静注療法を施行する際に必要な画像診断項目としては，出血の除外と早期虚血変化の範囲を評価することである。臨床的に最も遭遇する機会が多い中大脳動脈閉塞の場合には，早期虚血変化が中大脳動脈支配領域の1/3以内であることが必要であり，1/3以上であると有効性は乏しく，致命的な脳出血をきたすリスクが高いと報告されている。最近では，中大脳動脈支配領域の早期虚血変化をスコアにて評価するASPECTS(Alberta stroke program early CT score)とよばれている方法が使用されており，10点満点中，7あるいは6点以上にて治療適応とする施設が多い。早期虚血変化を正確に評価することが重要である。

血栓回収療法を施行する際に必要な画像診断項目としては，出血の除外と内頸動脈終末部あるいは中大脳動脈水平部における閉塞を診断することである。非造影CTにて出血を除外して，CT angiographyにて血管閉塞を診断するという方法が一般的であるが，非造影CTとMRI・MR angiographyにてこれらの評価を行う場合もある。MRIを使用する場合，造影剤を使用せずに，拡散強調像にて虚血領域を診断でき，MR angiographyにて血管閉塞を診断できるメリットがあるものの，複数のモダリティにて検査を行う場合は治療開始までに時間が経過してしまう可能性ある。また，MRI検査は体内金属や従来型の心臓ペースメーカ装着にて検査の適応がない場合，あるいは施設によってはMRI検査の時間外緊急対応が困難である場合がある。非造影CTにて早期虚血変化を評価することは血栓回収術前の必須項目ではないものの，虚血の重症度および治療効果（予後）を推測するうえで重要である。

発症から長時間以上が経過した症例にて血栓回収療法を施行する際には，側副血行路の発達の程度を評価することが重要であり，CT perfusionあるいはmulti-phase CT angiographyにて評価することができる。非造影CTにて急性塞栓子（血管閉塞）の部位診断と早期虚血変化の範囲を総合的に評価することで，間接的に側副血行路の発達の程度をある程度推測することは可能である。

血栓回収療法後においては，出血の有無および出血と漏出したヨード造影剤との鑑別，および治療後の最終的な脳梗塞の範囲を正確に評価することが重要である。

Single-energy CTでできること

頭部領域ではMRIの有用性が非常に高いため，非造影CTの適応は限られている。頭部領域で非造影CTが適応となるのは，くも膜下出血，脳出血あるいは慢性硬膜下血腫が疑われる場合，頭部外傷，急性期脳梗塞，頭蓋底病変あるいは脳腫瘍にて骨変化や石灰化を評価する場合である。急性期脳梗塞の治療前には，非造影CTにて出血を除外して，早期虚血変化の範囲を評価する。

Dual-energy CTでできること

Dual-energy CT（DECT）は異なる管電圧で撮影した２種類のCTデータから標準的なエネルギー相当のCT画像が作成される（**図1**）[4～8]。それゆえ，Single-energy CT（SECT）にてできることは，DECTでも可能である。撮影した2種類のCTのうち低エネルギー画像は，ヨード造影剤とのコントラストが優れており[6～9]，高エネルギー画像は病変コントラストが良好であり，脳梗塞，出血性病変，動脈あるいは静脈の急性塞栓子の検出に有用である（**図2**）[9]。

また，高低2種類のエネルギーのCTデータをmaterial decompositionとよばれる画像解析アルゴリズムを使用することで，さまざまな画像を作成することができ，SECTでは区別できなかった物質の弁別やその定量化が可能である[6～9]。頭部領域にて臨床的に使用されているDECTアプリケーションは，自動的骨除去（automated bone removal），仮想単色X線画像および仮想非造影（virtual non-contrast）CT画像がある。最近，開発されたX-map（virtual gray-matter map）[10]は，アプリケーション化される予定である。

図1 頭部非造影DECT

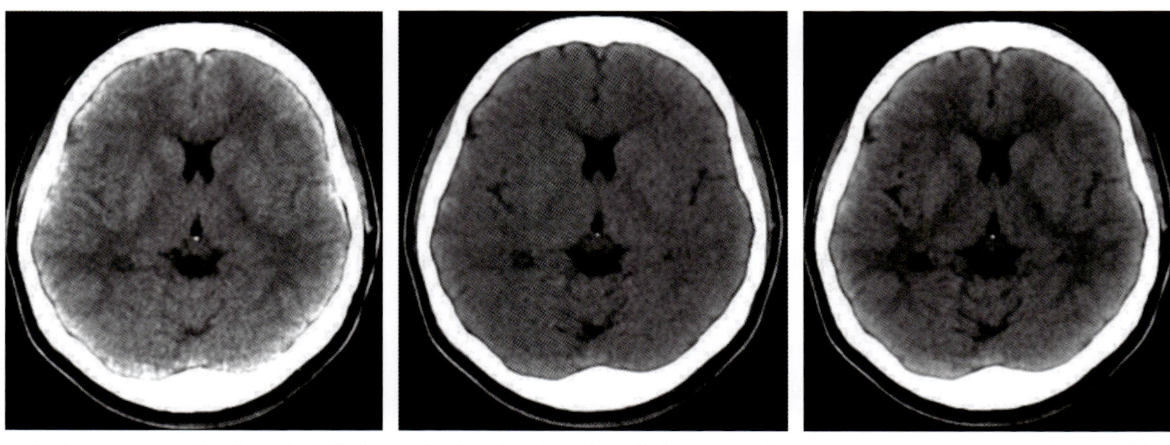

a｜b｜c　a：低エネルギー画像(80kVp)，b：高エネルギー画像(Sn150kVp)，c：simulated standard CT(120kVp)*。a，bのCTデータから，cが自動的に作成される。

＊：simulated standard CT
収集したhigh-kVpとlow-kVpのそれぞれの画像を重み付け線形加算して作成した120kVp相当のコントラストの画像のこと。mixed画像ともよぶ。

図2 脳深部静脈血栓症

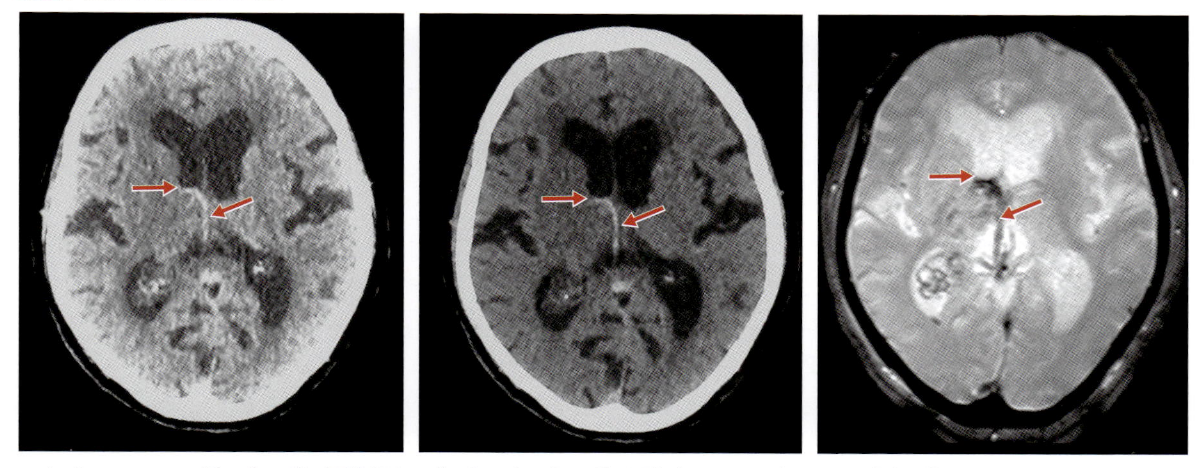

a｜b｜c　a：低エネルギー画像(80kVp)，b：高エネルギー画像(Sn150kVp)，c：T2*強調像。
右内大脳静脈が，aとbにて高吸収，cでは明瞭な低信号を呈しており，急性期静脈血栓症が示唆される。静脈血栓はaよりもbにてより明瞭に描出されている。

自動的骨除去

2-material decompositionにて自動的に骨除去が可能である[6～9]。Dual-energyによるCT angiographyにて自動的骨除去を使用することで，画像処理者の技量に依存することなく，良質なCT angiographyを作成することができる(**図3**)[11]。しかしながら，この自動的骨除去では，石灰化を伴う狭窄部が過大評価される場合があると報告されている[11]。

図3 DECT angiography

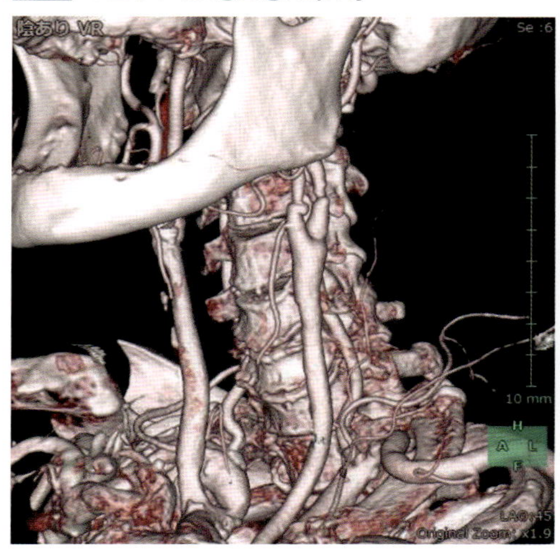

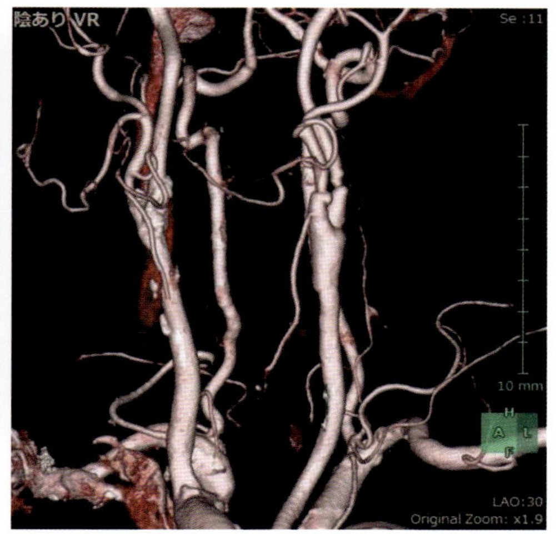

a | b　a：骨付きのCT angiography，b：骨抜きのCT angiography。
画像処理者の技量に依存することなく，aからワンクリックにて自動的にbが作成できる。

一方，Single-energyによる手作業による骨抜きでは，画像処理に多くの時間がかかり，その画質は画像処理者の技量に依存する。また，2回の撮像によるサブトラクション法では，撮像時相の違いによるミスレジストレーションによる影響を受けることになる。また，頭部非造影CTにて自動的骨除去を行うことで，高吸収を呈する頭蓋内病変の検出が容易となる[12)]。

頭部領域にて最も強い高吸収を呈しているのは頭蓋骨であり，その頭蓋骨を除去することで，高吸収を呈する急性期出血，急性静脈血栓，急性動脈塞栓などの視認性が向上する[9,12)]。特に頭蓋骨に接している硬膜下血腫，硬膜外血腫などの外傷性出血性病変や皮質静脈血栓を良好に検出することができる（**図4**）[9,12)]。頭部外傷の際には，DECTにて撮像して，通常のCTと骨条件CTに加えて骨除去画像の3種類の画像を頭部外傷セットとすることが推奨される（**図5**）[9,11)]。

仮想単色X線画像

DECTでは高低2種類のX線エネルギーのデータセットを用いて，仮想単色X線画像を自在に作成できる[6〜9)]。仮想単色X線画像の低エネルギー画像は，ヨード造影剤とのコントラストが優れており，造影剤の使用量を減らすことが可能である[6〜9)]。

一方，高エネルギー画像は，ビームハードニング アーチファクトおよびコイル，クリップあるいはインプラントからの金属アーチファクトを大幅に抑制することができる[6〜9,13,14)]。急性期脳梗塞，出血，動脈あるいは静脈の急性塞栓子などの病変コントラストは，高エネルギー画像のほうが良好となる（**図6〜8**）[9)]。

図4 くも膜下出血と硬膜下血腫

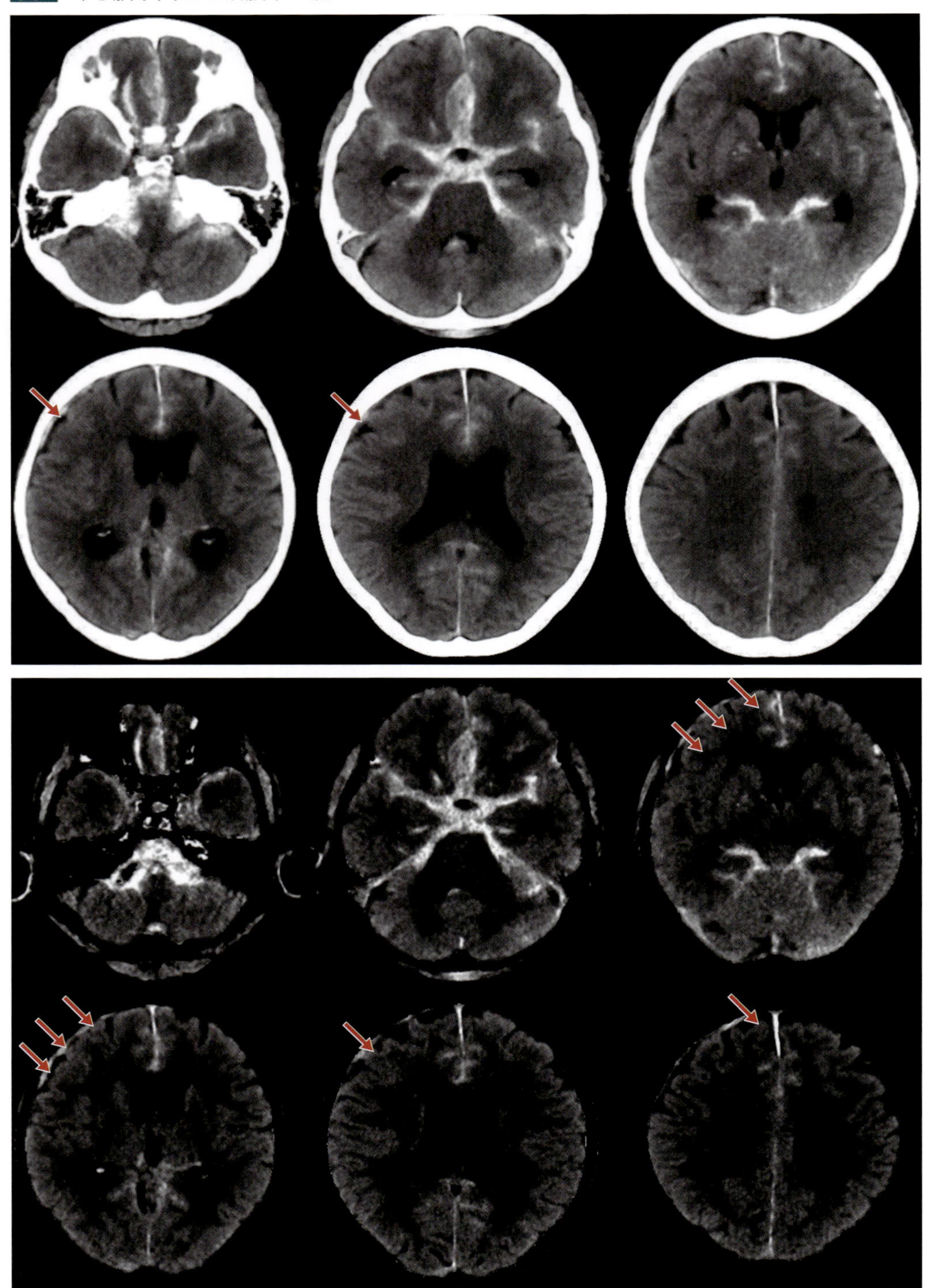

a/b

a：simulated standard CT。
前交通動脈破裂によるくも膜下出血が明瞭に示されているが，発症時の転倒による硬膜下血腫（↑）を指摘することは難しい。
b：骨抜き画像。
頭蓋骨に接している硬膜下血腫（↑）が明瞭に描出されている。

図5 頭部外傷

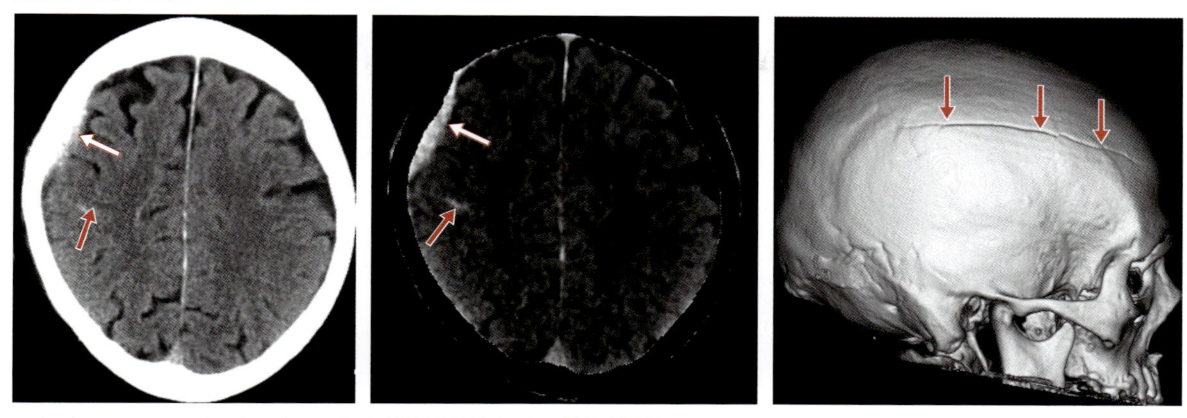

a｜b｜c　a：simulated standard CT(120kVp)，b：骨抜き画像，c：bone scale VR CT。
右硬膜外血腫(⇧)と少量のくも膜下出血(↑)が認められる。cにて骨折が明瞭に示されている。頭部外傷の際には，通常のCTと骨条件像に加えて，骨抜き画像を加えた3つのCT画像をルーチンとして診断することが有用である。

図6 前交通動脈瘤破裂による少量のくも膜下出血

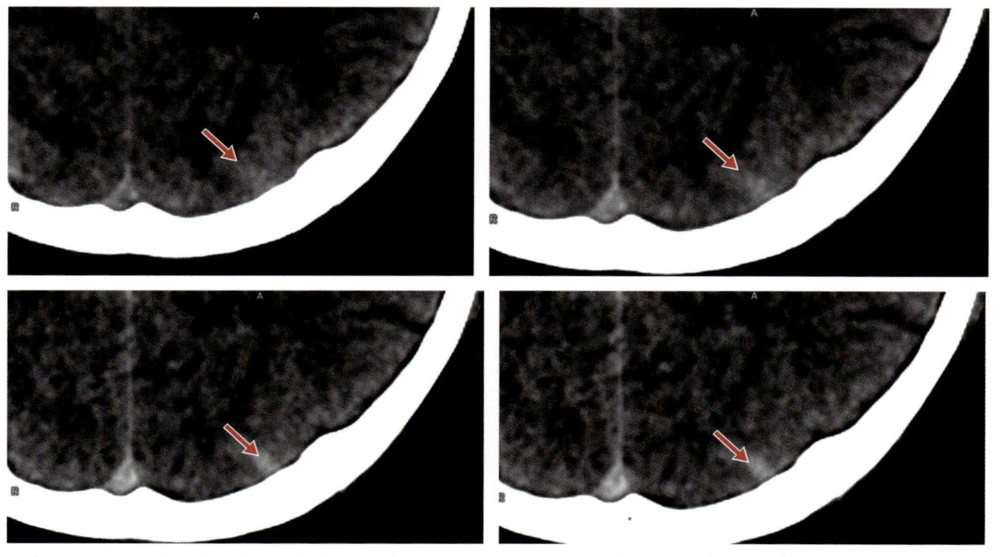

a｜b / c｜d　a：低エネルギー画像(40keV)，b：同(70keV)，c：高エネルギー画像(110keV)，d：同(150keV)。
仮想単色X線画像の低エネルギー画像(a，b)よりも，高エネルギー画像(c，d)のほうが，脳溝内の少量のくも膜下出血(↑)のコントラストが良好である。

図7 急性期脳梗塞（発症6時間）

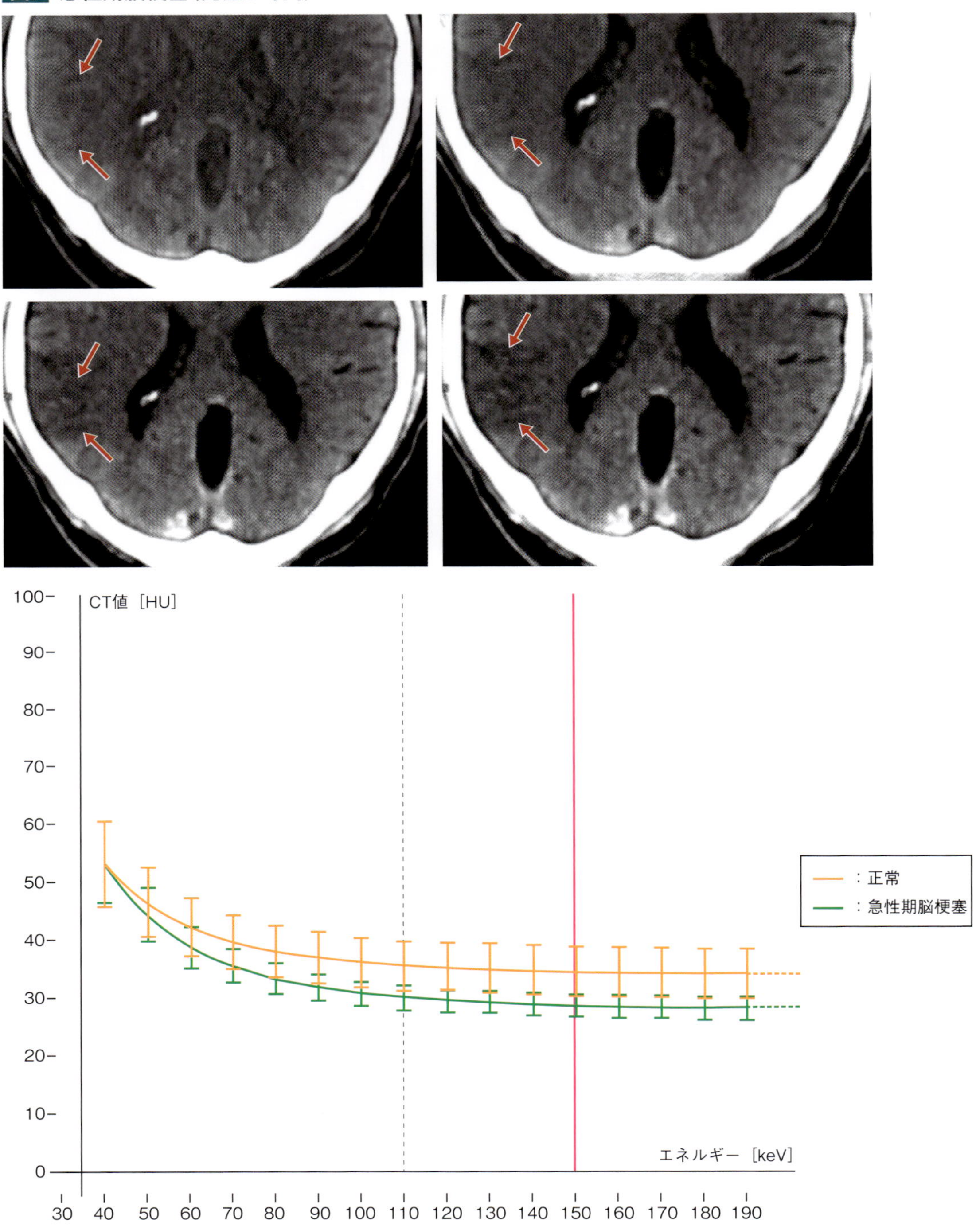

a	b
c	d
e	

a：低エネルギー画像(40keV)，b：同(70keV)，c：高エネルギー画像(110keV)，d：同(150keV)。
仮想単色X線画像の低エネルギー画像(a，b)よりも，高エネルギー画像(c，d)のほうが，急性期脳梗塞(↑)のコントラストが良好である。
e：スペクトラル解析。
低エネルギーレベルよりも高エネルギーレベルでの病変コントラストが良好であることが示されている。

図8 脳浮腫のコンピュータシミュレーション

コンピュータシミュレーションにて，おおよそ150keV以上の高エネルギーレベルにて脳浮腫のコントラストが良好であることが示されている。

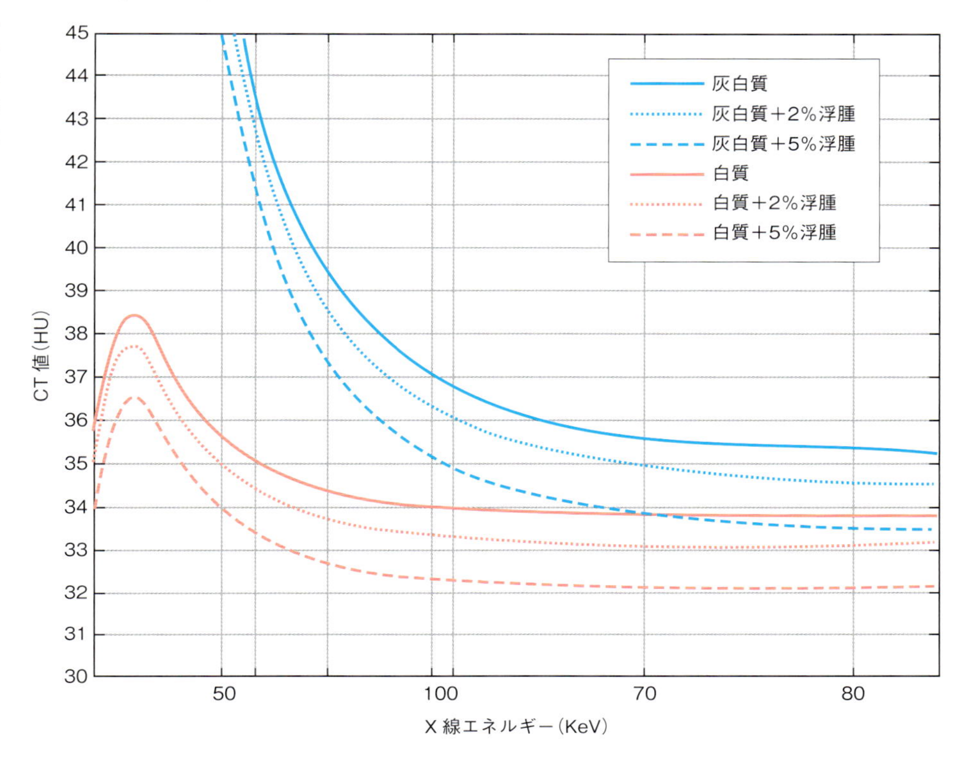

X-map(virtual gray-matter map)

最近，“X-map”と名付けられた新しい頭部画像解析アルゴリズムが，急性期脳梗塞の評価に有用であると報告されている(**図9**)[10]。X-mapとは，仮想非造影画像の作成にて使用されている3-material decompositionを応用した仮想灰白質画像(virtual gray-matter map)である。3-material decompositionによる仮想非造影画像の作成には，ヨードの傾きに合わせて，造影後のCTデータを仮想の基準線(非造影画像にてすべてのCT値がプロットされると考えられる脂肪と軟部組織を結ぶ線)へ投影することで，ヨード成分が差分され，仮想の非造影CT画像が作成される。X-mapでは，骨を除去した頭蓋内構成物質が「水」と「灰白質」と「白質」にて構成され，「灰白質」と「白質」の吸収値の違いが主として脂質成分の差であると仮定している。3-material decompositionにて仮想灰白質画像(X-map)を作成するためには，白質を灰白質化する必要がある。そのために脂質の傾きに合わせて，脳実質のCTデータを仮想の基準線(仮想灰白質画像にてすべてのCT値がプロットされると考えられる水と灰白質を結ぶ線)へ投影することで，白質の脂質成分が差分され，仮想灰白質画像(X-map)が作成される。この仮想灰白質画像(X-map)におけるコントラストは，灰白質と水分量の割合のみで決まることになるため，浮腫を明瞭に検出できる。脳梗塞(浮腫)にて水分含有量が多いボクセルは，X-mapにて低い値として描出される(**図9**)。X-mapは急性期脳梗塞などの脳浮腫を診断する画像として使用できる。特に，早期虚血性変化の診断に際して，その検出をサポートする画像として使用できる可能性がある(**図10～12**)。

図9 X-mapアルゴリズム

3-material decompositionを用いて灰白質と白質の脂質成分差を抑制して，水と灰白質と結ぶ基準線へ投影している。仮想灰白質画像であるX-map上のコントラストは，脳実質と水分量の割合で決定されることになる。

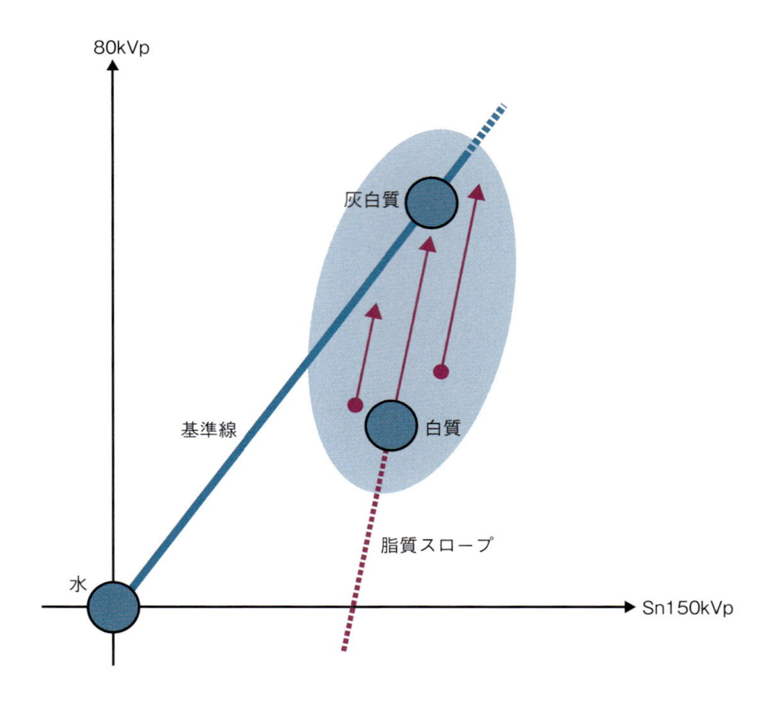

図10 急性期脳梗塞（発症2時間）

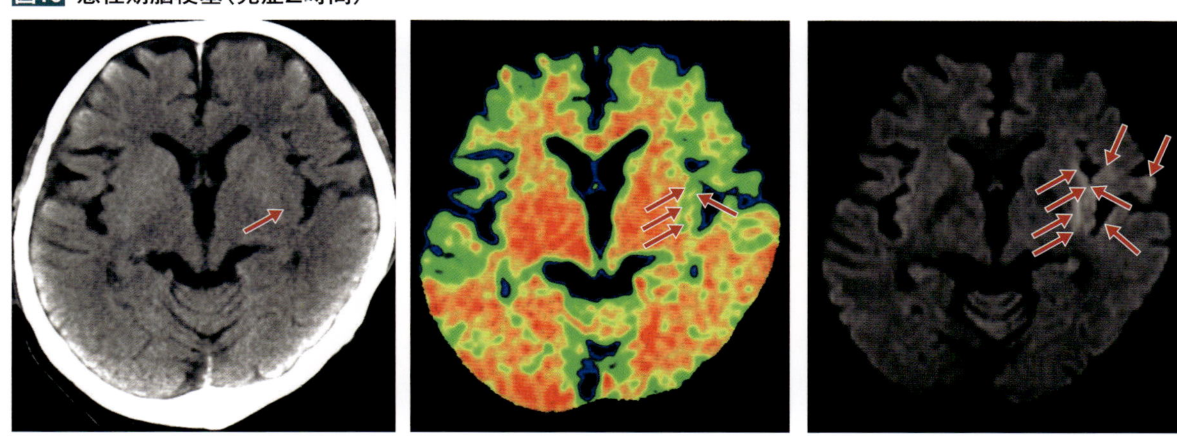

a｜b｜c

a：発症2時間後のsimulated standard CT（120kVp）。
左被殻後部外側縁（↑）の吸収値がわずかに低下している。
b：X-map。
左被殻外側縁および島皮質（↑）にわずかな低下が示唆される（↑）。
c：発症から2.5時間後に撮像された拡散強調像
左被殻外側縁，島皮質および弁蓋部皮質（↑）に淡い高信号が認められる。

図11 急性期脳梗塞（発症2.5時間）

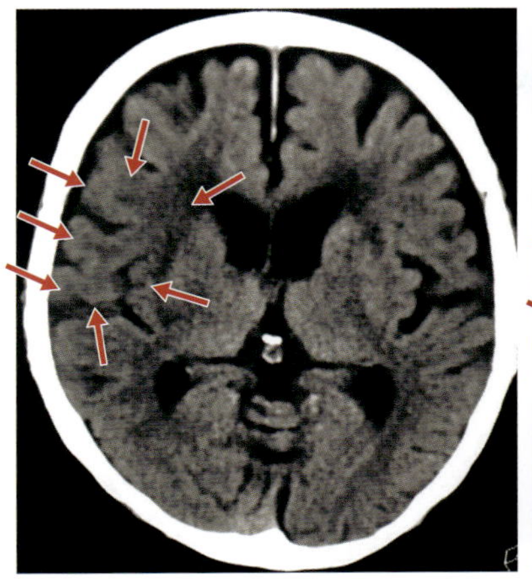
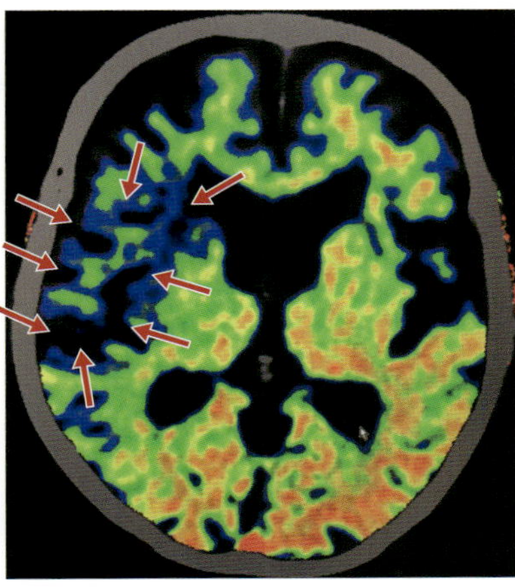
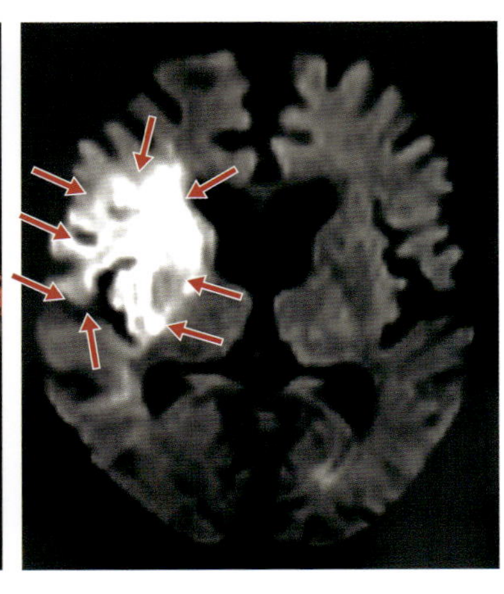

a | b | c

a：発症2.5時間後のsimulated standard CT（120kVp）。
右島皮質から前頭頭頂弁蓋部皮質（↑）の吸収値がわずかに低下している。
b：X-mapとCTの重ね合わせ画像（50/50%）。
右島皮質から線条体外側部および前頭頭頂弁蓋部皮質（↑）に明瞭な低下が示唆される。
c：発症から3時間後に撮像された拡散強調像。
右島皮質から線条体全体および前頭頭頂弁蓋部皮質（↑）に明瞭な高信号が認められる。

X-mapの最初の報告後，複数のX-map類似の画像にて，急性期脳梗塞の検出に関して非常に良好な結果が報告されている[15,16)]。

Mohammedらが報告したbrain edema mapは，X-mapとは基準線の角度がわずかに異なっているものの，スロープは同じものであり，急性期脳梗塞の検出に関して，brain edema mapと標準的なCTと比較して，感度，特異度がそれぞれ13%，27%上昇したと報告している[15)]。

また，Gramsらが報告したedema mapは，X-mapと基準線が同じであるが，スロープを1.3としている。X-mapではスロープを2.1とすることで仮想灰白質画像を作成しているが，Gramsらのedema mapでは，スロープを1.3とする理論的根拠はなく，病変部位が最も低下する値を採用している（**図12**）[16)]。急性期脳梗塞の検出に関して，edema mapと標準的なCTと比較して，感度，特異度がそれぞれ51%，14%上昇したと報告している[16)]。

X-mapには，大きな問題点が少なくとも2つある[9)]。最も大きな問題点は，ビームハードニング アーチファクトなどによるノイズである。CTはノイズとの闘いであり，ノイズの影響で偽陽性や偽陰性が出現する可能性がある。もう1つはX-mapの基準線に使用している灰白質の吸収値は，平均値として固定値を使用している。実際には，灰白質の値は，脳内の部位による違いあるいは被検者間の違いがあり，ある程度のばらつきがあり一定ではなく，灰白質の値を固定して処理することは，偽陽性や偽陰性の原因となる可能性がある。

これらの問題点にある程度対処した新しいX-map（X-map 2.0）が開発されており[17)]，近い将来，X-map 3.0がアプリケーション化される予定である。

現時点ではX-mapはサポート画像としての使用のみに限定されるべきである。しかしながら，SECTでは判明していなかったわずかな吸収値変化を強調して検出することができ

図12 スローブの違いによるコントラスト変化

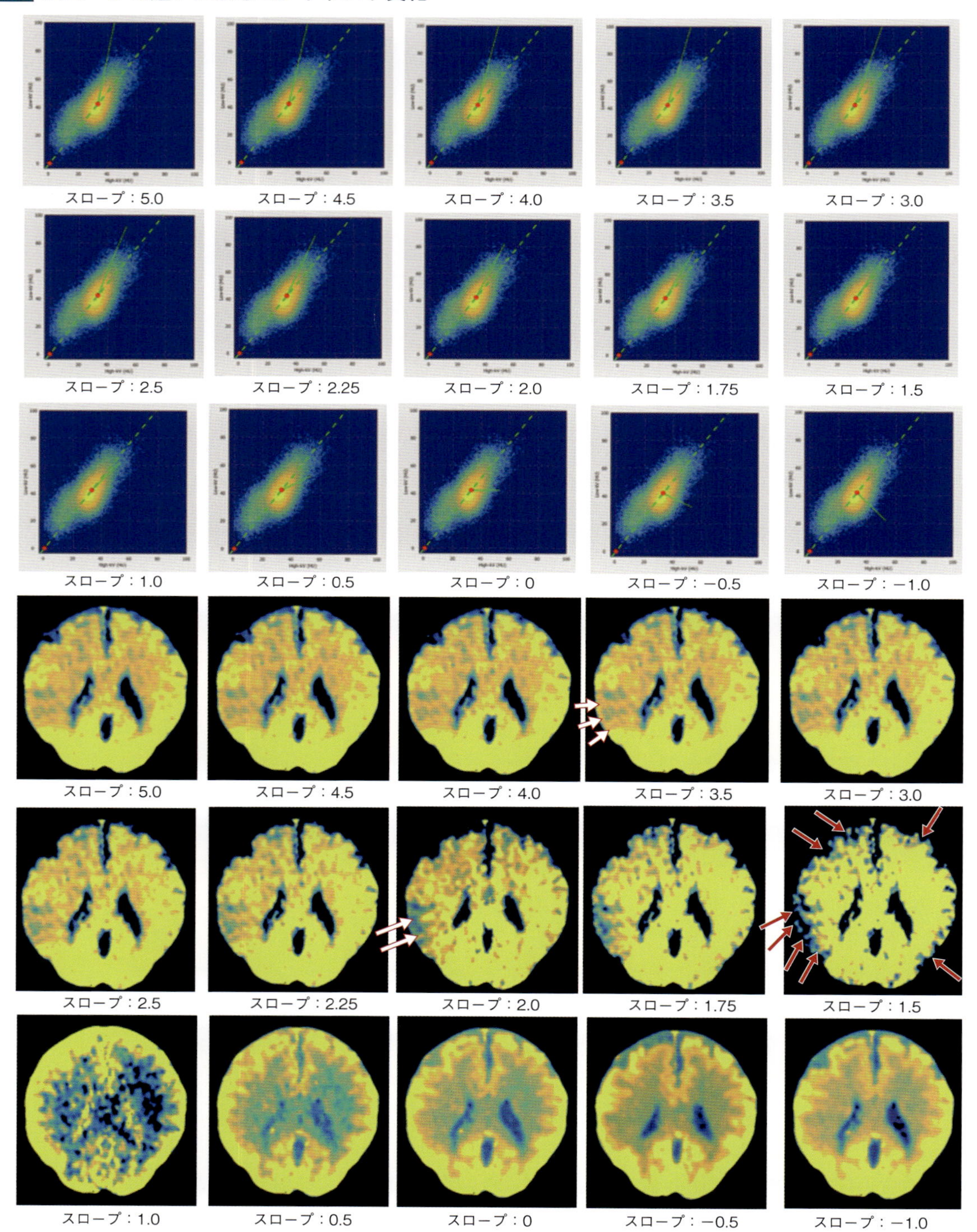

a/b

a，b：X-mapの基準線（水と灰白質を結ぶ線）にて，クラスター分布図（a）にて示されているようにスロープを変化させたときのX-map上のコントラスト変化（b）が示されている。X-mapではスロープ2.1として灰白質と白質とのコントラストを抑制することで脳梗塞（浮腫）（⇧）のコントラストが強調されている。スロープ1.5（Gramsらのedema mapは1.3）では，病変自体は最も低く見えるものの，全体的に画質の低下（↑）が目立つ。80kVpとSn150kVpにおける仮想非造影画像のスロープは3.5であるが，スロープ3.5における病変部（⇧）はスロープ2.1のX-map（⇧）よりも明瞭ではない。

る画像解析アルゴリズムであり，ノイズがコントロールできれば，従来のCTでは異常を検出できていない病態の解明，あるいはCTによる機能画像などへの応用を含めて，大きな可能性を秘めていると思われる。

仮想非造影CT画像

造影CTから仮想非造影CT画像が作成できる。造影後に非造影CTがほしくなった場合，非造影CTを作成することができる[6〜9)]。

最近，急性期脳梗塞に対して血栓回収術が施行される機会が増加しており，その治療直後の評価には，出血の評価のため非造影CTを撮像することが多い。その際のCTにて脳実質やくも膜下腔に高吸収を認めた場合には，SECTでは治療時のカテーテル操作で使用したヨード造影剤の漏出あるいは出血かの判定が困難である。DECTであれば，仮想非造影CT画像およびヨード画像にて造影剤と出血を簡単に区別することができる（**図13**）[18〜22)]。

図13 左中大脳動脈閉塞に対する血栓回収術後

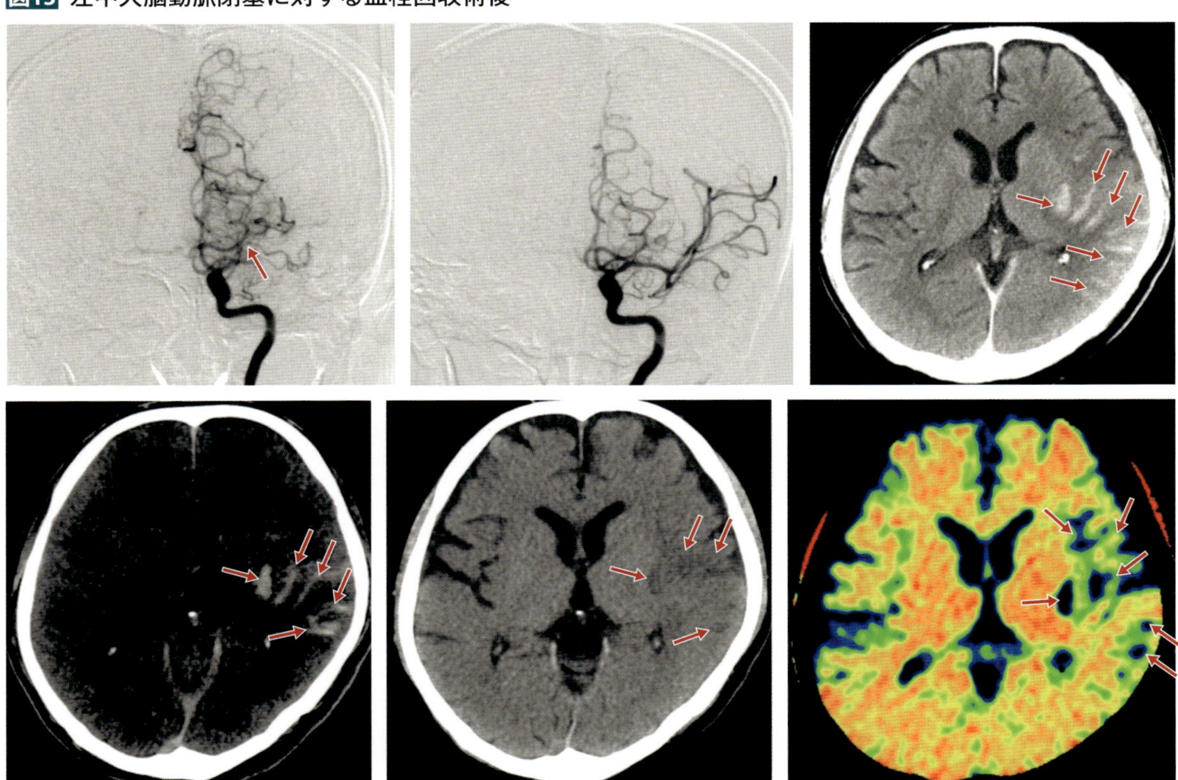

a	b	c
d	e	f

a：DSA（治療前），b：同（治療後）。
左中大脳動脈水平部閉塞（a）に対して，血栓回収術が施行され左中大脳動脈水平部が再開通（b）している。
c：血栓回収術後のsimulated standard CT。
左被殻後部および側頭葉脳溝に明瞭な高吸収（↑）があり，出血あるいは漏出したヨード造影剤が示唆される。
d：ヨード画像，e：仮想非造影CT画像。
ヨード画像（d）にて高吸収（↑），仮想非造影CT画像（e）にて高吸収所見が消失しており，ヨード造影剤の漏出であると診断できる。simulated standard CT（c）では治療後の脳梗塞の範囲を評価することが困難であるが，仮想非造影CT画像（e）にて治療後の脳梗塞を示唆する淡い低吸収（↑）が認められる。
f：X-map。
しかしながら，X-mapのほうが脳梗塞（↑）をより明瞭に描出できている。

血栓回収術後の出血の有無を確認することは，その後の抗凝固薬の使用に重要な情報であり，臨床的意義は非常に大きい。さらに，仮想非造影CT画像は，出血とヨード造影剤の鑑別のみならず，血栓回収術後の最終的な脳梗塞の評価にも有用であると報告されている（**図13**）[23,24]。仮想非造影CT画像は，脳梗塞病変部のヨード造影剤の漏出による吸収値の上昇を取り除くことができ，X-mapと同様に灰白質と白質のコントラストが減少するものの，浮腫のコントラストは維持されるため，結果として脳実質と浮腫のコントラストが増強すると考えられる[23,24]。われわれの経験では，仮想非造影CT画像よりもX-mapのほうが治療後の脳梗塞の範囲をより明瞭に描出できている（**図12，13**）。

◇ 文 献

1）Powers WJ, et al: 2018 guidelines for the early management of patients with acute ischemic stroke: a guideline for healthcare professionals from the American Heart Association/American Stroke Association. Stroke, 49: e46-e110, 2018.
2）Menon BK, et al: Role of imaging in current acute ischemic stroke workflow for endovascular therapy. Stroke, 46: 1453-1461, 2015.
3）Nogueira RG, et al: Thrombectomy 6 to 24 hours after stroke with a mismatch between deficit and infarct. Engl J Med, 378: 11-21, 2018.
4）Brooks RA: A quantitative theory of the Hounsfield unit and its application to dual energy scanning. J Comput Assist Tomogr, 1: 487-493, 1977.
5）Flohr TG, et al: First performance evaluation of a dual-source CT（DSCT）system. Eur Radiol, 16: 256-268, 2006.
6）Johnson TR: Dual-energy CT. General principles. AJR Am J Roentgenol. 199: S3-S8, 2012.
7）McCollough CH, et al: Dual-and multi-energy CT: principles, technical approaches, and clinical applications. Radiology, 276: 637-653, 2015.
8）Postma AA, et al: Dual energy CT: what the neuroradiologist should know. Curr Radiol Rep, 3: 16, 2015.
9）Naruto N, et al: Dual-energy computed tomography for the head. Jpn J Radiol, 36: 69-80, 2018.
10）Noguchi K, et al: A novel imaging technique（X-map）to identify acute ischemic lesions using noncontrast dual-energy computed tomography. J Stroke Cerebrovasc Dis, 26: 34-41, 2017.
11）Watanabe Y, et al: Dual-energy direct bone removal CT angiography for evaluation of intracranial aneurysm or stenosis: comparison with conventional digital subtraction angiography. Eur Radiol, 19: 1019-1024, 2009.
12）Naruto N, et al: Dual-energy bone removal computed tomography（BRCT）: preliminary report of efficacy of acute intracranial hemorrhage detection. Emerg Radiol, 25: 29-33, 2018.
13）Bamberg F, et al: Metal artifact reduction by dual energy computed tomography using monoenergetic extrapolation. Eur Radiol, 21: 1424-1429. 2011.
14）Yu L, et al: Dual energy CT-based monochoromatic imaging. AJR Am J Roentgenol, 199: S9-S15, 2012.
15）Mohammed MF, et al:Unenhanced dual-energy computed tomography: Visualization of brain edema. Invest Radiol, 53: 63-69, 2018.
16）Grams AE, et al: Improved visualization of early cerebral infarctions after endovascular stroke therapy using dual-energy computed tomography oedema maps. Eur Radiol, 28: 4534-4541, 2018.
17）Taguchi K, et al: "X-map 2.0" for edema signal enhancement for acute ischemic stroke using non-contrast-enhanced dual-energy computed tomography. Invest Radiol, 53: 432-439, 2018.
18）Johnson TR, et al: Material differentiation by dual energy CT: initial experience. Eur Radiol, 17: 1510-1517, 2007.
19）Gupta R, et al: Evaluation of dual-energy CT for differentiating intracerebral hemorrhage from iodinated contrast material staining. Radiology, 257: 205-211, 2010.
20）Furlan A, et al: Intra-arterial prourokinase for acute aschemic stroke: PROACT Ⅱ study: a randomized controlled trial. JAMA, 282: 2003-2011, 1999.
21）Yoon W, et al: Contrast enhancement and contrast extravasation on computed tomography after intra-arterial thrombolysis in patients with acute ischemic stroke. Stroke, 35: 876-881, 2004.
22）Phan CM, et al: Differentiation of hemorrhage from iodinated contrast in different intracranial compartments using dual-energy head CT. AJNR Am J Neuroradiol, 33: 1088-1094, 2012.
23）Gariani J, et al: Diagnosis of acute ischemiusing dual energy CT after mechanical thrombectomy. J Neurointery Surg, 8: 996-1000, 2016.
24）Riederer I, et al: Acute infarction after mechanical thrombectomy is better delineable in virtual non-contrast compared to conventional images using a dual-layer spectral CT. Sci Rep, 19: 9329, 2018.

1）心臓
－冠動脈CT・心筋perfusion・遅延造影－

太田靖利

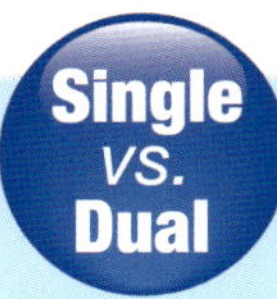

Single-energy CT
- 冠動脈石灰化のスコアリング，冠動脈狭窄，プラークを評価できる。

Dual-energy CT
- 冠動脈石灰化を抑制した画像で狭窄を評価できる。
- 心筋perfusionにおいてビームハードニングによる偽陰性を改善できる。
- 心筋遅延造影におけるコントラストが向上する。
- サブトラクションなしで細胞外液分画定量化ができる。

①冠動脈CT

臨床的背景

冠動脈プラークの破綻によって急性冠症候群（acute coronary syndrome：ACS）が生じ，また，冠動脈狭窄の進行により狭心症が生じる。この際のプラークや狭窄形態評価は，治療方針決定に重要な役割を果たす。冠動脈CTによる形態評価では，狭窄に対する良好な陰性適中率により，低～中等度リスク患者における冠動脈狭窄除外診断に有用とされている。しかし，空間分解能不足などに起因する偽陽性が課題であり，特に石灰化の程度によっては内腔の評価が困難となる。

冠動脈CTではプラーク評価が低侵襲に施行できる点がカテーテル血管造影にない特徴であり，ハイリスクプラークを形態およびCT値によって診断可能である。

Single-energy CTでできること

石灰化スコア算出

冠動脈石灰化は，動脈硬化の重症度と相関するとされ，CTでは冠動脈壁に沿った高吸収域として観察される。この定量評価として石灰化スコアがあり，Agatstonスコアが一般的に用いられているが，これは電子ビームCTでの報告が基になっている。Agatstonスコアでは，造影剤使用前に，決められた条件で撮像し，130HU以上の冠動脈石灰化について，各ボクセルのCT値で重み付け(130 ～ 199HU＝1，200 ～ 299HU＝2，300 ～ 399HU＝3，400HU以上＝4)してスコア化する(具体例：冠動脈石灰化のCT値とそのボクセル数が，130 ～ 199HU×10ボクセル，200 ～ 299HU×10ボクセル，400HU以上×10ボクセルの場合，Agatstonスコアは1×10＋2×10＋4×10＝70となる)。

Agatstonスコアは心血管イベントの発症予測の層別化に有用であり，スコア0では急性冠症候群などの冠動脈イベント発症の可能性が低いが，スコアが高値になるに従ってリスクが高まる[1)]。また，Agatstonスコア高値(400 ～ 600以上を目安)では，冠動脈CTの特異度および陰性適中率が低下することが知られているため，冠動脈CTを施行せず心筋シンチグラムや心臓カテーテル検査を行うこともある。Agatstonスコアのための撮像法は定量性を均一化するために撮像条件がガイドラインで示されている。近年では，石灰化スコアを目的とした撮像でも，逐次近似画像再構成法を用いた被ばく線量低減が試みられている。

冠動脈狭窄評価

冠動脈CTは，狭窄病変検出に対する陰性適中率の高さから，低～中等度リスク患者において冠動脈狭窄を除外する目的で主に使用される。2mm以上の内径を有する冠動脈では，50％以上の狭窄評価において診断能は高く[2)]，カテーテル冠動脈造影での狭窄と良好に相関する。しかしながら，冠動脈CTにおける狭窄率評価では，空間分解能の不足から±25％程度の誤差があり[3)]，一般には狭窄率を過大評価する傾向にある。また，冠動脈石灰化は，部分容積効果に起因するブルーミング アーチファクトからサイズを過大評価される傾向がある。このため，石灰化が血管内腔に接していた場合は内腔狭窄の過大評価の原因となり，診断能を低下させる因子となる[4)]。

プラーク評価

冠動脈造影と比較した冠動脈CTの利点は，冠動脈プラークや冠動脈の心筋内走行などの内腔形態以外の情報を低侵襲に評価可能な点にある。冠動脈プラークは，大まかに石灰化，部分石灰化，非石灰化プラークに分けられる。また，冠動脈CTでは，プラークによる血管リモデリング評価も行える[5)]。

プラーク評価は，内腔狭窄評価以外に，破綻によりACSを発症するハイリスクプラークを検出することが求められる。一般に，ACSを発症するプラークの多くは軽度の内腔狭窄をきたすのみであることから，冠動脈造影による内腔評価だけでは難しく，血管内超音波(intravascular ultrasonography：IVUS)や光干渉断層撮影(optical coherence tomography：OCT)，血管内視鏡などで評価を追加する必要がある。冠動脈プラークは，内部成分によりCT値が変動するが，一般的にCT値が30HU未満のプラークはハイリスクプラークと判定される[6)]。しかしながら，Single-energy CT(SECT)では，多色X線を用いるため，血管内腔の高濃度造影剤に起因するビームハードニングのほか，空間分解能不足による部分容積効果の影響，心拍動などによってプラーク内のCT値が変化する[7)]。これにより，CT値によるプラーク成分の識別にはオーバーラップが生じる点が，SECTの限界である。

Dual-energy CTでできること

造影CTからの石灰化スコア算出

ヨードを抑制した仮想単色X線画像（virtual monochromatic image：VMI）を作成することによって，冠動脈CT画像より仮想非造影CT画像が作成できる（**図1**）。仮想非造影CT画像における石灰化スコアは，120kVpで撮像した石灰化スコアと良好に相関する[8～10]。ただし，スコアの値はSECTでの石灰化よりも低めに計算されるため，等価として扱うのは難しい。これは，Dual-energy CT（DECT）におけるビームハードニング減少や石灰化によるブルーミング アーチファクトの減少によるものである。しかしながら，仮想非造影CT画像におけるAgatstonスコアは，スコア400以上は正確に判別でき，さらにスコア0～400までは93.3％で正確に層別化可能である[8]。従って，仮想非造影CT画像での石灰化スコアは，個々の値についてはSECTと差異が生じるものの，リスク層別化については有用であり，被ばく低減の手法となりうるであろう。

石灰化抑制，除去

冠動脈石灰化における診断能低下への対策については，SECTでは造影前後画像を用いたサブトラクション法が用いられている[12]。DECTによるアプローチとしては，物質弁別画像がある。石灰化の成分をヒドロキシアパタイト（hydroxyapatite：HA）として2-material decompositionを用い，HAとヨードを識別した画像を作成してヨード成分のみ表示すれば，石灰化を除去ないし抑制した画像を作成することができる。実際，プラークにおける石灰化の程度を，IVUSのように血管壁を取り巻く角度で区分した場合に，1/4～1/2周程度の中等度石灰化で偽陽性は最も低下する[13]。

図1 仮想非造影CT画像を用いた石灰化スコア計測

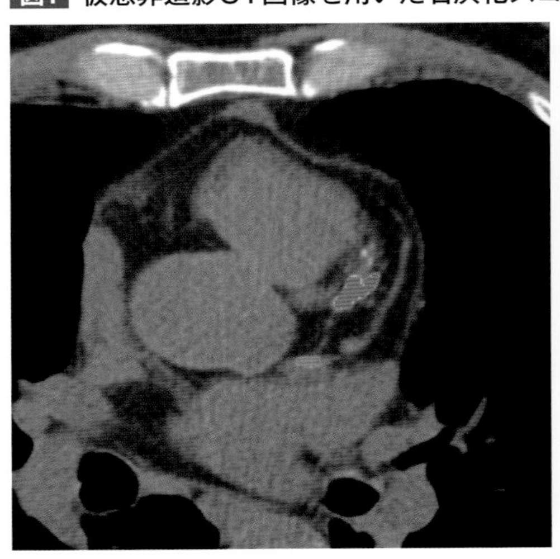

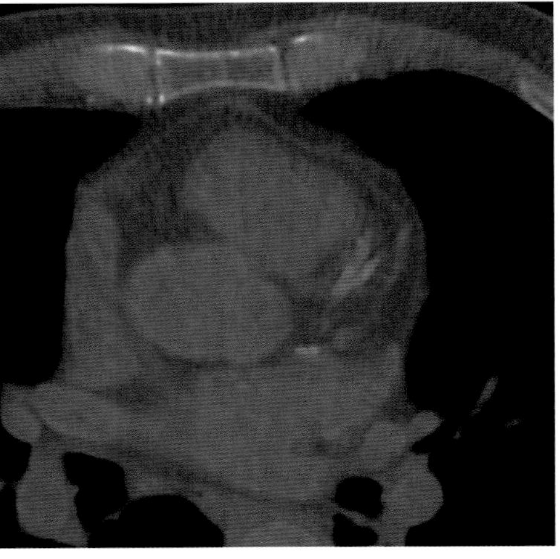

a｜b　a，b：120kVp撮像（a）によるAgatstonスコアは2062，Dual-energyによる冠動脈CTから作成した仮想非造影CT画像（b）を用いて計測したスコアは1036であった（カラー表示は石灰化領域を示す）。

また，冠動脈CTによるangiographic viewは一覧性に優れるが，これは最大値投影画像の手法であるので，CT値の高い石灰化によって内腔評価が困難となる。しかしながら，石灰化抑制画像を用いたangiographic viewでは，血管造影と同様に内腔の評価が可能である（**図2**）。

プラーク評価

DECTによるプラーク評価については，SECTによる単一のCT値での評価以外に，仮想単色X線画像によるCT値曲線を用いた評価，実効原子番号を用いた評価，material

図2 冠動脈石灰化抑制画像

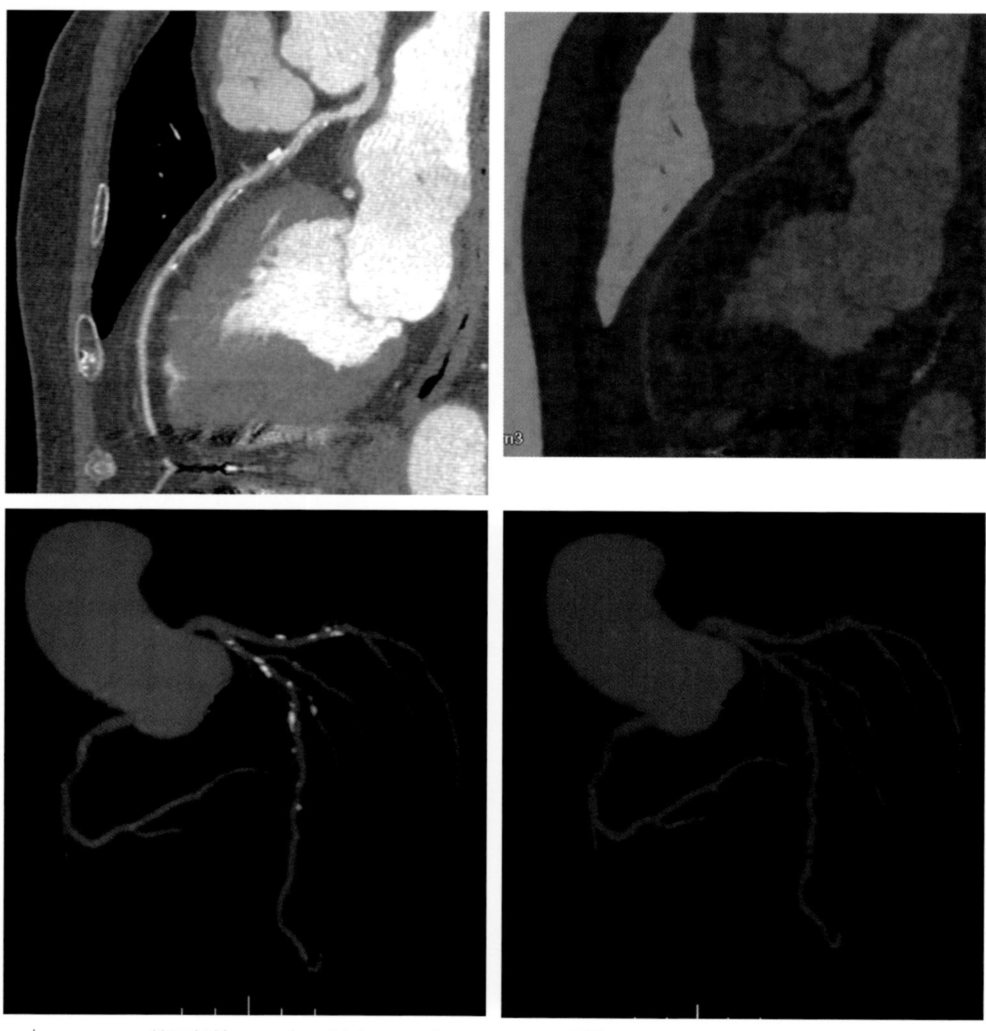

a	b
c	d

a：前下行枝curved multiplanar reformat，70keV画像。
b：前下行枝curved multiplanar reformat，HAP抑制ヨード密度画像。
c：冠動脈angiographic view，70keV画像。
d：冠動脈angiographic view，HAP抑制ヨード密度画像。
HAP：ヒドロキシアパタイト

図3 冠動脈石灰化の実効原子番号による評価

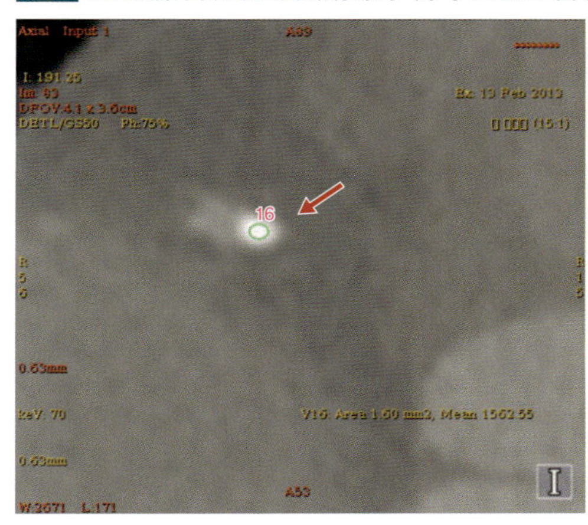

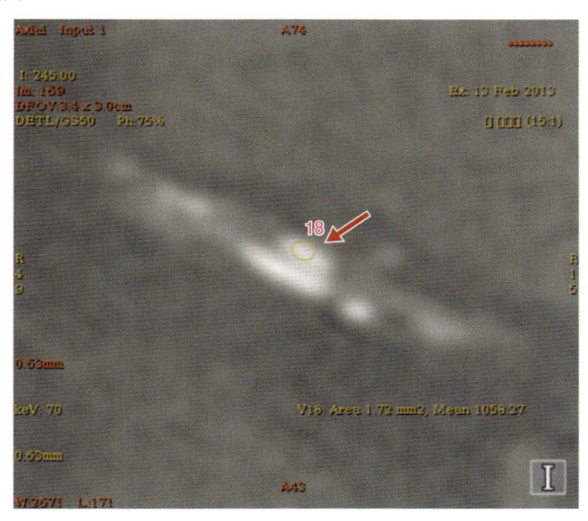

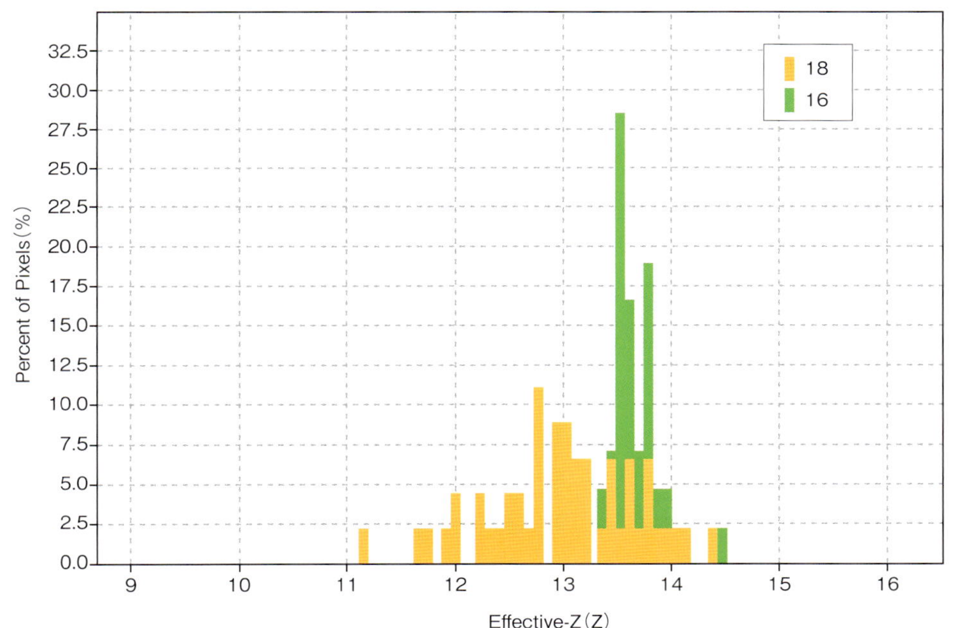

a b / c

a〜c：右冠動脈近位部(a)，末梢(b)の石灰化を示す。実効原子番号をヒストグラム表示(c)すると，異なる分布を示す。aの石灰化はシュウ酸カルシウムの実効原子番号(13.8)に近い。

decompositionを用いた評価法がある。DECTで計測した冠動脈壁の石灰化成分の実効原子番号は13.8±0.8で，シュウ酸カルシウムの実効原子番号(13.8)に近く，石灰化の主成分とされるヒドロキシアパタイトの実効原子番号(16.1)よりも低く(**図3**)[14]，2-material decompostion法を用いた石灰化弁別での石灰化抑制不良の一因となっている可能性がある。

非石灰化プラークに関して，実効原子番号を用いたソフトプラークと線維性プラークの弁別能をIVUSと比較した検討では，CT値による診断ではCT値55HUをカットオフとすると，ROC曲線下面積0.79であったのが，実効原子番号による評価ではカットオフ値9.3を用いるとROC曲線下面積が0.91と上昇し，2者間のオーバーラップも減少した(**図4**)[15]。また，

図4 CT値，実効原子番号によるプラーク評価

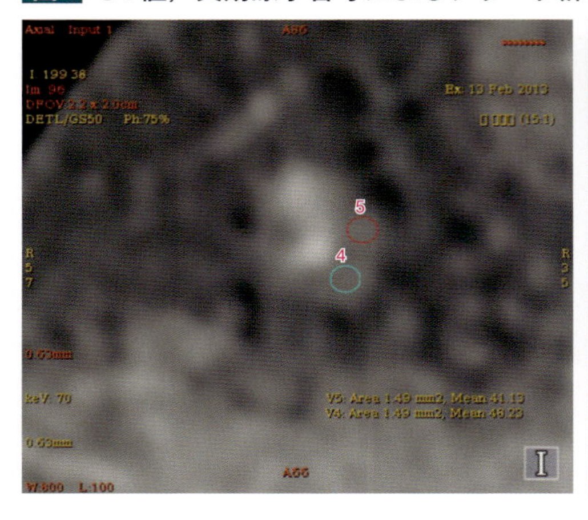

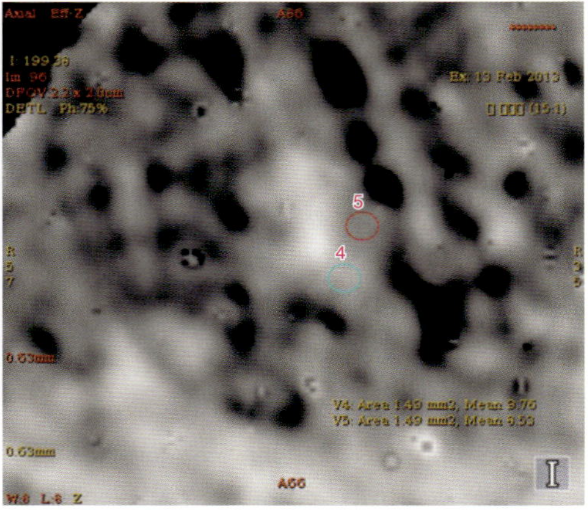

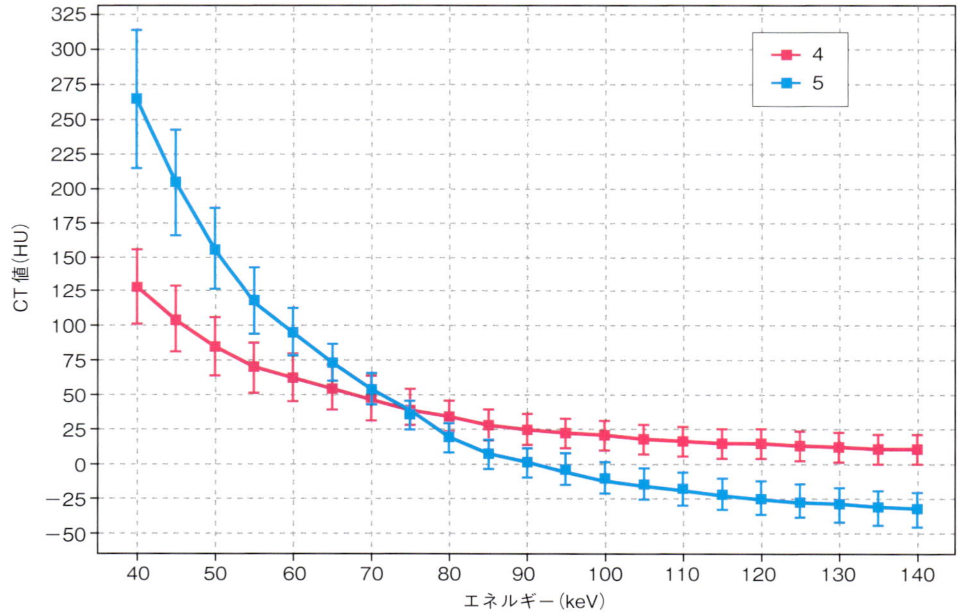

a：冠動脈短軸表示，70keV画像。
b：冠動脈短軸表示，実効原子番号画像。
c：各関心領域(ROI)のCT値曲線。

virtual histology IVUS*1を基準として評価した場合，100kVp，140kVp画像では壊死領域と線維性プラークのCT値にオーバーラップがみられたが，100kVpと140kVpのCT値から算出したdual-energy indexを用いると，これらの成分をオーバーラップなしで区別できたと報告されている。以上より，DECTにおける実効原子番号を使用した評価は，プラーク性状診断に関して，SECTによる評価よりも優れている可能性がある[16)]。

＊1：virtual histology IVUS
通常，血管内超音波はグレースケール表示だが，virtual histology IVUSでは信号解析を行うことによりプラークの組織成分を4区分(線維性組織：fibrous，線維脂質組織：fibro fatty，石灰化組織：dense calcium，壊死性組織：necrotic core)に色分けした定性的組織評価が可能である。安定プラークはfibrous成分が主体，不安定プラーク内にはfibrofatty，necrotic coreが多いとされる。

図4 CT値，実効原子番号によるプラーク評価（つづき）

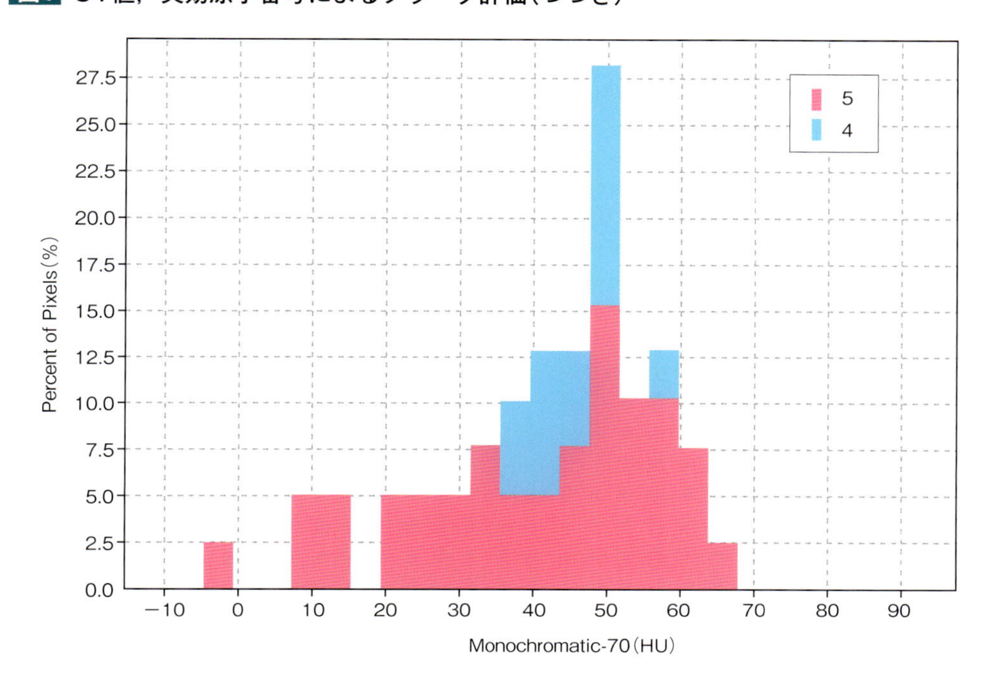

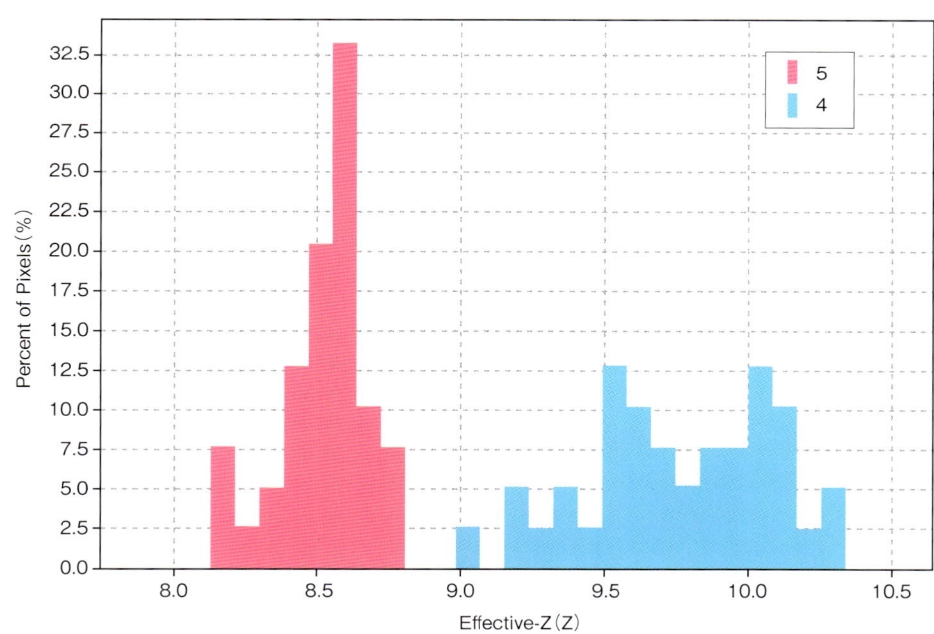

d / e

d：各ROIのCT値（70keV）ヒストグラム。
e：各ROIの実効原子番号ヒストグラム。
a〜e：非石灰化プラーク中の各ROIの70keVにおけるCT値はほぼ同じ値（a，c）を示し（赤：41HU，青：48HU），ヒストグラム（d）に重なりがみられるが，実効原子番号（b，e）は異なっていて（赤9.76，青8.53），ヒストグラムも分離している。

図5 冠動脈ステント評価

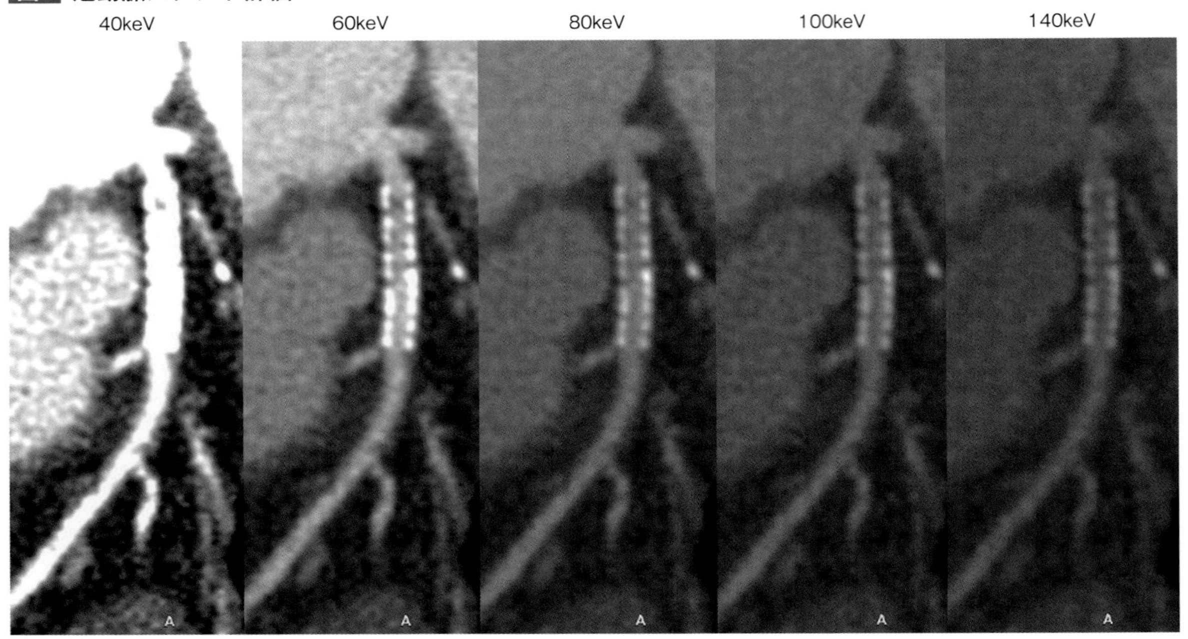

仮想単色X線画像。
前下行枝に留置されたステントを仮想単色X線画像で表示。ウインドウ値は同様に設定。60keVより低いエネルギーではステント金属のブルーミング アーチファクトが目立ち，40keVではステントと内腔の区別がつかない。

仮想単色X線画像では低エネルギー画像で造影コントラストが向上することから，低エネルギー画像での評価を行う前提で造影剤を減量した撮像を行うことができる。これに関しては，約50%の造影剤使用量低減が可能との報告がある[17]。これは，腎機能低下により造影剤使用量が制限される場合に有用性が高い。また，造影剤投与後の撮像タイミングが合わずに造影効果が不十分であった場合にも，画像再構成の時点で低エネルギーの仮想単色X線画像を作成することにより，コントラストの改善が可能である。

ステント評価については，80keVよりも低エネルギー側ではブルーミング アーチファクトが増加し，内径を過小評価してしまうことが報告されている[18]。一方で，仮想単色X線画像を用いたステント内腔評価においては高エネルギー画像で血管内腔の造影コントラストが低下するので，ステント観察に適したVMIエネルギーは定まっていない。DECTの利点は任意のエネルギーの仮想単色X線画像を作成可能な点にあるので，適宜エネルギーを変えながら観察するのが望ましい(**図5**)。

現時点のDECTの問題点

冠動脈の評価においてはDECTでは，さまざまなエネルギーの仮想単色X線画像生成が可能であるので，適切なエネルギーで評価することが必要である。装置によっては，DECT撮像を行うと時間分解能が低下して冠動脈評価における画質が低下したり，体格の大きな患者では低エネルギーと高エネルギー側での画質差が大きくなり低エネルギーの仮想単色X線画像で画質が低下することがあるので，診断の際には留意が必要である。

②心筋perfusion

臨床的背景

虚血性心疾患における心臓評価は，冠動脈狭窄およびプラーク性状の評価といった形態評価のほかに，機能評価としての心筋虚血の評価が含まれる。

冠動脈狭窄と心筋虚血の関係は複雑であり，SPECT(single photon emission computed tomography)やPET(positron emission tomography)を使用した研究では，50%以上の冠動脈内腔狭窄であっても虚血を示さない場合が示されている[19]。また，冠動脈血流予備比(fractional flow reserve：FFR)で機能的虚血を証明した患者に対する冠動脈血行再建では，不必要な血行再建および心血管イベントを減少させることが示されている[20]。以上より，今後は機能的評価に基づいた血行再建が主となると考えられる。

低侵襲な虚血評価法として，SPECT，PET，MRIが用いられているほか，近年では検出器幅の増大・時間分解能向上・被ばく低減技術により，CT perfusion(CTP)による虚血評価が可能となっている。CTは，冠動脈の同時評価に加えて，検査モダリティへのアクセス，検査時間，検査コストの点でメリットがある。

Single-energy CTでできること

CTPの利点は，空間分解能の高い画像を短時間に収集でき，冠動脈評価および心機能評価が1回の検査で施行可能な点にある。CTPの心筋虚血検出における診断能は，感度78%，特異度86%程度である[21]。CTPのデータ収集法にはstatic perfusion，dynamic perfusionがある。

Static perfusionでは造影剤投与後，正常心筋に造影剤の濃染ピークがくる時刻で撮像し，灌流低下による造影低下部分をほかの領域と比較することで虚血の検出を行う。正常心筋への造影剤到達が不十分もしくは遅すぎるタイミングで撮像した場合は，正常心筋とのコントラストが不十分となり，偽陰性となることがあるので注意が必要である。また，perfusion撮像時には，高吸収な造影剤が存在する左室内腔と下行大動脈にはさまれた左室の後側壁領域でビームハードニング アーチファクトが生じ，虚血偽陽性と診断される可能性があるので注意しなければならない。

Dynamic perfusionでは，造影剤ボーラス注入後に，心筋を連続撮像し，大動脈および心筋の時間濃度曲線を取得し，心筋血流量などの定量値を算出する手法である。X線検出器のZ軸に沿った幅が広く心臓を1回転でカバーできる装置では，テーブル移動を行わない水平断のスキャンでデータ収集を行う。そのほかの装置では心臓を数スラブに分割し，逐次テーブルを移動させて順次データ収集を行う。Dynamic perfusionによる虚血の診断能については，FFR，perfusion MRI，SPECTいずれを基準とするかによっても若干異なるが，感度94%，特異度76%程度と報告されており，static perfusionより感度，特異度ともに高い[21]。 デメリットとしてstatic perfusionよりも被ばく量が増えることがあるが(5.93 vs.

9.23mSv)，低電圧撮像や逐次近似画像再構成法を用いることや撮像を行う時相の最適化により，ある程度の被ばくを抑えることが可能である。

Dual-energy CTでできること

SECTにおける問題点を踏まえて，DECTにより改善が期待されることは，ビームハードニング アーチファクトの改善(**図6**)による診断能向上，およびヨードの定量化による心筋濃度の影響を受けない灌流評価である[22]。DECTによるstatic perfusionでは，ヨードマップを作成し，カラーマップを心筋画像に重ね合わせて視覚的評価が行われている。この際の正常心筋領域と比較したヨード欠損は，梗塞あるいは心筋虚血を反映している[23]。

SECT，DECTそれぞれの診断能を直接対比した報告は少ないが，DECTにおけるヨードマップを用いた評価では感度91%，陰性適中率97%，診断精度93%と，SECT perfusionよりも高い診断能を示したとの報告がある[24]。さらに，DECTではヨードの定量化が可能なことが大きなメリットである。負荷perfusionにおいて心筋のヨード密度を計測すると，正常心筋(2.56±0.66 mg/mL)に対し虚血ないし梗塞による異常心筋ではヨード密度が低く(1.35±0.57mg/mL)，2.1mg/mLを閾値としてROC曲線下面積0.806の診断能で正常，異常心筋を判別可能と報告されている。一方で，異常心筋においては，虚血(2.01±1.15mg/dL)領域は，梗塞(1.36±0.71mg/dL)より有意にヨード量が高いが，オーバーラップが大きいため虚血と梗塞の区別は難しく[25]，遅延造影を参考にして判断する必要がある。

Dynamic perfusionを用いた心筋血流量定量では，ビームハードニング アーチファクト補正を行うと，マイクロスフェア法と対比した血流量の相関が改善するとともに，面内での心筋灌流不均一にも改善がみられたと報告されている[26]。

図6 DECT perfusionによるビームハードニング アーチファクト補正(同一症例を別時期に撮像)

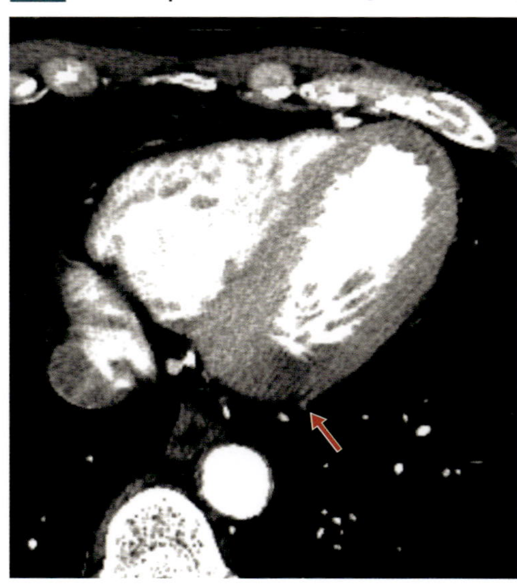

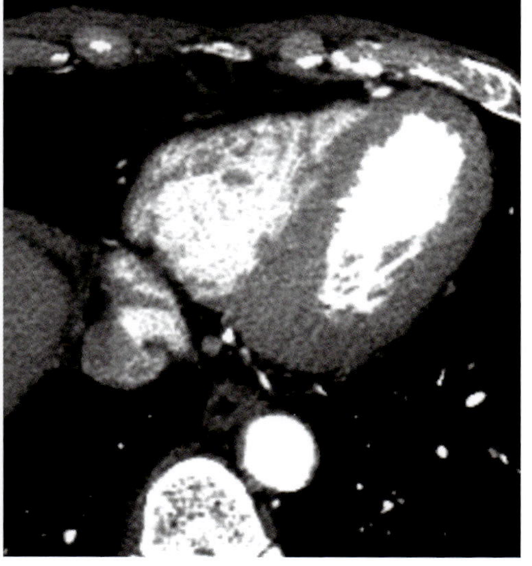

a | b　a：SECT 120kVp画像，b：DECT 70keV画像。
aでは左室後壁にビームハードニング アーチファクトに伴う低吸収域が観察されるが，ビームハードニング アーチファクト補正を行ったbでは明瞭な低吸収域として確認できない。

現時点のDECTの問題点

現在，DECTを用いたperfusion評価は，主にstatic perfusionが用いられており，dynamic perfusionはほとんど行われていない。この理由は，現時点でDual-energyを用い等時性にdynamic撮像可能な装置がない点が挙げられる。またdynamic perfusionでは，被ばく量が比較的多い，至適なプロトコルが定まっていないこともあるが，今後はdynamic perfusionによる定量評価が期待される。

③遅延造影

臨床的背景

一般に，造影剤投与後の平衡相における造影剤の分布量は，細胞外液分画の大きさに比例する。心筋に線維化，浮腫およびアミロイドなどの蓄積が起こると，その領域において細胞外液分画が増加する。このため，これらの病変部位では，造影剤投与後の平衡相において，正常心筋とコントラストを生じる。

虚血性心疾患においては，梗塞範囲やarea at risk（虚血にさらされたが梗塞に至っていない領域）の評価，非虚血性心筋症においては線維化の程度，分布などから病変範囲の検出や診断がされるため，遅延造影は心筋疾患の病変存在診断や鑑別診断に欠かせない検査となっている。また，MRIを用いた研究では，遅延造影によって心血管イベント発生予測の層別化が可能とされており，予後予測においても重要な役割を担っている。

Single-energy CTでできること

前述したように，造影剤投与後の平衡相における造影剤は心筋細胞外液分画で増加するため，心筋の浮腫や梗塞に伴う線維化を描出可能なことが病理学的にも示されている[27)]。従って，CTでも臨床において梗塞検出は可能であるが[28)]，一般的に用いられる管電圧，造影剤量では遅延造影MRIと比較して造影コントラストが低く[29)]，被ばく量も増加するため，これまではCTが撮像されることは少なかった。これに対して，低電圧撮像や造影剤量を増加させることによるコントラスト向上が解決策として考えられるが，心疾患を有する患者では腎機能障害を合併することも多いので，実際に造影剤量を増やすことは難しい。

低電圧撮像を行う場合，ノイズ増加が問題となるが，逐次近似画像再構成法などのノイズ低減法を使用することが一般的となった近年では，梗塞巣診断における描出能が向上している。

前述したように，平衡相における細胞外液造影剤分布の差異は細胞外液分画比を表しているので，ヘマトクリットから算出した心プール内細胞外液分画と対比することにより，心筋の細胞外液分画が算出可能である（p.97参照）。CTにおいては，造影剤によるCT値上昇の度合いがヨード量の増加を反映するので，平衡相から造影前のCT値を差分して算出する。これによって求めた細胞外液分画値は，病理学的な線維化の程度およびMRI T1マッピング法による細胞外液分画値と良好に相関する[30]。

SECTによる細胞外液分画計測での重要事項としては，平衡相，非造影撮像の管電圧，ノイズレベルをそろえること，サブトラクションを行う際に造影前後の画像のわずかな位置ずれを修正するため，非剛体変形などを用いた正確な位置合わせが必要な点にある。明確な位置ずれは視覚的に特定が可能であるが，わずかな位置ずれがあった場合，その検出は困難であるため，測定結果に影響を与える。このため，非剛体変形は，心筋セグメントごとや心筋全体の評価など比較的大きな領域での評価に適しており，小範囲な細胞外液分画変化の描出は困難である。また，サブトラクション用の非造影CTを撮像することによる被ばく増加は解決すべき課題である。

Dual-energy CTでできること

SECTで用いられる管電圧よりも低いエネルギー領域では，水に近い生体組織とヨードの質量減弱係数の差異が増大し，造影コントラストは向上する。DECTの利点は撮像後に任意のエネルギーでの仮想単色X線画像が作成できることである。このため撮像後に低いエネルギーの仮想単色X線画像を作成し，造影コントラストの高い画像が作成できる。DECTのほかの利点は，物質特異的な画像が作成可能な点である。ヨードマップでは，心筋濃度を抑制した画像が得られ，造影コントラストは向上する。さらに，遅延造影画像を定量化することによって，正常心筋と梗塞による線維化を判別することが可能である[25]。

虚血性心筋症評価において，3種類の画像（100kVp画像，140kVp画像，ヨードマップをCT値画像に重ね合わせた画像）を比較した研究（CT装置は，シーメンスの2管球CT）では，病理学的梗塞の診断能が高いのは100kVp画像であった[31]。ヨードマップは100kVp画像と比較しての優位性を示せてはいないが，これはヨード分布評価においてCT値との重ね合わせ画像を用いているからであろう。このように，DECTといっても，どのような画像で評価するかにより結果が異なるので，観察する際の画像選択には注意が必要である。低いエネルギーの仮想単色X線画像では，光子不足に起因してノイズが増加することが多く，コントラストは向上するもののコントラスト雑音比（CNR）は必ずしも高値とはならない[32]が，最近は逐次近似画像再構成法などを適応することによりノイズ低減が可能である[33,34]。梗塞評価において，低いエネルギーの仮想単色X線画像では70keV同等以上の診断能が得られる。さらに，ヨードマップを重ね合わせずに用いた場合，心筋からのコントラストは抑制されるので，心筋領域に一致したヨード分布は心筋性状による変化を反映する。従って，梗塞巣がコントラスト高く描出され（**図7**），梗塞の壁深達度評価能も向上し，MRI所見と73%の一致を認めたと報告されている[35]。

非虚血性心筋症における遅延造影評価は，SECTにおいては画質の制限から一般に実施されていない。DECTでは，仮想単色X線画像やヨードマップを用いて，コントラストの高い遅延造影像が作成できるので，非虚血性心筋症評価においてもMRI同様の評価が可能である（**図8**）[36,37]。

図7 70keV画像，ヨード密度画像による梗塞巣描出：急性心筋梗塞症例

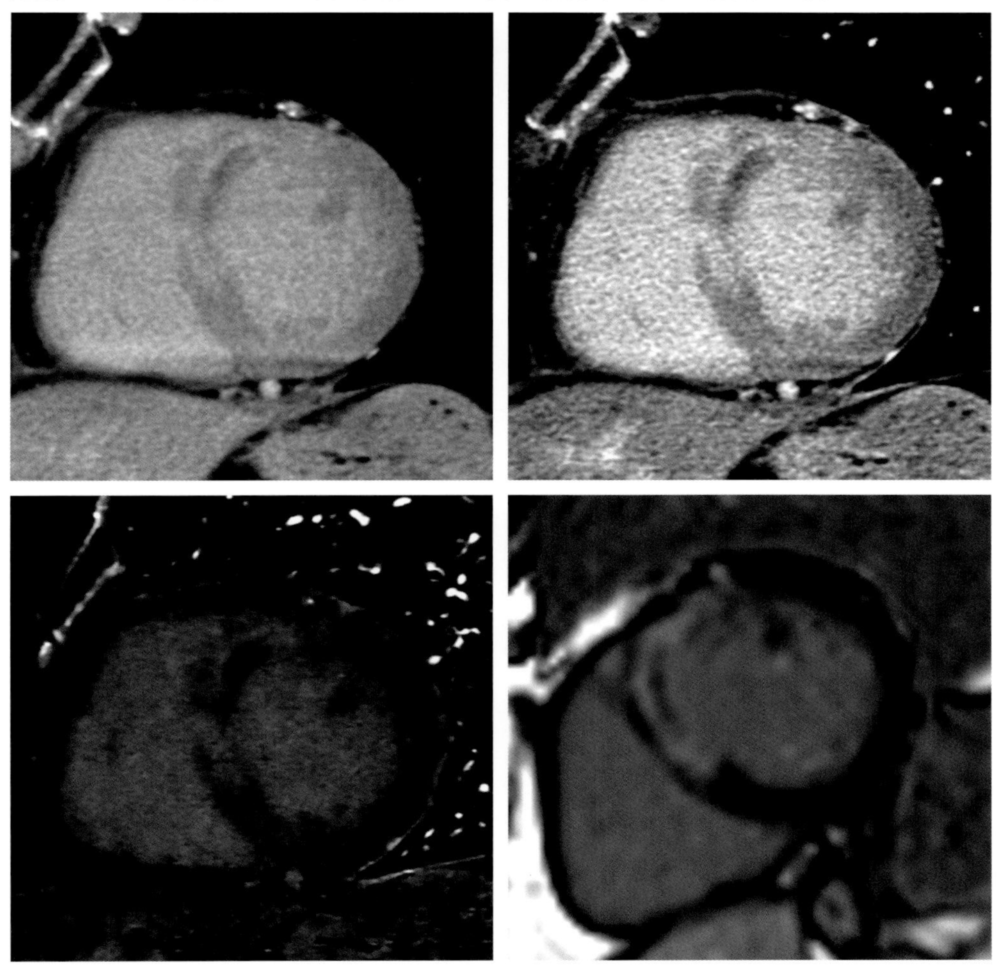

a	b
c	d

70歳代，女性。
a：仮想単色X線画像（70keV），b：同（40keV），c：ヨード密度画像，d：MRI遅延造影。
遅延造影撮像では中隔に濃染域および微小血管閉塞による不染域を認める。

心不全患者の原因精査目的においてDECTによるヨードマップで評価すると，感度92%，特異度98%の精度で遅延造影域を検出可能であり，遅延造影の分布パターンもMRI遅延造影と良好に一致する[36]。従って，DECTの遅延造影は，非虚血性心筋症でも十分な精度で遅延造影評価が可能である。しかしながら，DECTであっても，評価に用いる画像によって診断能が変わることに留意していただきたい（**表1**）。

CT遅延造影は，冠動脈CTに引き続いて短時間で施行可能であるので，虚血性心疾患評価の場合は梗塞巣の同時評価が可能である。また，非虚血性心筋症評価においては，心筋病変の存在診断・質的診断に加えて，DECTの細胞外液分画の評価における利点は，CADの除外診断が同時に可能となるので，カテーテル検査といった侵襲度の高い検査を減らすのに役立つことが期待される。

図8 非虚血性心筋疾患の評価：心サルコイドーシス

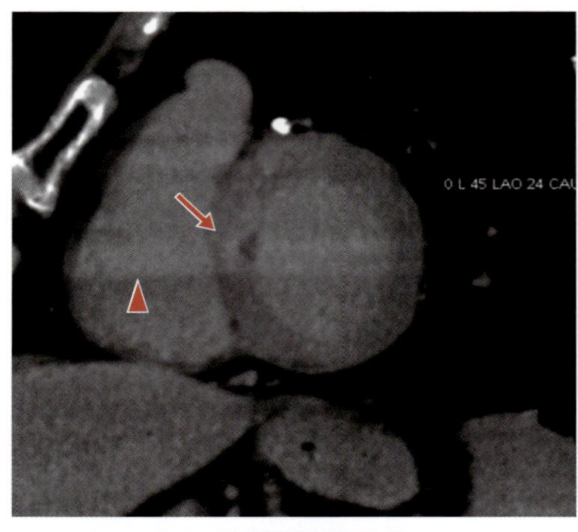

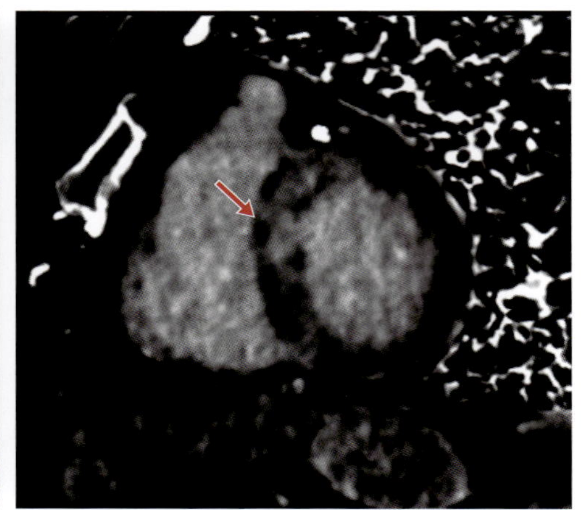

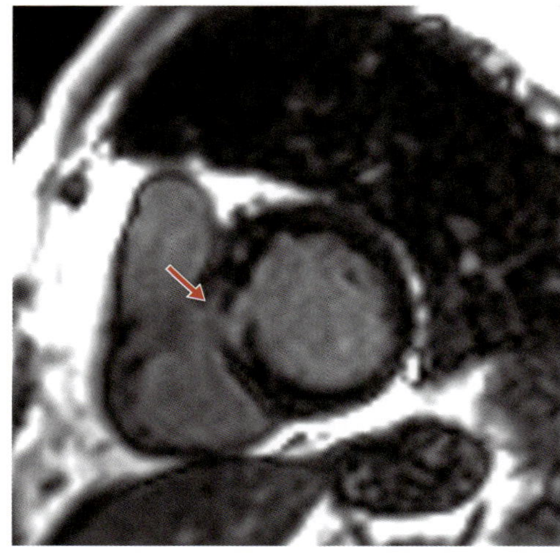

a | b
c

80歳代，女性。
a：120kVp相当の70keV画像，b：ヨード密度画像，c：MRI遅延造影。
aでは前壁中隔の濃染域の検出（↑）は難しく，水平方向にアーチファクト（▲）を伴っているが，bでは前壁中隔の病変がcと同様に検出可能であり，アーチファクトも観察されない。

表1 DECT遅延造影による評価

	サンプル数	IHD/NIHD	評価画像	感度	特異度	陽性適中率	陰性適中率	対照
Deseive（2011）	11minipigs	OMI	100kVp	62	97	80	91	histopathology
			Iodine-overlay	77	92	69	94	histopathology
			MRI	79	94	76	94	histopathology
Wichmann（2013）	20	OMI	100kVp	89	98	91	97	MRI
			Iodine overlay	52	88	50	89	MRI
Chang（2017）	70	OMI/NIHD	60keV	79	92	84	89	MRI
			70keV	95	96	93	89	MRI
			WA120kVp	90	96	97	95	MRI
Ohta（2018）	44	OMI/NIHD	Iodine	92	98	95	96	MRI
			40keV	78	97	91	91	MRI
			80keV	40	98	79	81	MRI

OMI：陳旧性梗塞，HD/NIHD：虚血/非虚血性心筋症，NA：not applicable，WA 120kVp：weighted average 120kVp

図9 サブトラクションとヨード密度画像によるECVマップ

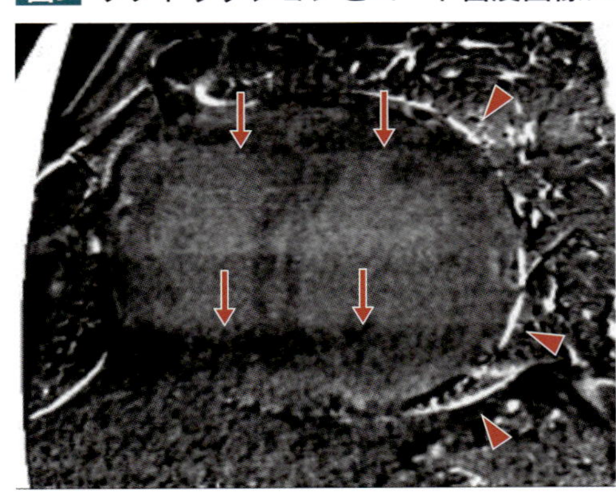

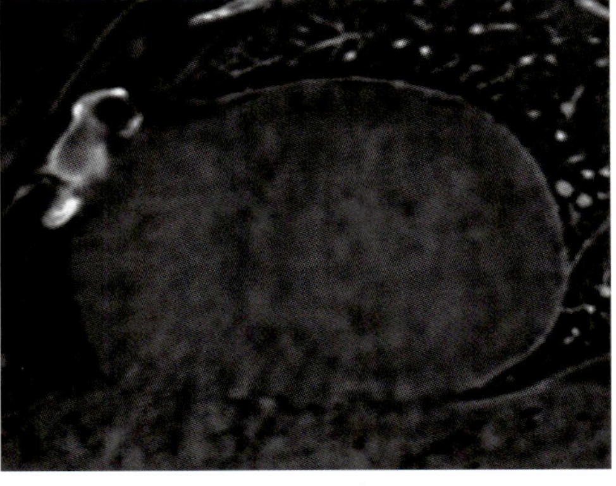

a｜b　a：サブトラクションECVマップ，b：ヨード密度画像によるECVマップ。
遅延造影画像と造影前画像を非剛体変形による位置合わせを行い，サブトラクションによって作成したaではアーチファクト（▲）および位置ずれと思われる側壁に沿った高吸収域（↑）を認める。bではアーチファクトを認めない。

DECTの細胞外液分画の評価における利点は，遅延造影像のみを用いサブトラクションなしで細胞外液分画マップが作成できる点にある。具体的には，平衡相撮像におけるヨード密度画像*2で，血液プール内のヨード濃度とヘマトクリットから以下の式を用いて細胞外液分画値に換算できる。

ECV（%）=（100－ヘマトクリット［%］）×組織のヨード濃度）/（血液プール内のヨード濃度）

ヨードマップを用いた評価では，CT値からサブトラクションにて算出する方法やT1マップ法を用いた細胞外液分画値と良好に相関し，バイアスもわずかであった[38,39]。ヨードマップ法では，理論的に位置ずれがなく（**図9**），心拍動によるモーション アーチファクトがない限り，セグメントレベル以下の細かな領域でのECV評価が可能である。また，ECV測定の基となるヨード密度画像は，心筋遅延造影評価に用いることが可能であり，遅延造影の定性評価画像としての役割も果たす。

現時点のDECTの問題点

装置，世代によって管電圧などのDECTデータ収集条件や表示可能な画像形態に差異があり，統一されていないため，現状では異なる装置での研究結果をそのままあてはめることが難しい点が挙げられる。また，低管電圧撮像と比較して被ばく量が増加する傾向にあるので，診断能向上などのDECT撮像によって得られる利益を考慮して，どのように活用するかが今後の課題である。

*2：ヨード密度画像
ヨードに関する物質密度画像（基礎編第2章参照）。

◇文献

1) Budoff MJ, et al: Assessment of coronary artery disease by cardiac computed tomography: a scientific statement from the American Heart Association Committee on Cardiovascular Imaging and Intervention, Council on Cardiovascular Radiology and Intervention, and Committee on Cardiac Imaging, Council on Clinical Cardiology. Circulation, 114: 1761-1791, 2006.
2) Miller JM, et al: Diagnostic performance of coronary angiography by 64-row CT. N Engl J Med, 359: 2324-2336, 2008.
3) Cheng V, et al: Moving beyond binary grading of coronary arterial stenoses on coronary computed tomographic angiography: insights for the imager and referring clinician. JACC Cardiovasc Imaging, 1: 460-471, 2008.
4) Yan RT, et al: Predictors of inaccurate coronary arterial stenosis assessment by CT angiography. JACC Cardiovasc Imaging, 6: 963-972, 2013.
5) Leipsic J, et al: SCCT guidelines for the interpretation and reporting of coronary CT angiography: a report of the Society of Cardiovascular Computed Tomography Guidelines Committee. J Cardiovasc Comput Tomogr, 8: 342-358, 2014.
6) Puchner SB, et al: High-risk plaque detected on coronary CT angiography predicts acute coronary syndromes independent of significant stenosis in acute chest pain: results from the ROMICAT-II trial. J Am Coll Cardiol, 64: 684-692, 2014.
7) Cademartiri F, et al: Intravenous contrast material administration at helical 16-detector row CT coronary angiography: effect of iodine concentration on vascular attenuation. Radiology, 236: 661-665, 2005.
8) Yamada Y, et al: Feasibility of coronary artery calcium scoring on virtual unenhanced images derived from single-source fast kVp-switching dual-energy coronary CT angiography. J Cardiovasc Comput Tomogr, 8: 391-400, 2014.
9) Fuchs TA, et al: Coronary artery calcium quantification from contrast enhanced CT using gemstone spectral imaging and material decomposition. Int J Cardiovasc Imaging, 30: 1399-1405, 2014.
10) Schwarz F, et al: Quantification of coronary artery calcium on the basis of dual-energy coronary CT angiography. Radiology, 264: 700-707, 2012.
11) Scheske JA, et al: Coronary artery imaging with single-source rapid kilovolt peak-switching dual-energy CT. Radiology, 268: 702-709, 2013.
12) Tanaka R, et al: Improved evaluation of calcified segments on coronary CT angiography: a feasibility study of coronary calcium subtraction. Int J Cardiovasc Imaging, 29(Suppl 2): 75-81, 2013.
13) Yunaga H, et al: Diagnostic performance of calcification-suppressed coronary CT angiography using rapid kilovolt-switching dual-energy CT. Eur Radiol, 27: 2794-2801, 2017.
14) Matsui K, et al: Analysis of coronary arterial calcification components with coronary CT angiography using single-source dual-energy CT with fast tube voltage switching. Int J Cardiovasc Imaging, 31: 639-647, 2015.
15) Nakajima S, et al: Clinical application of effective atomic number for classifying non-calcified coronary plaques by dual-energy computed tomography. Atherosclerosis, 261: 138-143, 2017.
16) Obaid DR, et al: Dual-energy computed tomography imaging to determine atherosclerotic plaque composition: a prospective study with tissue validation. J Cardiovasc Comput Tomogr, 8: 230-237, 2014.
17) Carrascosa P, et al: Monochromatic image reconstruction by dual energy imaging allows half iodine load computed tomography coronary angiography. Eur J Radiol, 84: 1915-1920, 2015.
18) Stehli J, et al: First experience with single-source, dual-energy CCTA for monochromatic stent imaging. Eur Heart J Cardiovasc Imaging, 16: 507-512, 2015.
19) Blankstein R, et al: Integration of coronary anatomy and myocardial perfusion imaging. Nat Rev Cardiol, 7: 226-236, 2010.
20) De Bruyne B, et al: Fractional flow reserve-guided PCI for stable coronary artery disease. N Engl J Med, 371: 1208-1217, 2014.
21) Takx RA, et al: Diagnostic accuracy of stress myocardial perfusion imaging compared to invasive coronary angiography with fractional flow reserve meta-analysis. Circ Cardiovasc Imaging, 8: 2015.
22) Bucher AM, et al: Quantitative evaluation of beam-hardening artefact correction in dual-energy CT myocardial perfusion imaging. Eur Radiol, 26: 3215-3222, 2016.
23) Danad I, et al: Static and dynamic assessment of myocardial perfusion by computed tomography. Eur Heart J Cardiovasc Imaging, 17: 836-844, 2016.
24) Arnoldi E, et al: CT detection of myocardial blood volume deficits: dual-energy CT compared with single-energy CT spectra. J Cardiovasc Comput Tomogr, 5: 421-429, 2011.
25) Delgado Sánchez-Gracián C, et al: Quantitative myocardial perfusion with stress dual-energy CT: iodine concentration differences between normal and ischemic or necrotic myocardium. Initial experience. Eur Radiol, 26: 3199-3207, 2016.
26) So A, et al: Prospectively ECG-triggered rapid kV-switching dual-energy CT for quantitative imaging of myocardial perfusion. JACC Cardiovasc Imaging, 5: 829-836, 2012.
27) Lardo AC, et al: Contrast-enhanced multidetector computed tomography viability imaging after myocardial infarction: characterization of myocyte death, microvascular obstruction, and chronic scar. Circulation, 113: 394-404, 2006.
28) Rodriguez-Granillo GA: Delayed enhancement cardiac computed tomography for the assessment of myocardial infarction: from bench to bedside. Cardiovasc Diagn Ther, 7: 159-170, 2017.
29) Nieman K, et al: Reperfused myocardial infarction: Contrast-enhanced 64-section CT in comparison to MR imaging. Radiology, 247: 49-56, 2008.
30) Bandula S, et al: Measurement of myocardial extracellular volume fraction by using equilibrium contrast-enhanced CT: validation against histologic findings. Radiology, 269: 396-403, 2013.
31) Wichmann JL, et al: Diagnostic accuracy of late iodine-enhancement dual-energy computed tomography for the detection of chronic myocardial infarction compared with late gadolinium-enhancement 3-T magnetic resonance imaging. Invest Radiol, 48: 851-856, 2013.
32) Matsumoto K, et al: Virtual monochromatic spectral imaging with fast kilovoltage switching: improved image quality as compared with that obtained with conventional 120-kVp CT. Radiology, 259: 257-262, 2011.
33) Sandfort V, et al: Optimized energy of spectral CT for infarct imaging: Experimental validation with human validation. J Cardiovasc Comput Tomogr, 11: 171-178, 2017.
34) Matsuda T, et al: Diagnostic accuracy of late iodine enhancement on cardiac computed tomography with a denoise filter for the evaluation of myocardial infarction. Int J Cardiovasc Imaging, 31(Suppl 2): 177-185, 2015.
35) Kishimoto J, et al: Image quality improvements using adaptive statistical iterative reconstruction for evaluating chronic myocardial infarction using iodine density images with spectral CT. Int J Cardiovasc Imaging, 34: 633-639, 2018.
36) Ohta Y, et al: Myocardial delayed enhancement CT for heart failure evaluation: comparison to MRI. Radiology, 288: 682-691, 2018.
37) Chang S, et al: Utility of dual-energy CT-based monochromatic imaging in the assessment of myocardial delayed enhancement in patients with cardiomyopathy. Radiology, 287: 442-451, 2017.
38) Ohta Y, et al: Measurement of myocardial extracellular volume fraction from iodine density images using single-source, dual-energy computed tomography: A feasibility study. J Comput Assist Tomogr, 41: 750-756, 2017.
39) Lee HJ, et al: Myocardial extracellular volume fraction with dual-energy equilibrium contrast-enhanced cardiac CT in nonischemic cardiomyopathy: A prospective comparison with cardiac MR imaging. Radiology, 280: 49-57, 2016.

2）肺血流・肺塞栓
ー肺灌流画像と肺血栓塞栓症診断ー

岡田宗正

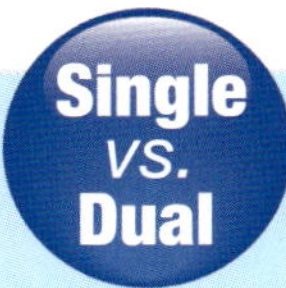

Single-energy CT

- 肺血栓塞栓症の画像診断では中心的役割を果たし，PIOPED Ⅱ試験では感度が83%，特異度が96%で，陰性適中率も96%と良好な成績である。

Dual-energy CT

- 被ばくの増加なく，Single-energy CTなどの形態診断に加え，肺胞レベルのヨード分布（iodine map）も画像化できる。
- 少ない造影剤量でも，仮想単色X線画像を用いることで肺動脈内血栓を評価できる。

肺血栓塞栓症診断におけるCTの臨床的意義

急性肺血栓塞栓症（pulmonary thromboembolism：PTE）は，急性冠症候群および大動脈解離とともに三大胸痛疾患の1つである。急性PTEでは，塞栓子が小さい場合は臨床症状が乏しいため診断に難渋することがある。急性PTEが疑われた場合，Dダイマー測定や心臓超音波検査と同様に造影CTが果たす役割は大きく（**図1**），ガイドライン（『肺血栓塞栓症および深部静脈血栓症の診断，治療，予防に関するガイドライン（2017年改訂版）』http://www.j-circ.or.jp/guideline/pdf/JCS2017_ito_h.pdf）にも取り入れられている。PTEの診断の目的は，肺動脈内の塞栓子の証明による確定診断・右心負荷の評価・下肢の深部静脈血栓症（deep venous thrombosis：DVT）の検索であり，これらについては現状ではCTが最も有用性が高い。

Single-energy CTでできること

現在の多列化されたCT（multi-slice CT：MSCT，multi-detector CT：MDCT）では，PTE診断における感度・特異度がともに向上し，PIOPED Ⅱ試験では感度が83%，特異度が96%で，陰性適中率も96%と高く[1]，検査前臨床的確率が低い場合にSECTで血栓がなければPTEを否定できる[2～4]。ランダム化比較試験では，SECTを用いたPTE評価は，従来行われてきた肺血流シンチグラフィ（次頁コラム参照）に劣っていないが[4]，適正に造影された薄いスライスのCT angiography（CTA）を用いて評価する必要がある。

図1 急性肺血栓塞栓症(PTE)の診断手順

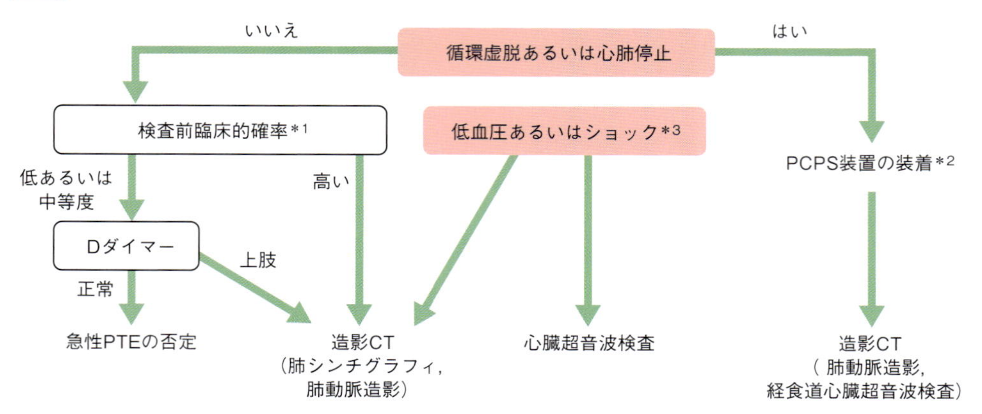

*1:スクリーニング検査として胸部X線,心電図,動脈血ガス分析,経胸壁心臓超音波検査,血液生化学検査を行う。
*2:PCPS装置が利用できない場合には胸骨圧迫,昇圧薬により循環管理を行う。
*3:低血圧あるいはショックでは,造影CTが可能なら施行するが,施行が難しい場合には心臓超音波検査の結果のみで血栓溶解療法などを考慮してよい。

(肺血栓塞栓症および深部静脈血栓症の診断,治療,予防に関するガイドライン[2017年改訂版]http://www.j-circ.or.jp/guideline/pdf/JCS2017_ito_h.pdfより引用改変)

SECTを用いた下肢CT venography(CTV)では,DVTの感度は94.5%,特異度98.2%と高く観察者間一致率も良好である[5]。しかしながら,CTVを併用してもPTEに対する診断能は向上しないとされているので,被ばく増加の原因となるCTVは適正に使用する必要がある[6]。

SECTを用いたPTEの重症度評価では,肺動脈内血栓量や右室負荷の程度(右室径や右室径/左室径比)を用いて評価されてきた[7]。ガイドラインではPTEの重症度評価に肺動脈内血栓量は含まれていないが,超急性期のPTEでは肺動脈内の血栓量と右心負荷について相関するとの報告がある[8]。肺動脈内血栓量が増加すれば,残存正常肺血管床は減少し,右心不全の原因となる。しかし,肺合併症(肺炎や肺気腫,無気肺など)の状態により,少量の血栓でも正常肺血管床が減少し,重症化することがあるので注意が必要である。PTE例でも肺動脈内血栓周囲に血流がある場合は,肺循環は維持されるため,重症度評価には血栓量ではなく残存する肺血管床が必要となる。

コラム:肺血流シンチグラフィ

- 肺血流シンチグラフィは血流欠損域とともに,残存肺血流領域を画像化したものである。換気シンチグラフィと比較して換気血流ミスマッチとして評価を行う。10～60μm径の^{99m}Tc-大凝集アルブミン(macroaggregated albumin;MAA)粒子が,8～16μmの肺毛細血管に一過性に捕捉されたものを画像化したもので,^{99m}Tc-MAAによる塞栓割合はごくわずかで(全肺の1/1000～5000程度とされ),数時間で分解除去されるため肺循環への副作用はないとされる。CTの進歩に伴い肺血流シンチグラフィの使用頻度は低下したが,現在でも,造影剤アレルギー例,心機能低下例,腎機能低下例,骨髄腫例などでは用いられる。また,被ばく量が少ないので,被ばくに留意する必要がある若年者や妊婦などにも有用である[a]。

a) Reid JH, et al: Is the lung scan alive and well? Facts and controversies in defining the role of lung scintigraphy for the diagnosis of pulmonary embolism in the era of MDCT. Eur J Nucl Med Mol Imaging, 36: 505-521, 2009.

Dual-energy CTでできること

DECTでは，SECT同様に肺動脈内血栓を形態評価できるとともに，肺胞間質レベルでの造影剤分布(iodine map)を，肺灌流(lung perfused blood volume：LPBV)画像として画像化できる(**図2a**)。LPBV画像とCTA(**図2b**)を同時に評価することで，形態画像と機能画像とを組み合わせた画像が得られる(**図2c**)。一般的に中枢肺動脈内の大きな血栓を見逃すことは少ないが，末梢肺動脈の小血栓はSECTでは評価困難な場合もある。しかし，LPBV画像では肺動脈内血栓があれば還流低下域として描出でき，CTAで肺動脈内血栓がわからない場合でもLPBV画像とCTAを詳細に観察することでPTEの診断能が向上する[9]。

LPBV画像は，体循環－肺動脈短絡が少なければ肺動脈血流と似たヨード分布を呈し，正常肺では肺血流シンチグラフィとLPBV画像は似た画像となる(**図3**)[10]。しかし，LPBV画像は，肺血流画像と体循環から肺循環への短絡とを加味した画像であり，肺動脈起始部欠損などで体循環からの短絡が肺循環に大きく関与している場合は，肺血流シンチグラフィとLPBV画像は大きく異なることがある(**図4**)。

LPBV画像の読影においては，肺実質の状態(気腫性変化や浸潤影・無気肺など)にLPBV画像が影響を受けることに注意をしなければならない。肺気腫などの低吸収域の領域では，LPBV画像も低吸収を呈する(**図5**)[11]。肺動脈内血栓による灌流低下と同様に肺気腫部は低吸収を呈するため，PTEの定量的評価では肺気腫例は除外する必要がある。

図2 DECT

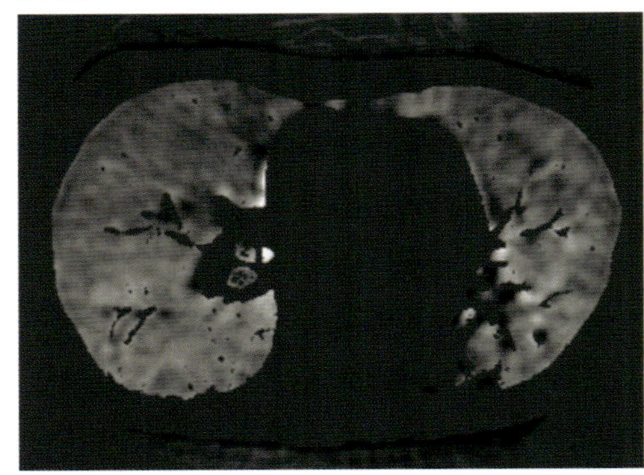

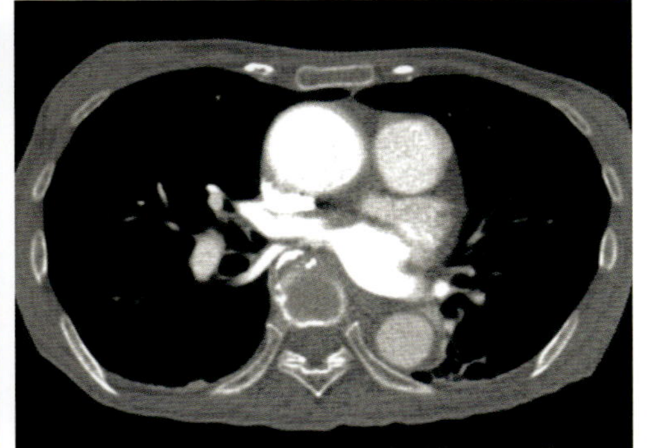

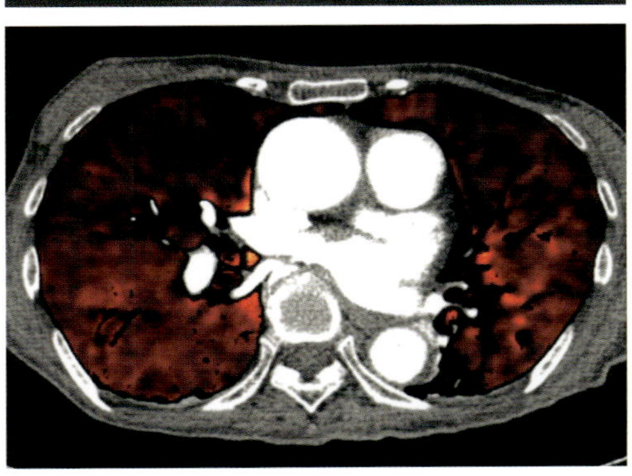

a | b
c

70歳代，女性。
a：LPBV，**b**：CTA(80kVp)，**c**：LPBV＋CTA。
aと肺動脈の**b**を組み合わせることで(**c**)，形態評価と機能評価が同時に行える。

図3 肺血流シンチグラフィとLPBV画像の一致例

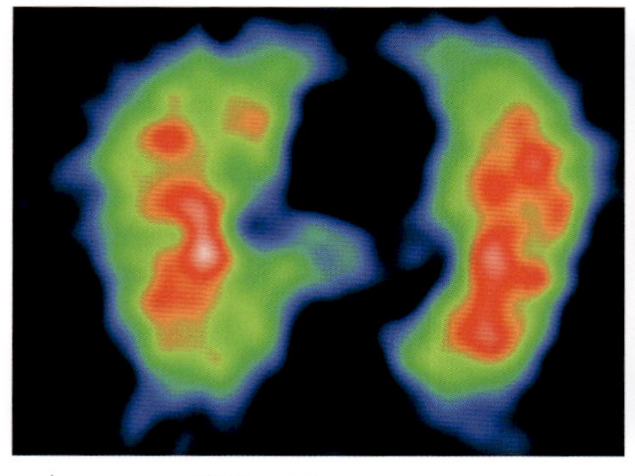

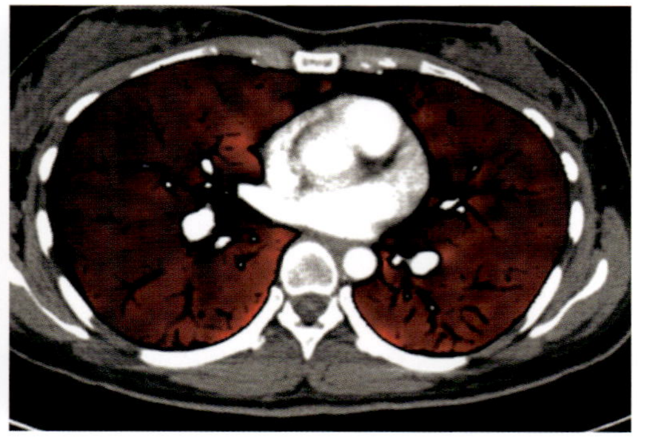

a｜b　40歳代，女性。
a：肺血流シンチグラフィ（SPECT像），b：LPBV画像。
aとbで，病変がなければ似た画像となる。

図4 肺血流シンチグラフィとLPBV画像の不一致例

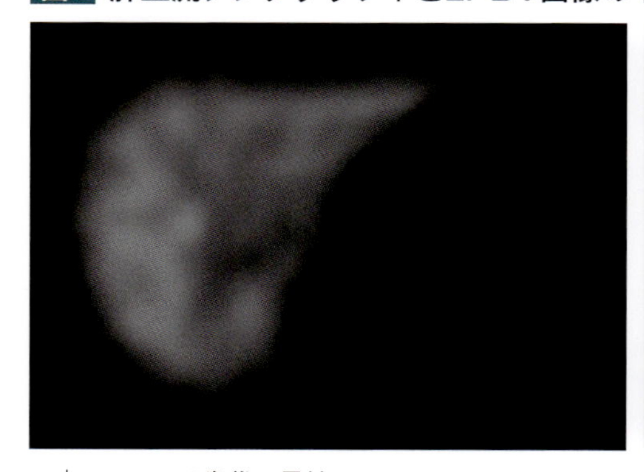

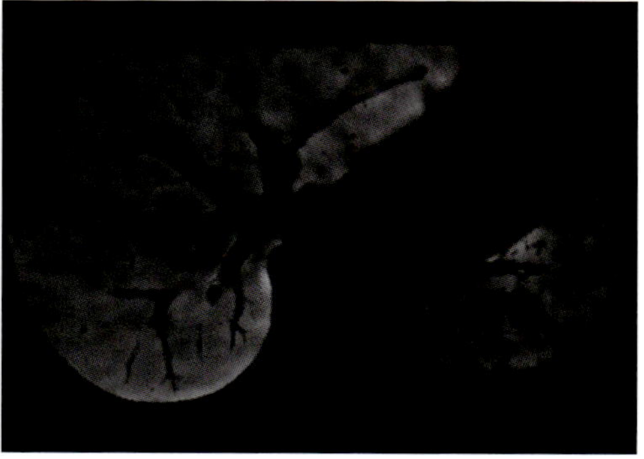

a｜b　10歳代，男性。
a：肺血流シンチグラフィ（SPECT像），b：LPBV画像。
末梢肺動脈血流が気管支動脈などの体循環から灌流しているため，粒子径のある^{99m}Tc MAAを用いた肺血流シンチグラフィでは患側肺は完全欠損となるが（a），LPBV画像では肺実質内の血流が描出されている（b）。しかし，時間分解能の向上した機種では，肺動脈相の撮影を追加することで，肺血流シンチグラフィに似た肺血流画像も得られる。

図5 肺気腫例でのLPBV画像

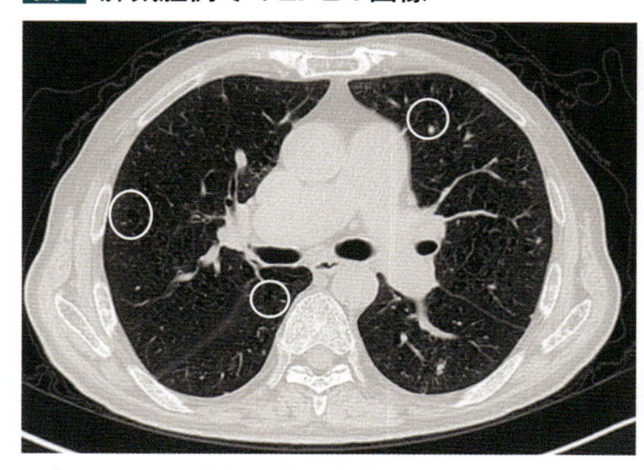

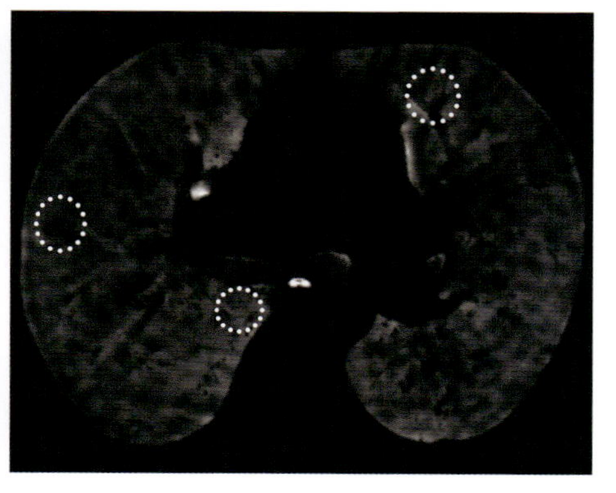

a｜b　a：胸部CT肺野条件，b：LPBV画像。
aの低吸収域（気腫性変化：◯）に一致して，bでもびまん性の灌流低下（◌）として認められる。

今後は，肺実質の低吸収域の補正を行ったLPBV画像などが得られれば，肺実質の状態に関係なくPTEの画像評価が可能となるであろう。

LPBV画像は，吸収値(attenuation：HU)として表現されるため定量化が可能である。灌流低下域に着目し，欠損域の面積[12)]や容積[13)]から重症度評価が行われているが，今後は残存肺血流(灌流)量に着目することで，新たな知見が得られる可能性がある。

機種による違いもあるが，LPBV画像では造影剤注入速度や投与量が問題となることがある。LPBV画像では，造影剤の注入速度が遅い場合，DECT撮像時の全肺におけるヨード量が減少するため，全肺灌流自体が低下する(**図6**)。このため，肺動脈内血栓による灌流低下域と正常肺灌流域の差が小さくなり，従来の肺灌流低下の閾値を用いた重症度評価は困難となる。その解決法として，全肺のLPBV画像を巨視的に評価する方法がある。肺動脈血栓症例では，低肺灌流の割合が増加するため低灌流域に多く分布する低吸収域の割合が多くなり，LPBV画像のヒストグラムは中央値が低吸収側へ移動し，尖度も高くなる。しかし，肺動脈内血栓がなく灌流が保たれていれば左右対称なヒストグラム像となる[14)]。

DECTでは，造影剤減量も可能である。通常のSECTでは良好なコントラストを得るために十分な造影剤投与が必要であるが，腎機能低下症例ではしばしば十分な量の造影剤を使用することが難しいことがある。DECTにおいて40keV程度の低いエネルギーでの仮想単色X線画像を作成すれば造影コントラストが上昇するため，少ない造影剤でも肺動脈内血栓の評価が可能となる(**図7**)。しかし，一般的には画像ノイズも増加するため[15)]，この点については検討が必要である。

2管球CT(Dual-source CT：DSCT)を用いたLPBV画像について

筆者の施設では，DSCTを用いたDECT撮影を行っている。DSCTでは，直交する2組の管球から異なる管電圧のX線を同時照射しながらヘリカルスキャンによってデータ収集を行う。第一世代のDSCT(SOMATOM Definition)では80kVpと140kVpのX線エネルギーが用いられていたが(**図8a**)，第三世代DSCT(SOMATOM Force)では90kVpとselective photon shieldである錫(Sn)フィルタを用いた150kVpが使用されている。第三世代DSCTでは，錫(Sn)フィルタの搭載により150kVpの低X線エネルギー成分が除去されていることで，第一世代のDSCTと比較して，2つのX線エネルギーの重なり(オーバーラップ)が減少しており(**図8b**)，material decompositionに有利となる。LPBV画像の原理は，第一世代および第三世代CTともに同様の3-material-decomposition法が用いられ(3-material decompositionについては，p.38を参照)，肺胞レベルの造影分布をLPBV画像として可視化できる。

肺のDECT撮影では，造影剤を高速で注入することで良好な画像が得られるとされており[16)]，筆者の施設では300～370mgI/mLヨード造影剤を原則4mL/secの注入速度で投与している。撮影タイミングは，肺動脈本幹に設けた関心領域(ROI)のCT値が100HUに達すれば尾頭側に全肺を撮影している。第一世代DSCTでは，全肺を撮影するために10秒程度必要であったが，第三世代DSCTでは3秒程度に短縮されている。第一世代DSCTでは撮影時の体循環からの造影剤の流入も考慮しLPBV画像と表記されていたが，第三世代DSCTでは撮像の高速化により，肺動脈相のタイミングで撮影すれば肺動脈が優位に描出

図6 少量の造影剤を用いたLPBV画像

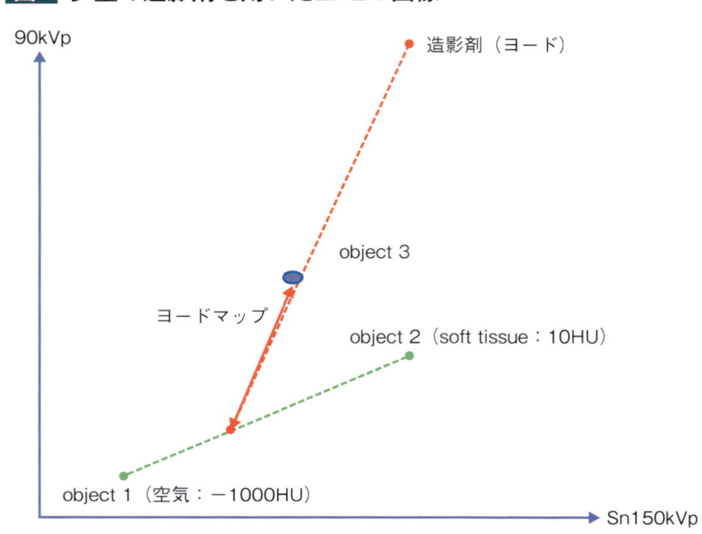

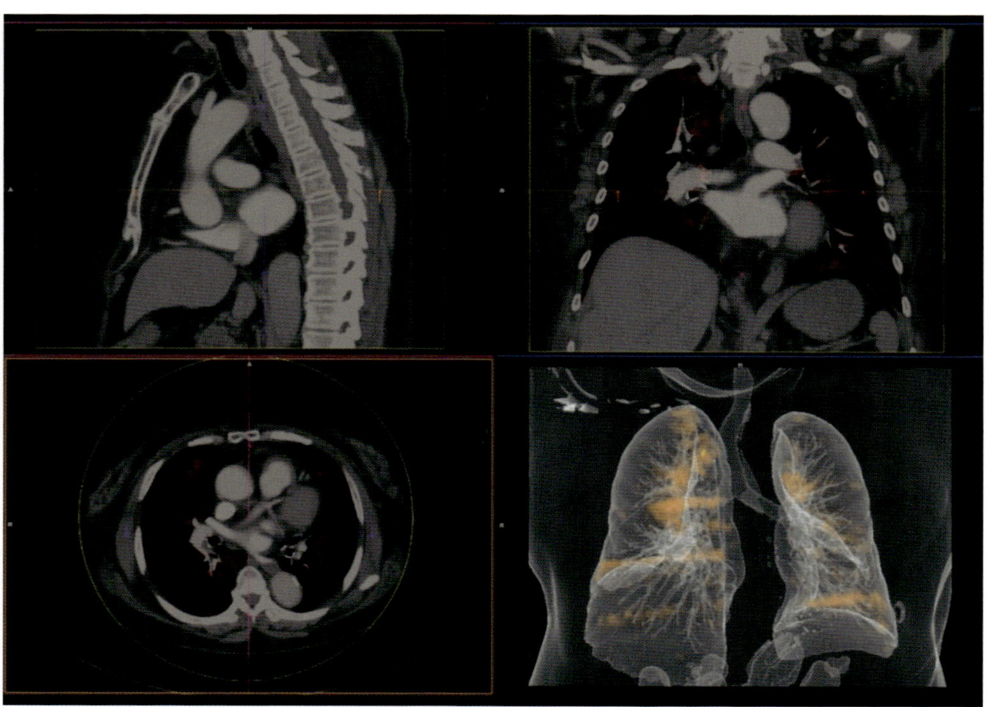

a
―
b

a：3-material decomposition法でのヨード量，b：LPBV画像。
少量の造影剤では，肺胞レベルのヨード量自体が低下するため（a），LPBV画像での吸収値が低下する（b）。定量評価するためには，造影剤投与量で補正された新たな解析方法が必要となる。

図7 仮想単色X線画像

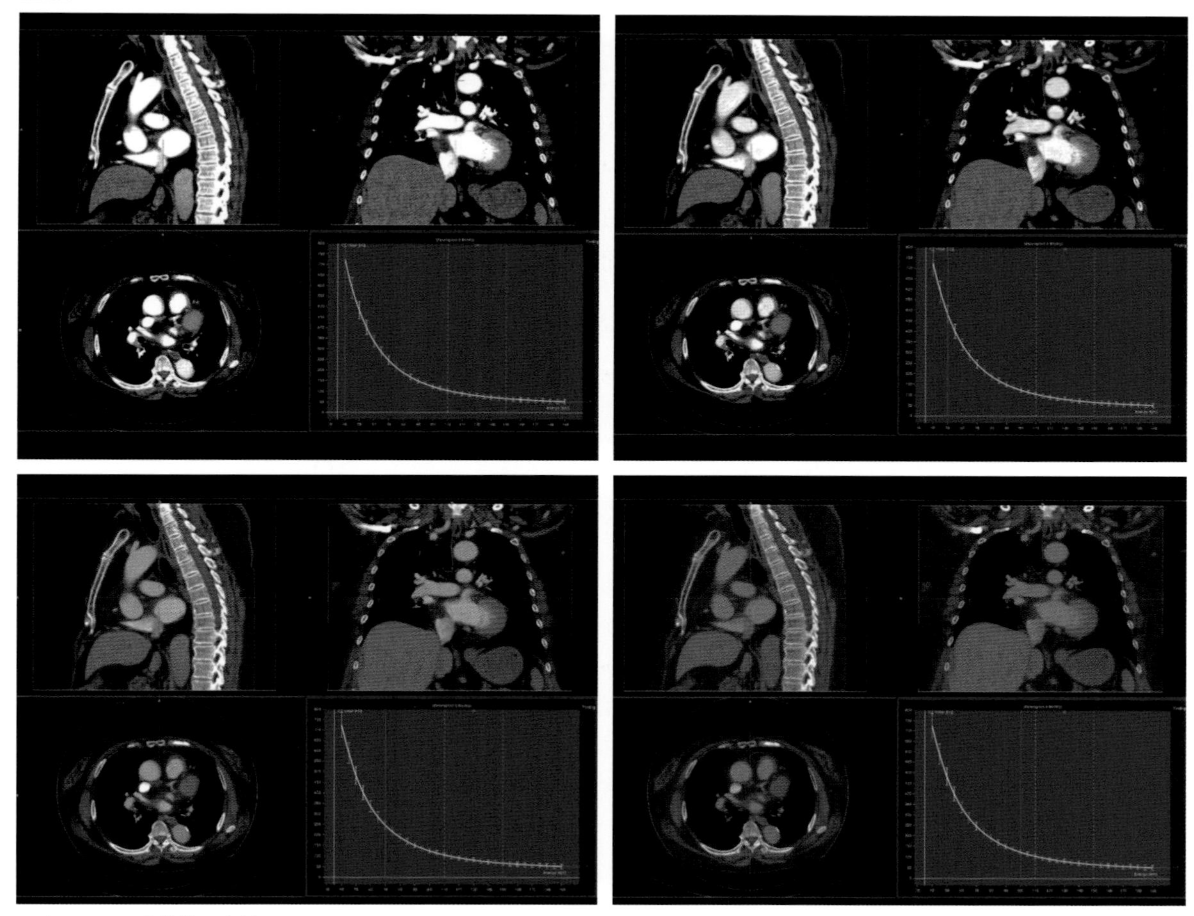

a b / c d
70歳代，女性。
a：DECT（40kVp），b：同（50kVp），c：同（70kVp），d：同（120kVp）。
PTEが疑われた腎機能障害を伴った患者に対して，300mgI/mLヨード造影剤30mL（造影剤1.5mL/secで注入）を用いたDECTである。aやbの画像では肺動脈内の造影効果も良好であるが，cでは肺動脈内の造影効果が低下し，dでは血管内の造影効果が不良で肺動脈内血栓の診断が困難である。

される画像が得られ，LPBV画像より肺動脈血流画像と表現できる。また，全肺の撮像時間が短縮したことで，LPBV撮像時に必要な造影剤が減量可能となる。しかし，CTを用いたPTEにおける造影剤量の規定因子は，CTVの撮像を施行するどうかである。高速化されたDSCTでは造影剤の投与量は減量できるが，CTVをstandard dose（120kVp）で撮像する場合は相当量の造影剤が必要となる。しかし，CTVを低線量で撮影できれば，被ばく低減と造影剤減量が可能となる[17]。さらにCTVをDual-energy法で撮影し，仮想単色X線画像で評価することでさらなる造影剤の減量も可能であるが[18]，被ばく低減効果に乏しいことや画像データ量の増加から，現時点で筆者の施設では行っていない。CTVを低線量撮影する場合やDECT撮影後に仮想単色X線画像で評価する場合には，得られた画像の画質について正しく評価する必要があり，インプラント留置例では金属アーチファクトに注意が必要となる。

図8 2管球CTでのselective photon shieldの効果

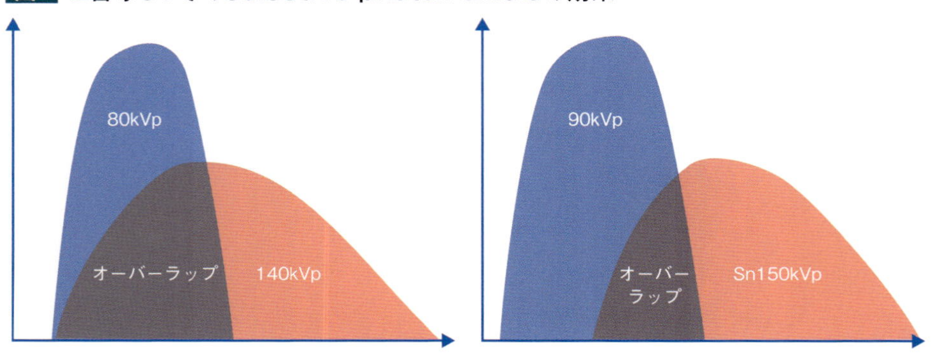

a | b

a：第一世代DSCT＝selective photon shieldなし，b：第三世代DSCT＝selective photon shieldあり。
aでは，selective photon shieldがなく，80kVpと140kVpのエネルギーの重なり（オーバーラップ）が多く認められたが，bでは，150kVpの管球にselective photon shieldである錫（Sn）フィルタが搭載されており，150kVpの低エネルギー成分が除去されたことで90kVpとのエネルギーの重なり（オーバーラップ）が小さくなっている。

シーメンスのDSCTでは，2対のX管球と検出器が直交して配置されており，同時刻に収集される2つの投影データに90°の位相差があることから，投影データベースのDECT処理ができない。このため，画像データ上の（image-dominant）のDECT処理が用いられるためビームハードニングの補正が困難であり，静脈や心臓内の高濃度造影剤によるビームハードニングによるアーチファクトは比較的強く現れる傾向にある。このため，造影剤の注入法や撮影タイミングの工夫でアーチファクトに対応する必要がある。

おわりに

DECTを用いれば，①解剖学的な肺動脈のCTA，②機能的な肺胞レベルでの造影剤分布を示唆するLPBV画像，が同時に得られるため，PTE診断における中心的な診断法となりえる。そのためには，ベンダ間の違いはあるが，最適な撮像法や画像の表示法などを検討し，多施設でPTE診断におけるDECTの意義を検討する必要がある。また，LPBV画像は，定量化することで重症度評価にも応用できるため，自動解析ソフトなどの開発により簡単にリスク評価できることが望まれる。

◇文献

1）Stein PD, et al: Multidetector computed tomography for the diagnosis of acute pulmonary embolism. Curr Opin Pulm Med, 13: 384-388, 2007.
2）van Belle A, et al: Effectiveness of managing suspected pulmonary embolism using an algorithm combining clinical probability, D-dimer testing, and computed tomography. JAMA, 295: 172-179, 2006.
3）Righini M, et al: Diagnosis of pulmonary embolism by multidetector CT alone or combined with venous ultrasonography of the leg: a randomised non-inferiority trial. Lancet, 71: 1343-1352, 2008.
4）Anderson DR, et al: Computed tomographic pulmonary angiography vs ventilation-perfusion lung scanning in patients with suspected pulmonary embolism: a randomized controlled trial. JAMA, 298: 2743-2753, 2007.
5）Patel S, et al: Helical CT for the evaluation of acute pulmonary embolism. AJR Am J Roentgenol, 185:135-149, 2005.
6）Brenner DJ, et al: Computed tomography－an increasing source

of radiation exposure. New Engl J Med, 357: 2277-2284, 2007.
7) Qanadli SD, et al: New CT index to quantify arterial obstruction in pulmonary embolism: comparison with angiographic index and echocardiography. AJR Am J Roentgenol, 176: 1415-1420, 2001.
8) Hariharan P, et al: Relation among clot burden, right-sided heart strain, and adverse events after acute pulmonary embolism. Am J Cardiol, 118: 1568-1573, 2016.
9) Okada M, et al: Added value of lung perfused blood volume images using dual-energy CT for assessment of acute pulmonary embolism. Eur J Radiol, 84: 172-177, 2015.
10) Kunihiro Y, et al: Dual-energy perfusion CT of non-diseased lung segments using dual-source CT: correlation with perfusion SPECT. Jap J Radiol, 31: 99-104, 2013.
11) Okada M, et al: The low attenuation area on dual-energy perfusion CT: correlation with the pulmonary function tests and quantitative CT measurements. Eur J Radiolo, 81: 2892-2899, 2012.
12) Sakamoto A, et al: Quantification of lung perfusion blood volume with dual-energy CT: assessment of the severity of acute pulmonary thromboembolism. AJR Am J Roentgenol, 203: 287-291, 2014.
13) Okada M, et al: Volumetric evaluation of dual-energy perfusion CT for the assessment of intrapulmonary clot burden. Clin Radiol, 68: e669-675, 2013.
14) Okada M, et al: Histogram-pattern analysis of the lung perfused blood volume for assessment of pulmonary thromboembolism. Diagn Interv Radiol, 24: 139-145, 2018.
15) Delesalle MA, et al: Spectral optimization of chest CT angiography with reduced iodine load: experience in 80 patients evaluated with dual-source, dual-energy CT. Radiology, 267: 256-266, 2013.
16) Nance JW Jr, et al: Optimization of contrast material delivery for dual-energy computed tomography pulmonary angiography in patients with suspected pulmonary embolism. Invest Radiol, 47: 78-84, 2012.
17) Oda S, et al: Evaluation of deep vein thrombosis with reduced radiation and contrast material dose at computed tomography venography: clinical application of a combined iterative reconstruction and low-tube-voltage technique. Circ J, 76: 2614-2622, 2012.
18) Ichikawa S, et al: Computed tomography (CT) venography with dual-energy CT: low tube voltage and dose reduction of contrast medium for detection of deep vein thrombosis. J Comput Assist Tomog, 38: 797-801, 2014.

3）大動脈

尾田済太郎

Single vs. Dual

Single-energy CT

- 血管の解剖学的評価とそれに基づく形態診断が主体である。
- 低管電圧撮影（100 kVpなど）を用いて造影剤を減量できる。

Dual-energy CT

- 仮想単色X線画像で画質を向上させることができる。
- 仮想単色X線の低keV画像で造影剤を大幅に減量できる。
- 石灰化プラークの除去が可能。
- 仮想単色X線画像やヨード密度画像でエンドリークの検出能を向上させることができる。
- 仮想非造影画像を用いることで，単純撮影を割愛し，X線被ばくを低減できる。

大動脈疾患に対するCTの臨床的意義

大動脈CTは，主に大動脈瘤や急性大動脈症候群（急性大動脈解離など），大型血管炎，先天性大動脈疾患の診断や手術計画，経過観察のために使用される。特に急性大動脈症候群では生命危機に至る可能性のある重篤な疾患であり，迅速かつ正確な診断が生命予後に大きく影響する。CT技術の進歩により，大動脈全体の情報を迅速に得ることが可能となり，大動脈CTは大動脈疾患の診療に欠くことのできない検査となっている。また，近年では大動脈瘤に対するステントグラフト内挿術が広く普及しており，その適応評価や実施後のエンドリーク評価にも大動脈CTは必須の検査である。2013年より保険適用となった高度大動脈弁狭窄症に対する経カテーテル大動脈弁置換術（transcatheter aortic valve implantation：TAVI）では実施適応の評価のため大動脈CT（TAVIプランニングCT）が不可欠であり，近年，需要が急増している。

Single-energy CTでできること

SECTの大動脈CTでは血管の解剖学的評価とそれに基づく形態診断が主体である。腹部大動脈瘤においては瘤の局在，形態，サイズ，瘤壁の性状，分枝血管との位置関係を評価する。特にサイズの評価は重要であり，大動脈径が55mm以上，半年間で5mm以上の拡大傾向を示す場合は手術適応と判断する[1)]。大動脈解離では解離の範囲，偽腔の性状に加えて分枝動脈閉塞や臓器血流障害などの合併症の評価が重要である。大動脈CTの3D再構成画像も臨床に広く活用される。また，細かい分枝動脈を評価するためにthin slice画像やMPR画像も多用される。このように大動脈CTでは3D画像やthin slice画像，MPR画像の作成に必要な画質が要求される。一方，造影剤投与後の大動脈の造影効果はダイナミックに変化するため，至適な造影効果を得られないことも時折，経験する。

SECTによる大動脈CTでは60～100mL程度の高濃度造影剤(350～370mgI/mL)を高速注入(3～5mL/sec)するのが一般的であり，造影剤の血管外漏出のリスクも通常の造影CTと比べて高い。80kVpや100kVpなどの低管電圧撮影を利用した造影剤減量プロトコルも活用され，100kVpで30%程度[2,3]，80kVpで35～50%程度[4,5]の造影剤を減量した大動脈CTが可能となる。しかし，80kVp撮影ではノイズやアーチファクトの増加により画質劣化を生じやすく，その適応は限定的であり，SECTで大幅な造影剤の減量は難しい。また，大動脈CTでは広範囲の多時相撮影(単純，動脈相，後期相など)を行うことも多く，経過観察のためCTを繰り返して行う症例ではX線被ばくの問題も懸念される。

Dual-energy CTでできること

DECTによる大動脈CTでは，仮想単色X線画像，ヨード密度画像，仮想非造影画像が活用されており実用性が高い。仮想単色X線の低keV画像はヨード造影剤のコントラスト向上に，高keV画像はステントなどの金属によって生じるビームハードニング，ブルーミング アーチファクトの低減に使用される。ヨード密度画像ではヨード造影剤の存在を定量的に評価することができ，淡い造影効果を確信度高く評価できる。仮想非造影画像を用いることで，単純撮影を割愛し，X線被ばくの低減に役立てることができる。

仮想単色X線画像による画質向上

大動脈CTにおける仮想単色X線画像を使用した画質改善の報告がなされている。PinhoらのRapid kV switchingを用いた検討では，仮想単色X線画像70keVを使用することで，良好な造影効果かつ画像ノイズの少ない大動脈CTが可能だったと報告している[6]。また，腎動脈の描出においては50keVのような低keV画像が有効だったと示している。従来の低keV領域(40～50keV)仮想単色X線画像は，高い画像ノイズのため適応が限定的であったが[7]，近年，仮想単色X線画像の再構成手法の進歩により，低keV領域でも良好な画像が得られ，その応用範囲は拡大している[8,9]。2管球CTの新たな仮想単色X線画像再構成法(Mono＋)を使用した大動脈CTの報告では，低keV領域での造影効果の向上と低いノイズレベルの両立を達成し，40keVでCNRが最も高くなることを示している[10～12]。2層検出器CTの仮想単色X線画像再構成法(Mono E)においても，大動脈のCNRは40keVで最も高いと報告されている[13]。さらにAlbrechtらは，低keV(40～50keV)とMono＋の併用は，特に小さな動脈の描出に有効であることを明らかにした[14](**図1**)。

低keV領域の大動脈CTにおける注意点として，適切なウインドウセッティングで読影をする必要性が挙げられる。不適切なウインドウセッティングでは低keVでの造影効果上昇に伴うブルーミング アーチファクトや石灰化と内腔との判別，解離の内膜フラップの描出が不良となり，診断能の低下をきたすおそれがある。特に造影剤を減量しない場合の低keVでは通常よりも高いウインドウレベル/ウインドウ幅に最適化する必要がある[15]（**図2**）。

仮想単色X線画像のユニークな活用法として，造影剤投与後70秒後の門脈相画像を低keV（Mono E 40 keV）で再構成することで，十分な動脈の評価が可能だったと報告されている[16]。低keVを使用することで，門脈相画像から大動脈の3D画像を作成することも可能になる（**図3**）。

ステントやコイル，高度石灰化によって生じる金属アーチファクト，ビームハードニング，ブルーミング アーチファクトを仮想単色X線高keV画像を使用して低減する有効性が示唆されているが[17]，高keV領域では血管内の造影効果が減弱するため，臨床応用は限定的と思われる。低keVと金属アーチファクト低減アルゴリズムを併用し，血管内の造影効果を強調しつつ，金属アーチファクトを低減する新たな手法の有用性が期待されている[18]（**図4**）。

図1 低keVによる小動脈の描出向上（2層検出器CTを使用）

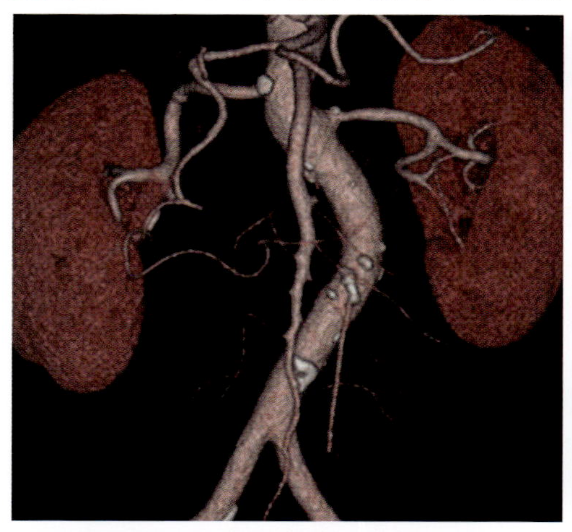

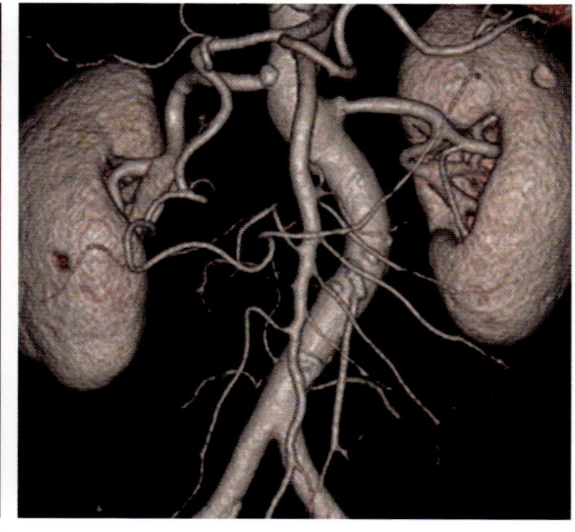

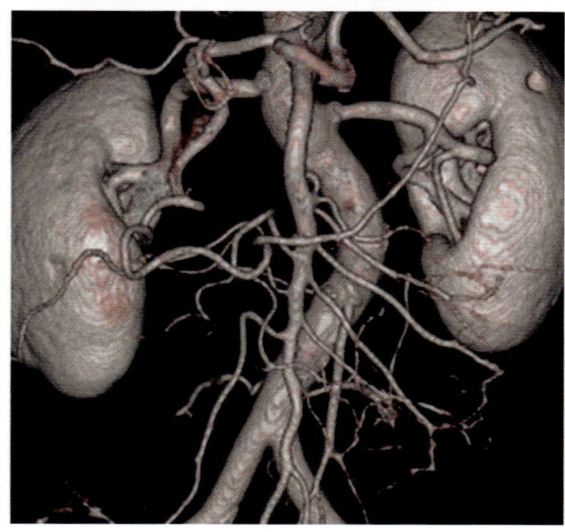

a	b
c	

a：70 keV画像。
b：55 keV画像。
c：40 keV画像。
低keV画像において腸間膜動脈が，より末梢まで描出されている。

図2 低keVでのウインドウセッティング（2層検出器CTを使用）：偽腔開存型の大動脈解離

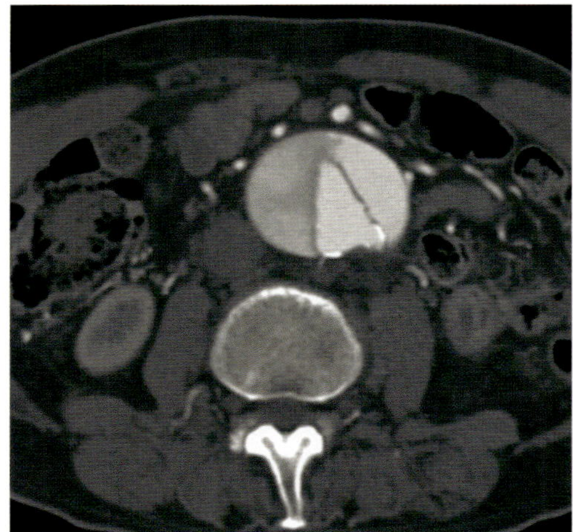

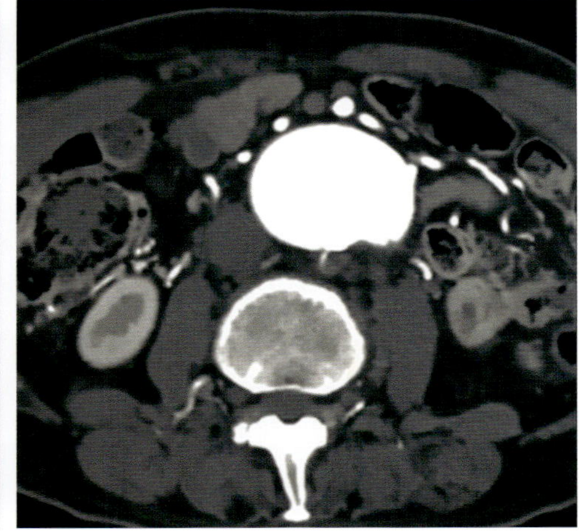

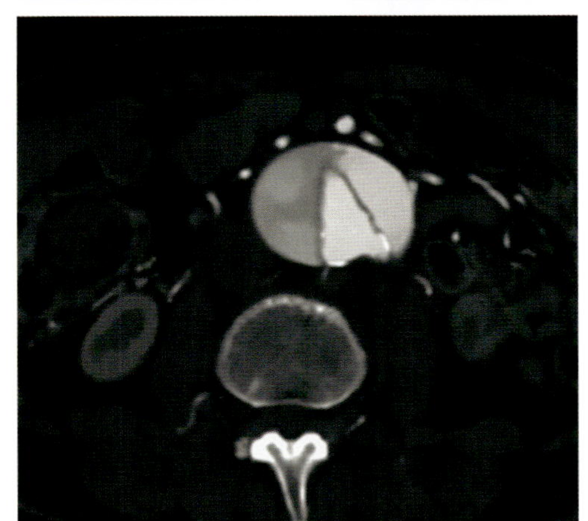

a | b
c |

a：120kVp画像，ウインドウレベル/ウインドウ幅＝150HU/800HU。
b：40keV画像，150HU/800HU。
c：40keV画像，700HU/2000HU。
40 keVにより大動脈のコントラストは上昇するが，不適切なウインドウセッティングのため内膜フラップや石灰化が認識できない。低keV画像ではウインドウレベル/ウインドウ幅に最適化する必要がある。

図3 低keVを用いた門脈相画像での大動脈3D画像（2層検出器CTを使用）：右腎癌術後症例

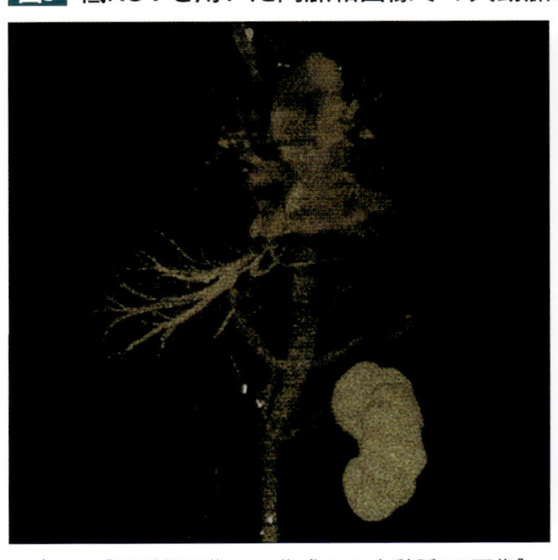

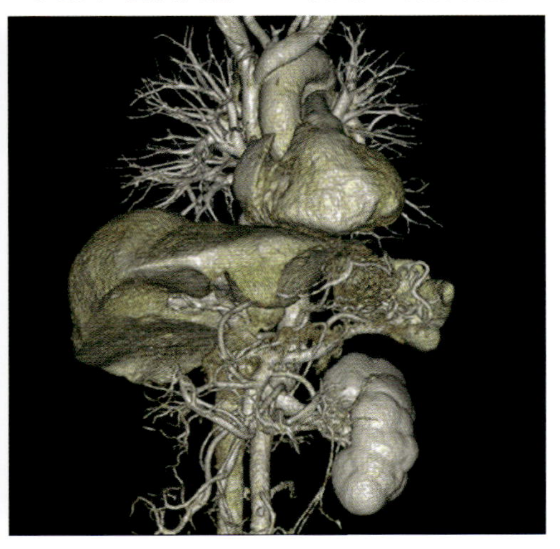

a | b ［門脈相画像より作成した大動脈3D画像］
a：120 kVp画像，b：40 keV画像。
門脈相の40keV画像から良好な大動脈3D画像を作成することができる。

図4 低keVと金属アーチファクト低減アルゴリズムの併用(2層検出器CTを使用)：左大腿骨頸部骨折術後

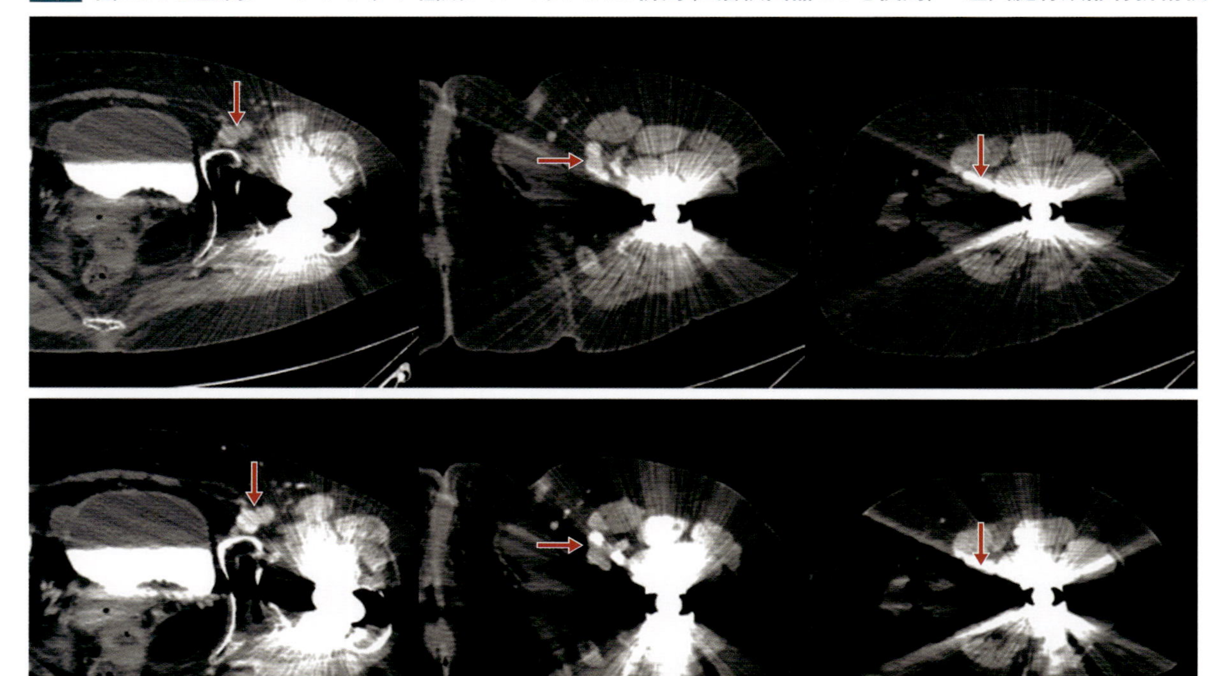

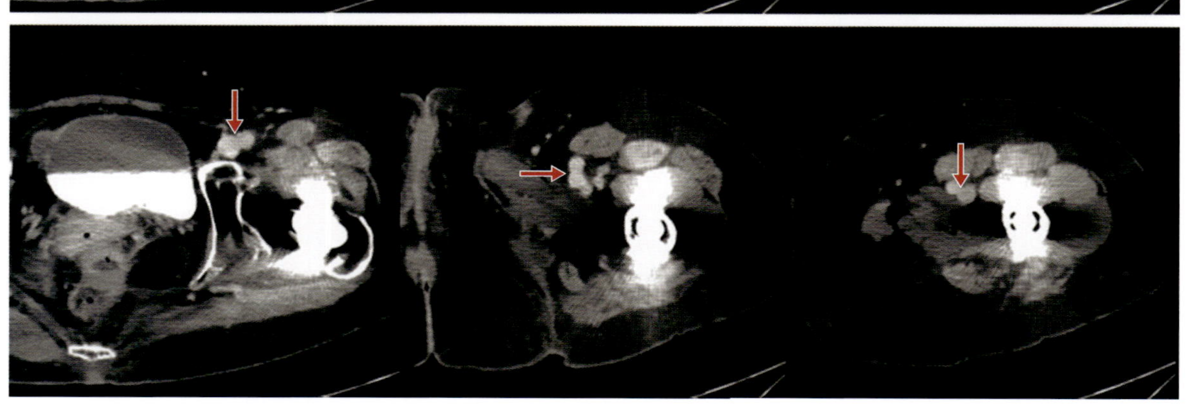

a：120kVp画像，b：50keV画像，c：50keV画像と金属アーチファクト低減アルゴリズムの併用。
50keVと金属アーチファクト低減アルゴリズムを併用することで，大腿動静脈の造影効果を強調しつつ，金属アーチファクトを低減することができる(↑)。

石灰化プラークの除去

大動脈CT，特に分枝動脈や末梢動脈の評価において石灰化プラークはしばしば診断の妨げとなる。CTでは石灰化プラークのブルーミング アーチファクト，ビームハードニング アーチファクトにより狭窄率を過大評価する傾向にある[19]。DECTによる石灰化プラーク除去については以前より2-material decompositionの手法を用いた報告がなされており，一定の有効性が示されているが，小動脈レベルで狭窄率を過大評価する傾向があった[20,21]。近年，3-material decompositionの手法による仮想非石灰化画像を用いた石灰化プラーク除去の報告がなされており，頚動脈CTの評価においてはDSAと遜色のない診断精度であったと示されている[19]（**図5**）。

▶造影剤の減量

近年，造影CTのような経静脈的ヨード造影剤の投与による急性腎障害の頻度は非常に低いことが明らかとなっており，造影剤減量の意義が見直されている[22]。しかし，不安定な病態を有する症例や高度腎機能障害，心不全，腎毒性薬剤使用中の症例においては，腎保護のために造影剤を減量することが望まれる。このような臨床的にしばしば遭遇するシチュエーションにおいて，仮想単色X線の低keV画像が非常に有効である。近年の報告から，大動脈CTに低keV画像を使用することで，40～70%程度の造影剤の減量が可能であると示されている[23～25]。

末梢静脈が細く脆弱な症例では静脈ルートの確保が難しく，造影の際に造影剤漏出のリスクがある。このような症例においては造影剤注入速度や造影剤濃度を下げて検査を行う必要があり，結果として造影効果が不十分となりうる。また，大動脈の造影効果はさまざまな患者因子や撮影条件の影響を受けるため予期せぬ造影効果不良を時折，経験する。こ

図5 3-material decompositionによる仮想非石灰化画像を用いた石灰化プラーク除去（2管球CTを使用）

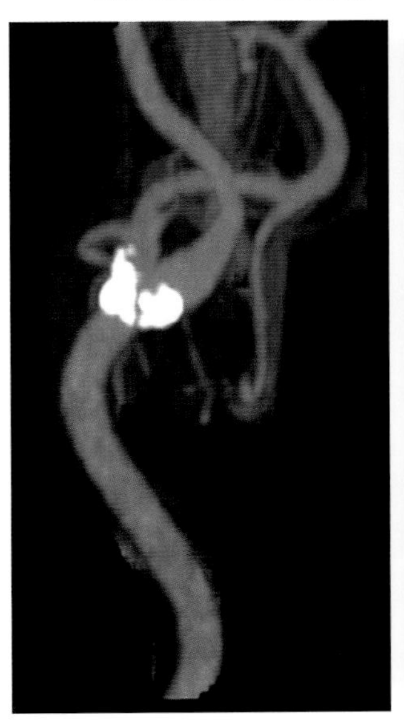
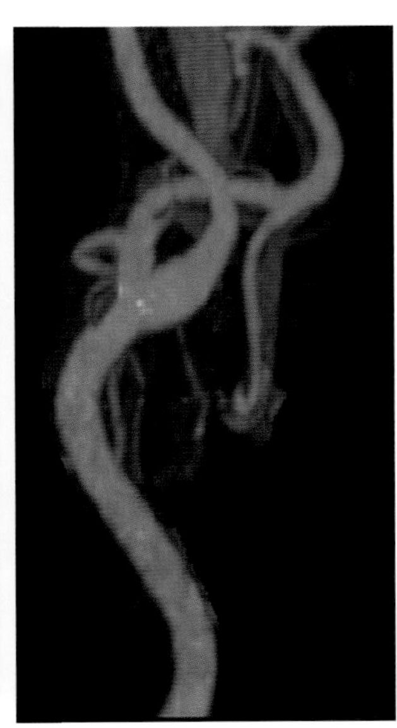

a | b

［頚動脈CT］
a：通常画像。
b：仮想非石灰化画像。
仮想非石灰化画像により石灰化プラークが除去され，動脈内腔の描出が良好となる。

のような状況においても仮想単色X線画像を適切なkeVに調整することで，良好な造影効果の画像を得ることができる[26,27]。

経カテーテル大動脈弁置換術(TAVI)は，重症の大動脈弁狭窄症に対する新規治療法であり，日本でも2013年に保険適用となり広く行われるようになっている。TAVIの実施を検討する際，CTによる大動脈弁周囲構造の計測，いわゆる“TAVIプランニングCT”が適応評価やデバイスの選択，安全な手術手技，術後合併症の回避のために不可欠である[28]。一般にTAVIの対象患者は高齢でかつ重症心不全を有しており，併存症(冠動脈疾患，糖尿病，高血圧，貧血など)の合併率も高い，いわゆる造影剤腎症のハイリスク患者である，TAVIプランニングCTでは可能な限り少ない造影剤量での実施が臨まれる。仮想単色X線の低keVを使用することで，少ない造影剤量で適切なTAVI前の評価が可能であることが報告されている[29,30](**図6**)。

▶大動脈ステントグラフト内挿術後の経過観察

大動脈ステントグラフト内挿術後の経過観察ではステントグラフトの変形や移動，開存性に加えて，瘤径の変化とエンドリークの評価が重要である。エンドリークは大動脈瘤内のグラフト周囲に生じる動脈性血流と定義され，瘤内の血栓化不良や瘤壁に圧負荷が継続的に生じる現象であり，治療後の瘤拡大および破裂の原因となりうる。そのため，大動脈

図6 造影剤減量プロトコルにおける低keVの有用性(2層検出器CTを使用)

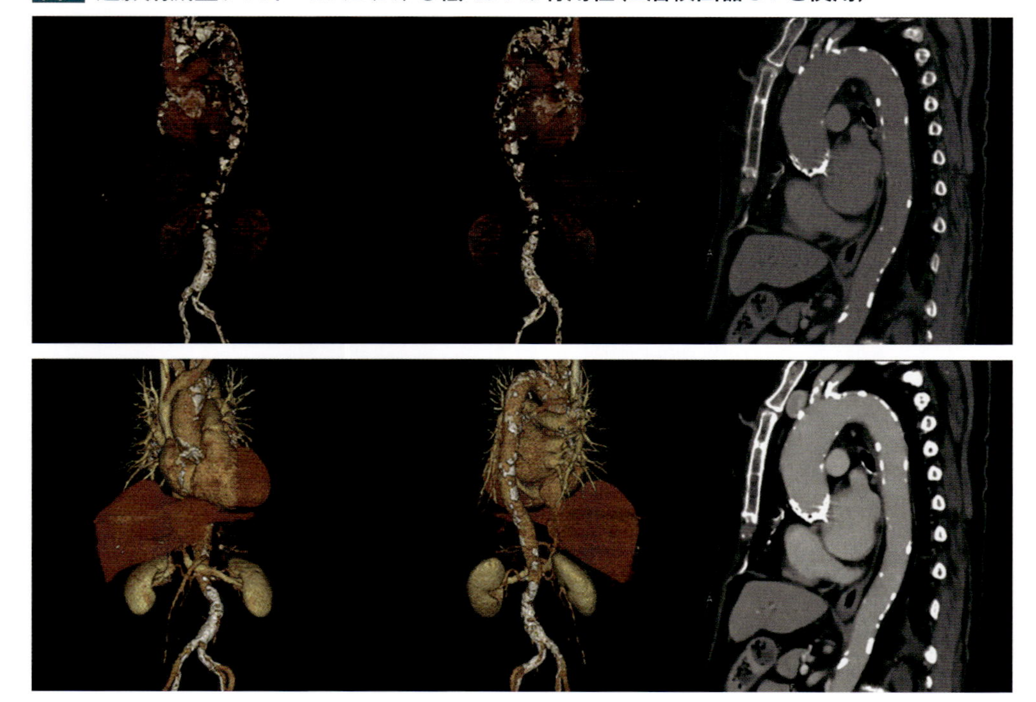

a/c
高度腎機能障害を有するため，低造影剤量(30mL)プロトコルでTAVIプランニングCTを撮影。
a：120 kVp画像，b：40keV画像。
40keV画像を用いることで低造影剤量プロトコルにおいても良好な大動脈CT画像を得ることができる。

ステントグラフト内挿術後は造影CTによる経過観察が必要になる。エンドリークの評価では，単純撮影と造影動脈相に加えて造影後期相（造影剤注入後60～120秒後）を撮影するのが一般的である[31]。エンドリークの血流速度はタイプによってさまざまであり，多時相撮影が必要な理由でもある。流速の遅いエンドリークの場合，造影動脈相では同定できず，後期相でのみ淡い造影効果を呈し，診断に苦慮することも多い。仮想単色X線の低keVを使用し，淡いエンドリークの濃度を高めることでエンドリークを高い精度で検出できると報告されており[32,33]，有効な手段と考えられる（**図7**）。ヨード密度画像の併用もエンドリークの検出に有効であり，特にヨード密度画像のカラー表示オーバーレイ画像を用いることで，エンドリークの視覚的な認識と確信度が向上したと報告されている[34]（**図7**）。

大動脈ステントグラフト内挿術後の経過観察では，生涯にわたって定期的な造影CTで

図7　大動脈ステントグラフト内挿術後の経過観察CT（2層検出器CTを使用）

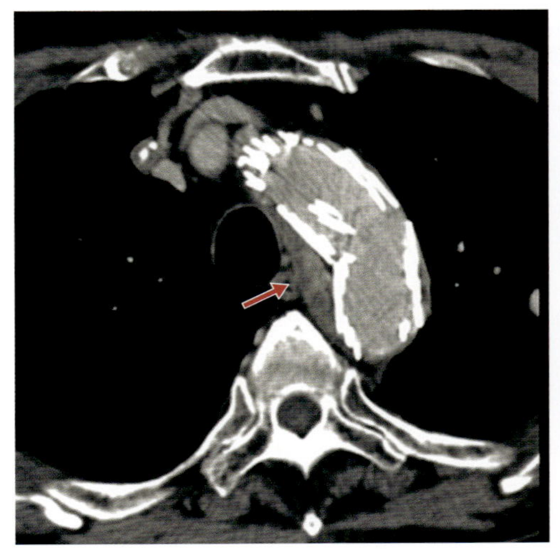

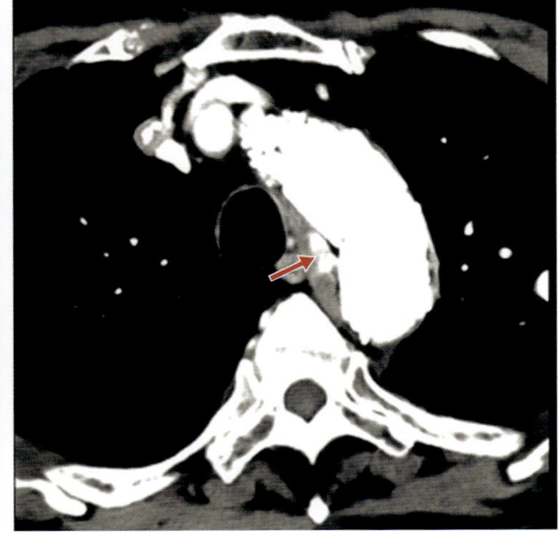

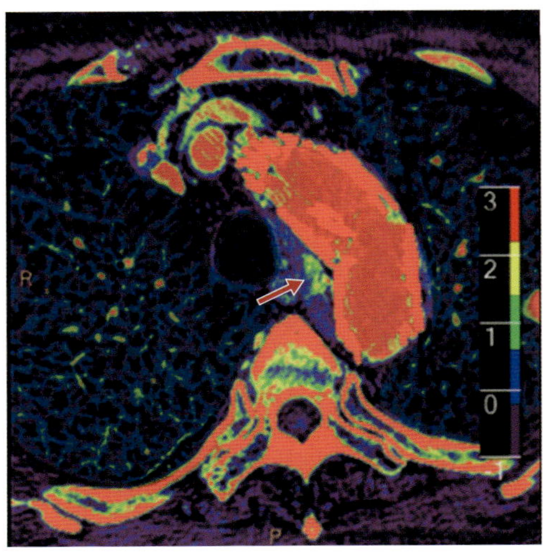

a	b
c	

a：120kVp画像。
b：40keV画像。
c：ヨード密度画像。
40 keV画像とヨード密度画像*によりエンドリークの描出が向上する（↑）。

＊：ヨード密度画像
120kVpの画像に“iodine no water image”を重ね合わせた画像。

の評価が不可欠である。それに加えて，CTの実施においては広範囲で多時相の撮影が必要になる。そのため，X線の累積被ばくが問題となる。X線被ばく低減を目的として造影動脈相の撮影を省略し，後期相のみでエンドリークを評価する手法が考案されている[35]。また，仮想非造影画像を用いることで，単純撮影を割愛し，造影後期相のみでエンドリークを評価することが可能となっており[36]，X線の累積被ばく低減に大きく貢献する手法である。

◇文献

1) JCS Joint Working Group: Guidelines for diagnosis and treatment of aortic aneurysm and aortic dissection (JCS 2011): digest version. Circ J, 77: 789-828, 2013.
2) Shen Y, et al: High-pitch, low-voltage and low-iodine-concentration CT angiography of aorta: assessment of image quality and radiation dose with iterative reconstruction. PLoS One, 10: e0117469, 2015.
3) Shin HJ, et al: Feasibility of low-concentration iodinated contrast medium with lower-tube-voltage dual-source CT aortography using iterative reconstruction: comparison with automatic exposure control CT aortography. Int J Cardiovasc Imaging, 32(Suppl 1): 53-61, 2016.
4) Kanematsu M, et al: Whole-body CT angiography with low tube voltage and low-concentration contrast material to reduce radiation dose and iodine load. AJR Am J Roentgenol, 202: W106-116, 2014.
5) Knipp D, et al: Computed Tomographic Angiography of the Abdomen and Pelvis in Azotemic Patients Utilizing 80-kV(p) Technique and Reduced Dose Iodinated Contrast: Comparison With Routine 120-kV(p) Technique. J Comput Assist Tomogr, 41: 141-147, 2017.
6) Pinho DF, et al: Initial experience with single-source dual-energy CT abdominal angiography and comparison with single-energy CT angiography: image quality, enhancement, diagnosis and radiation dose. Eur Radiol, 23: 351-359, 2013.
7) Matsumoto K, et al: Virtual monochromatic spectral imaging with fast kilovoltage switching: improved image quality as compared with that obtained with conventional 120-kVp CT. Radiology, 259: 257-262, 2011.
8) Grant KL, et al: Assessment of an advanced image-based technique to calculate virtual monoenergetic computed tomographic images from a dual-energy examination to improve contrast-to-noise ratio in examinations using iodinated contrast media. Invest Radiol, 49: 586-592, 2014.
9) Sakabe D, et al: Image quality characteristics for virtual monoenergetic images using dual-layer spectral detector CT: Comparison with conventional tube-voltage images. Phys Med, 49: 5-10, 2018.
10) Albrecht MH, et al: Advanced image-based virtual monoenergetic dual-energy CT angiography of the abdomen: optimization of kiloelectron volt settings to improve image contrast. Eur Radiol, 26: 1863-1870, 2016.
11) Beeres M, et al: Evaluation of different keV-settings in dual-energy CT angiography of the aorta using advanced image-based virtual monoenergetic imaging. Int J Cardiovasc Imaging, 32: 137-144, 2016.
12) Rajiah P, et al: Spectral detector CT for cardiovascular applications. Diagn Interv Radiol, 23: 187-193, 2017.
13) Nagayama Y, et al: Dual-layer DECT for multiphasic hepatic CT with 50 percent iodine load: a matched-pair comparison with a 120 kVp protocol. Eur Radiol, 28: 1719-1730, 2018.
14) Albrecht MH, et al: Comprehensive Comparison of Virtual Monoenergetic and Linearly Blended Reconstruction Techniques in Third-Generation Dual-Source Dual-Energy Computed Tomography Angiography of the Thorax and Abdomen. Invest Radiol, 51: 582-590, 2016.
15) Caruso D, et al: Optimization of window settings for standard and advanced virtual monoenergetic imaging in abdominal dual-energy CT angiography. Abdom Radiol (NY), 42: 772-780, 2017.
16) Hickethier T, et al: Utilization of virtual mono-energetic images (MonoE) derived from a dual-layer spectral detector CT (SDCT) for the assessment of abdominal arteries in venous contrast phase scans. Eur J Radiol, 99: 28-33, 2018.
17) Machida H, et al: Dual-Energy Spectral CT: Various Clinical Vascular Applications. Radiographics, 36: 1215-1232, 2016.
18) Boos J, et al: Dual energy CT angiography: pros and cons of dual-energy metal artifact reduction algorithm in patients after endovascular aortic repair. Abdom Radiol (NY), 42: 749-758, 2017.
19) Mannil M, et al: Modified Dual-Energy Algorithm for Calcified Plaque Removal: Evaluation in Carotid Computed Tomography Angiography and Comparison With Digital Subtraction Angiography. Invest Radiol, 52: 680-685, 2017.
20) Meyer BC, et al: Dual energy CT of peripheral arteries: effect of automatic bone and plaque removal on image quality and grading of stenoses. Eur J Radiol, 68: 414-422, 2008.
21) Thomas C, et al: Automatic lumen segmentation in calcified plaques: dual-energy CT versus standard reconstructions in comparison with digital subtraction angiography. AJR Am J Roentgenol, 194: 1590-1595, 2010.
22) McDonald RJ, et al: Controversies in Contrast Material-induced Acute Kidney Injury: Closing in on the Truth? Radiology, 277: 627-632, 2015.
23) Clark ZE, et al: Abdominal rapid-kVp-switching dual-energy MDCT with reduced IV contrast compared to conventional MDCT with standard weight-based IV contrast: an intra-patient comparison. Abdom Imaging, 40: 852-858, 2015.
24) Shuman WP, et al: Dual-energy CT Aortography with 50% Reduced Iodine Dose Versus Single-energy CT Aortography with Standard Iodine Dose. Acad Radiol, 23: 611-618, 2016.
25) Shuman WP, et al: Prospective comparison of dual-energy CT aortography using 70% reduced iodine dose versus single-energy CT aortography using standard iodine dose in the same patient. Abdom Radiol (NY), 42: 759-765, 2017.
26) He J, et al: Dual-energy CT angiography of abdomen with routine concentration contrast agent in comparison with conventional single-energy CT with high concentration contrast agent. Eur J Radiol, 84: 221-227, 2015.
27) De Santis D, et al: Contrast media injection protocol optimization for dual-energy coronary CT angiography: results from a circulation phantom. Eur Radiol, 28: 3473-3481, 2018.

28) Achenbach S, et al: SCCT expert consensus document on computed tomography imaging before transcatheter aortic valve implantation (TAVI)/transcatheter aortic valve replacement (TAVR). J Cardiovasc Comput Tomogr, 6: 366-380, 2012.
29) Dubourg B, et al: Single-source dual-energy CT angiography with reduced iodine load in patients referred for aortoiliofemoral evaluation before transcatheter aortic valve implantation: impact on image quality and radiation dose. Eur Radiol, 24: 2659-2668, 2014.
30) Martin SS, et al: Value of a noise-optimized virtual monoenergetic reconstruction technique in dual-energy CT for planning of transcatheter aortic valve replacement. Eur Radiol, 27: 705-714, 2017.
31) Iezzi R, et al: Multidetector CT in abdominal aortic aneurysm treated with endovascular repair: are unenhanced and delayed phase enhanced images effective for endoleak detection? Radiology, 241: 915-921, 2006.
32) Maturen KE, et al: "Sweet spot" for endoleak detection: optimizing contrast to noise using low keV reconstructions from fast-switch kVp dual-energy CT. J Comput Assist Tomogr, 36: 83-87, 2012.
33) Martin SS, et al: Endoleaks after endovascular aortic aneurysm repair: Improved detection with noise-optimized virtual monoenergetic dual-energy CT. Eur J Radiol, 94: 125-132, 2017.
34) Ascenti G, et al: Dual-energy CT for detection of endoleaks after endovascular abdominal aneurysm repair: usefulness of colored iodine overlay. AJR Am J Roentgenol, 196: 1408-1414, 2011.
35) Macari M, et al: Abdominal aortic aneurysm: can the arterial phase at CT evaluation after endovascular repair be eliminated to reduce radiation dose? Radiology, 241: 908-914, 2006.
36) Stolzmann P, et al: Endoleaks after endovascular abdominal aortic aneurysm repair: detection with dual-energy dual-source CT. Radiology, 249: 682-691, 2008.

1）肝臓：肝腫瘍

中村優子

Single-energy CT（SECT）と比較し，Dual-energy CT（DECT）では仮想単色X線画像の作成のみならず，ヨード含有量，エネルギー変化に伴うCT値の推移，実効原子番号など数値的に評価できるパラメータが存在するため，定量的に病変の質的診断や治療効果判定などに迫ることができる。しかしながら，DECTの解析機能は，撮像機種や解析法によってその特徴は異なっている。以下に撮像機種や解析法による違いにも言及しながら，代表的な肝腫瘍におけるDECTの有用性について概説する。

①　原発性肝細胞癌の診断

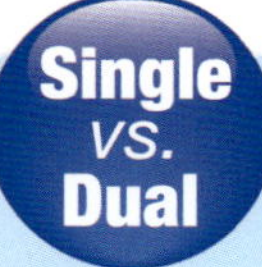

Single-energy CT

- 原発性肝細胞癌診断において確立された検査である。
- 非造影CTがない場合，腫瘍のわずかな造影効果の有無は判断が困難である。
- 小さなサイズの腫瘍性病変の検出能は低い。
- 造影効果の定量評価が難しい。

Dual-energy CT

- 将来的に非造影CTを省略できる可能性がある。
- 仮想単色X線画像やヨードマップを作成することにより腫瘍検出能を向上させることができる。
- ヨードマップにより造影効果を定量評価できる。
- 病変検出能を保ちながら被ばく量や造影剤を減量することができる。

臨床的背景

原発性肝細胞癌(hepatocellular carcinoma：HCC)は原発性肝癌の約95%を占め，慢性肝炎あるいは肝硬変を背景として発生する肝細胞由来の悪性腫瘍である。B型・C型肝炎ウイルスによる慢性肝炎(あるいは肝硬変)，ウイルス以外の原因による肝硬変症は肝癌の高危険群である。この肝癌高危険群では，dynamic CTやMRIで典型的な画像所見を呈すれば画像所見のみで肝細胞癌と診断できるため，画像の果たす役割は大きい[1)]。特に悪性度の高い進行肝細胞癌は異常動脈血流により支配されており，多血性病変として描出される[2)]。よって肝細胞癌診断における画像診断の役割は多血性の評価といっても過言ではなく，正確かつ詳細な血流状態の評価が画像に望まれている。

Single-energy CTでできること

『肝癌診療ガイドライン 2017年版』によれば，典型的肝細胞癌(進行肝細胞癌)診断のためには，dynamic CTあるいはdynamic MRI，造影超音波検査のいずれかが勧められるとある(強い推奨)[3)]。すなわち，SECTによるdynamic CTは肝細胞癌診断において十分に確立された検査であるといえる。しかしながら，SECTを用いた場合，原発性肝細胞癌の検出感度はdynamic CTでは70～74%，肝細胞特異性造影剤であるGd-EOB-DTPA(以下，EOB)造影MRIでは86～95%であり，CTの検出感度は必ずしも高くない。特に2cm以下の小さな腫瘍では，dynamic CTの感度は53%，EOB造影MRIでは82%とその差は顕著となる[4,5)]。これはひとえに病変と背景肝のコントラストが不十分であるためと考えられる。

SECTでは病変のわずかな造影効果をとらえるために非造影CTは必須であり，背景肝と病変のコントラストを十分保つためには造影剤を安易に減量することはできない。一方で，低電圧撮像は造影効果の増強につながるため，造影剤減量が可能であると報告されているが[6)]，電圧を下げることはノイズ増加にもつながり画質が劣化することが課題である。

Dual-energy CTできること

仮想非造影CT画像(virtual non-contrast CT image)

DECTでは，material decompositionにより造影CTから造影剤の濃度を除去することで，仮想非造影CT画像を得ることができる。このため仮想非造影CT画像は，非造影CTが撮像されていない場合でも，わずかな造影効果の評価ができる可能性がある。また仮想非造影CT画像の精度が高いものであれば(すなわち正確にヨードの除去ができれば)，非造影CT撮像を省略することができ，被ばく線量低減につながる。特にHCC患者はdynamic CTを比較的短期間に繰り返す必要があるため，被ばく線量を低減することは重要であり，仮想非造影CT画像に大きな期待が寄せられている[7)]。しかしながら，現在の仮想非造影CT画像では，ヨードの除去が不十分であったり，石灰化や金属の濃度が減弱したりすると報告されている[8～10)](**図1**)。

図1 肝腫瘍精査目的のdynamic CT

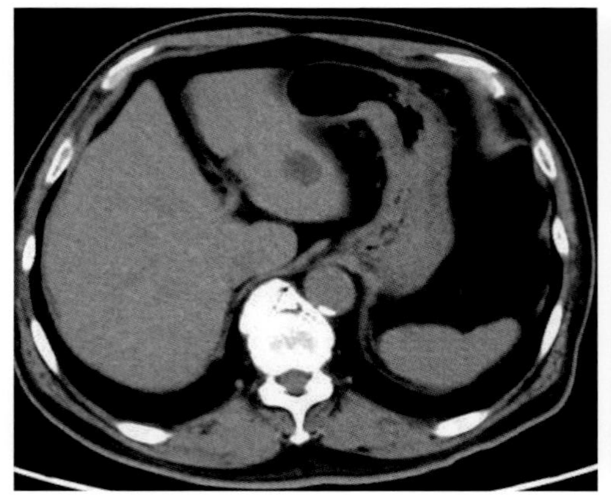

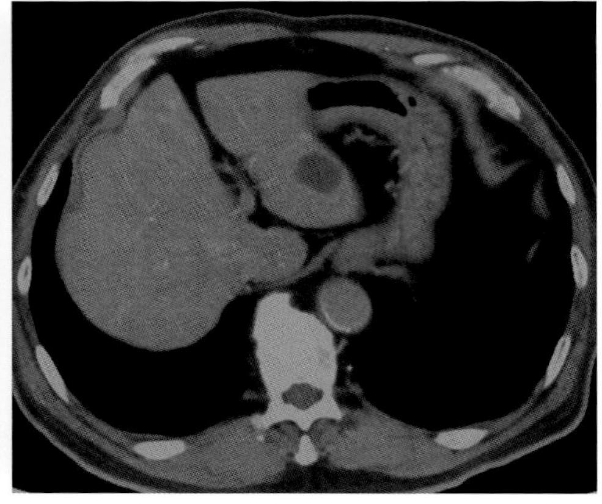

a｜b　70歳代，男性。
a：非造影CT，b：動脈相から作成した仮想非造影CT。
仮想非造影CTではやや肝実質の濃度は高く，血管内もやや高吸収を呈していることから十分にヨードが除去できていないことがわかる（撮像装置：GE Revolution CT，画像処理ワークステーション：AW Server 3.2）。

仮想非造影CT画像におけるCT値は真の非造影CTとは異なるとの報告も多い[11～13]。これらの報告は多くが2管球DECTを使用したものであるが，1管球DECTを使用した報告でも同様の傾向が報告されている。また，Obmannらは異なる機種のDECTを用いて仮想非造影CT画像のCT値を比較し，両者の値が異なっていたことを報告している[14]。従って，現時点では，仮想非造影CT画像により真の非造影CTを代替するのは困難であり，今後のソフトウェアの改良が望まれるところである。

ヨードマップ

DECTではヨード含有量を定量化でき[15,16]，HCC診断における有用性は高い。しかしながら，撮像機種のみならず，material decompositionに用いる手法によってもヨードの定量値は変化する。従って，現時点では，同じ機種・解析法であればヨードの定量値を比較することが可能であるが，異なる機種や解析法では互換性は低いと考えておいたほうがよい。

▶腫瘍検出

HCCの画像診断では動脈相での早期濃染，平衡相でのwash outの評価が重要であるが[1,17]，MRIはその良好なコントラストゆえに，一般的にCTよりもHCCの診断能は高い[18～20]。しかしながら，DECTはヨードマップを用いることで，MRIより優れたコントラストが得られる可能性があり，今後，HCC診断における有用性が期待される[21]（**図2**）。

▶腫瘍の質的診断

HCCは脈管侵襲の有無で治療方針が異なる[3]。一般にHCCは門脈腫瘍栓をきたしやすいが，SECTでは腫瘍栓と血栓の鑑別に苦慮することが少なくない。これに対して，ヨードマップではわずかな造影効果を定量評価することができるため，両者の鑑別に有用である[22,23]（**図3**）。

図2 HCC

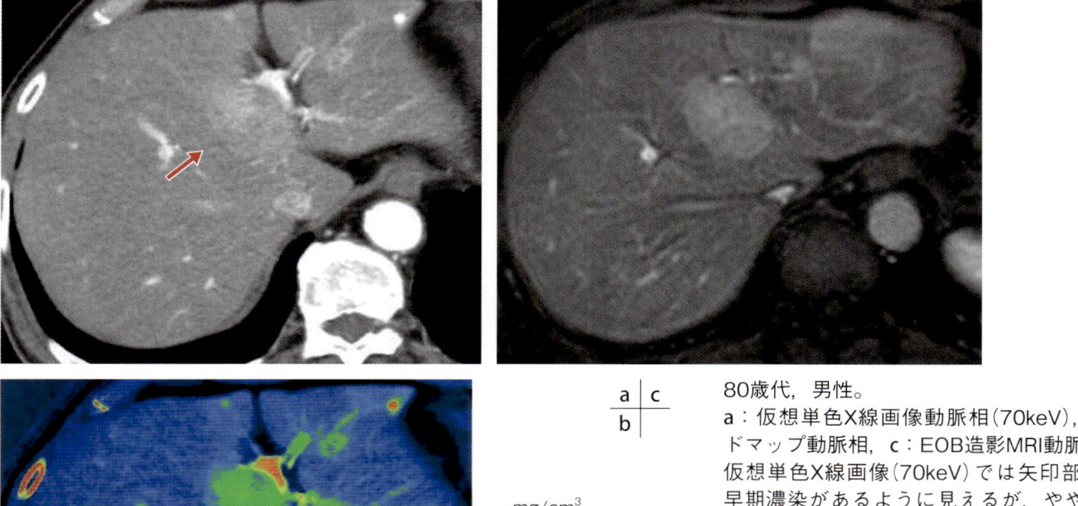

a｜c
b

80歳代，男性。
a：仮想単色X線画像動脈相(70keV)，b：ヨードマップ動脈相，c：EOB造影MRI動脈相。
仮想単色X線画像(70keV)では矢印部分に淡い早期濃染があるように見えるが，やや同定し難い。ヨードマップを作成することで病変部と非病変部のコントラストが明瞭となっており(↑)，MRIと比較しても遜色ないものとなっている(撮像装置：GE Revolution CT，画像処理ワークステーション：AW Server 3.2)。

図3 HCCに伴う門脈腫瘍栓

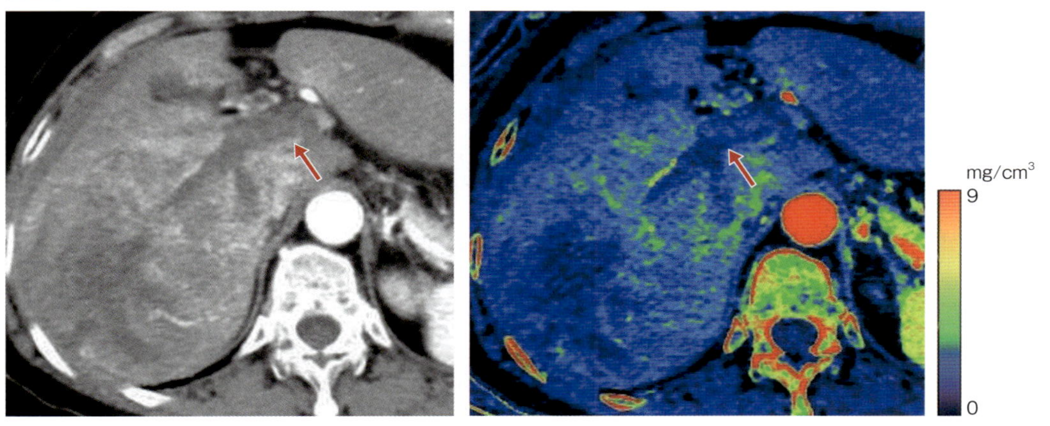

a｜b

70歳代，女性。
a：仮想単色X線画像動脈相(70keV)，b：ヨードマップ画像動脈相。
門脈内に造影不良域が認められるが(↑)，仮想単色X線画像(70keV)では造影効果の有無は判定し難く，腫瘍栓か血栓かの判断が難しい。ヨードマップ画像を作成することで門脈内にわずかながらヨード含有があることが示唆され，腫瘍栓であると判断できる(撮像装置：GE Revolution CT，画像処理ワークステーション：AW Server 3.2)。

また，従来のSECTでは比較的大きな脈管侵襲は指摘できるものの，微小な腫瘍栓(microvascular invasion)の指摘は困難であった。Yangらは，microvascular invasionを伴うHCCと伴わないHCCのヨードマップを比較し，前者においてヨード含有量が有意に高かったと報告しており，DECTにてHCCのmicrovascular invasionを評価できる可能性がある[24)]。

HCCとほかの多血性腫瘍性病変の鑑別も重要である。これについては，HCCと神経内分泌腫瘍(neuroendocrine tumor)の間，小さなHCCと血管腫の間で，それぞれヨード含有量に有意差があったという報告があり[25,26)]，これらの鑑別にもヨードマップが有用な可能性がある。

仮想単色X線画像

DECTではさまざまなエネルギーレベルの仮想単色X線画像を作成することができ，HCC診断においては腫瘍検出やアーチファクト低減への有用性が報告されている。しかしながら，ヨードマップ同様，機種や解析法の違いによる特徴を十分に理解する必要がある。

▶腫瘍検出

DECTでは，さまざまなエネルギーレベルの仮想単色X線画像を作成することで，肝腫瘍検出能の向上を試みる検討が多数報告されている。上述のごとく低電圧撮像は造影効果の増強につながるため，DECTの仮想単色X線画像ではより低いエネルギーレベル(40～70keV)を用いることでHCCを含む多血性病変の描出能を向上させることができる[27,28)]。しかしながら，一般に低エネルギーの画像はノイズ増加を伴うことが大きな問題であり[29)]，それぞれの目的に応じたエネルギーレベルや画像表示条件(ウインドウレベルおよびウインドウ幅)の設定の必要性がある[30)](**図4**)。

また近年では，低エネルギー領域の画像ノイズの上昇を抑制した新たな解析アルゴリズムも開発されており[31)]，従来の解析アルゴリズムと比較し，多血性HCCの描出やHCCの平衡相でのwash outがより明瞭に描出されたと報告されている。

以上のように，現状では，解析アルゴリズムの特性を理解しながら最も適切なエネルギーレベル，画像表示条件を設定する必要がある[31～34)]。

▶アーチファクト低減

SECTと比較し，DECTによる仮想単色X線画像ではビームハードニング アーチファクトを低減させることができる[35,36)]。このため，肝腫瘍へのリピオドール®周囲に発生するアーチファクトを減少させることができる(**図5**)。

また，DECTによるビームハードニング アーチファクト低減は，特に高体重患者において多血性病変の検出能の向上にも寄与する可能性がある[37)]。

▶被ばく量，造影剤量低減

HCC患者では，比較的短い期間でdynamic CTを繰り返すことが多いため，1回当たりの被ばく線量や造影剤量を低減することは重要である。上述のごとく，DECTの仮想単色X線画像ではより低いエネルギーレベルを用いることで，HCCを含む多血性病変の描出能を向上させることができるが[27,28)]，これを逆手にとり，病変検出能を保ちながら造影剤量や被ばく量を低減させることも可能である。

Nagayamaらは DECTの低いエネルギーレベルの仮想単色X線画像(40，55keV)を用いることで，造影剤量を半分にしても病変検出能が保たれていたことを報告しており，このような使用法もDECTの有用な使い方であろう[38]。

図4 HCCのdynamic CT動脈相から作成した仮想単色X線画像

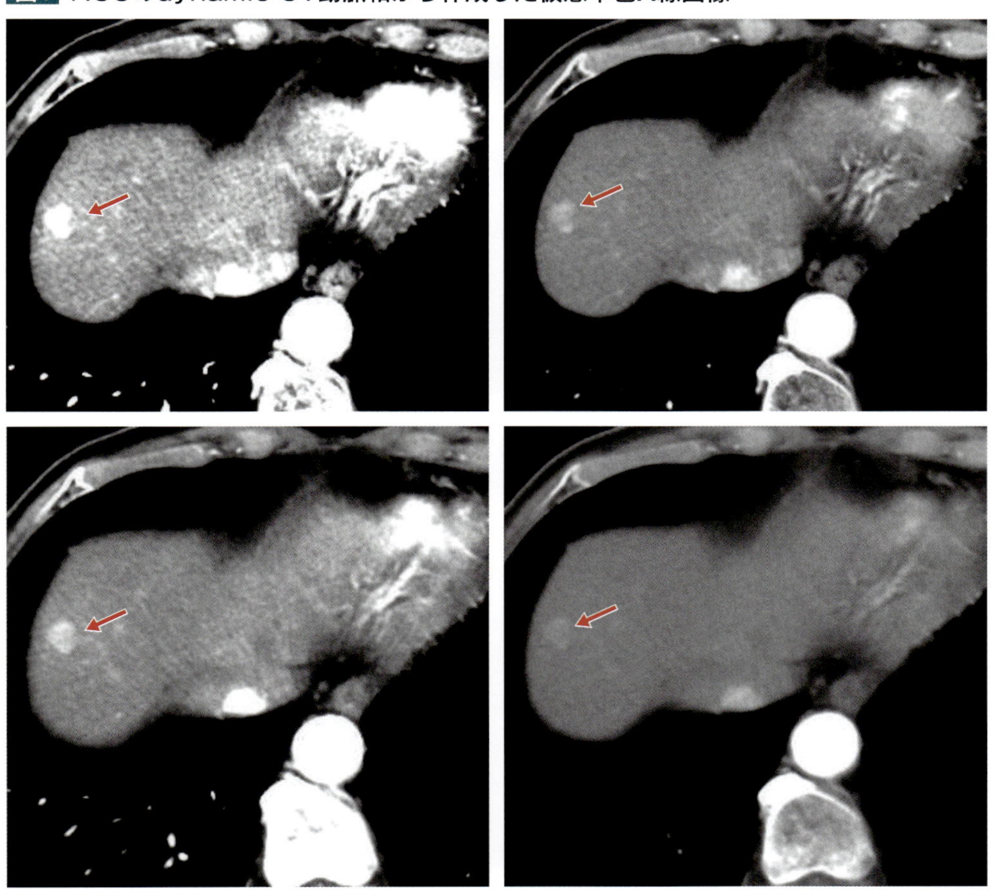

a	b
c	d

70歳代，男性。
a，b：40keV，c，d：70keV，a，c：WW/WL 280/35，b，d：同400/40。
仮想単色X線画像において，低エネルギーレベル(40keV)の画像にてHCC(↑)の造影効果が増強している。しかしながら，低エネルギーレベルの画像では画像ノイズも増加しており，WWやWLを適正に変更する必要がある(撮像装置：GE Revolution CT，画像処理ワークステーション：AW Server 3.2)。

図5 HCCに対するTACE後の非造影CT

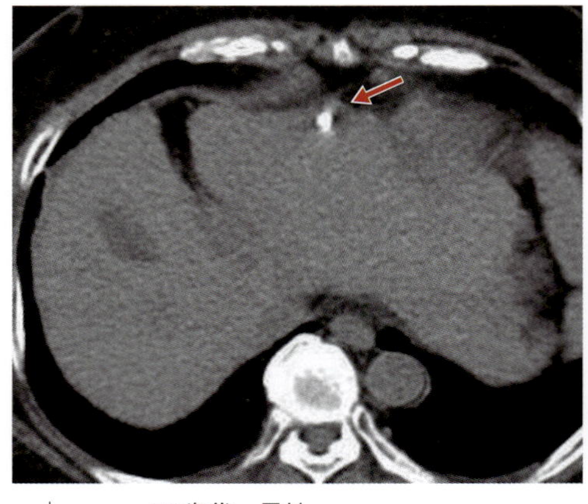
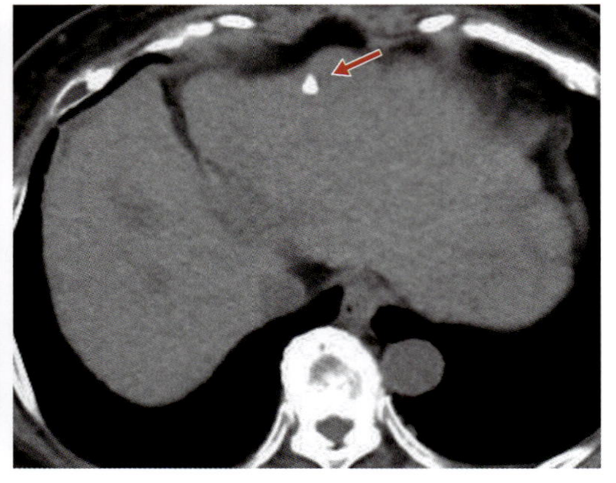

a｜b　70歳代，男性。
a：120kVp SECT，b：DECTによる仮想単色X線画像 70keV。
SECTでリピオドール®（↑）周辺に認められているアーチファクトが，仮想単色X線画像では減弱している（撮像装置：GE Revolution CT，画像処理ワークステーション：AW Server 3.2）。

② 原発性肝細胞癌の治療効果判定・再発診断

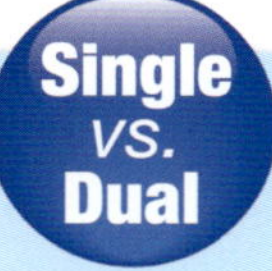

Single-energy CT

- HCCの治療効果判定において確立された検査である。
- 経カテーテル肝動脈化学塞栓療法後の再発病変の評価は難しいことがある。
- 造影効果の定量評価が難しい。

Dual-energy CT

- 仮想単色X線画像やヨードマップを作成することにより再発病変の検出能を向上させることができる。
- 造影効果を定量評価できる。

臨床的背景

HCCには手術による切除，ラジオ波焼灼療法(radiofrequency ablation：RFA)，肝動脈化学塞栓療法，分子標的治療などさまざまな治療法があるが，治療効果判定は主に画像でなされる[39]。従って，診断のみならず，HCCの治療効果判定において画像診断は重要であり，スループットが高く，客観性をもって全肝を評価できるCTは最も重要な画像診断モダリティである。

Single-energy CTでできること

『肝癌診療ガイドライン 2017年版』によれば，RFAや経カテーテル動脈化学塞栓術(transcatheter arterial chemoembolization：TACE)による治療効果判定はdynamic CTあるいはdynamic MRIのいずれかが勧められるとある(強い推奨)[3]。しかしながら，HCCの治療効果判定はSECTでは容易ではないことが多い。

従来，固形腫瘍の治療効果判定はresponse evaluation criteria in solid tumors(RECIST)に基づきサイズ変化によって評価されるが，HCCの治療では，血流は低下するが，サイズはあまり変化ないこともしばしばある。よって，腫瘍の造影効果の消失をもってviable tumorの消失と考えるEuropean Association for the Study of the Liver(EASL)やmodified RECISTが提案されている。また，分子標的薬を使用した場合は評価が難しく，治療後も腫瘍の造影効果は消失までは至らないことも多々ある。このため，分子標的治療の効果判定においては，腫瘍内血流の詳細を考慮した新たな基準が望まれている[40～42]。

Dual-energy CTでできること

上述のごとくHCCの治療効果判定には血流の変化を詳細に評価できる手法が求められており，特にヨードマップへの期待は大きい。しかしながら，DECTによるヨードの定量性は同じ機種，解析である場合でのみ比較可能となることはあらためて強調しておきたい。

RFA

RFAでは十分なmarginをもって病変を焼灼することが重要であるが，RFA直後のSECTでは焼灼範囲を正確に評価することが難しい。ヨードマップは焼灼範囲や残存腫瘍を明瞭に描出することができ，RFA直後の評価に有用である可能性がある[43]。

TACE

HCCはTACE後もしばしば再発を繰り返すが，TACEによるリピオドール®周辺はブルーミング アーチファクトによって従来のSECTでは辺縁再発の評価が難しく，dynamic MRIのほうが辺縁再発の評価に優れている[44]。

しかしながら，上述のごとくDECTの仮想単色X線画像では，リピオドール®周辺のビームハードニング アーチファクトを軽減させることができ(**図5**)，従来のSECTと比較し

図6 HCCに対するTACE後dynamic CT動脈相から作成した仮想単色X線画像

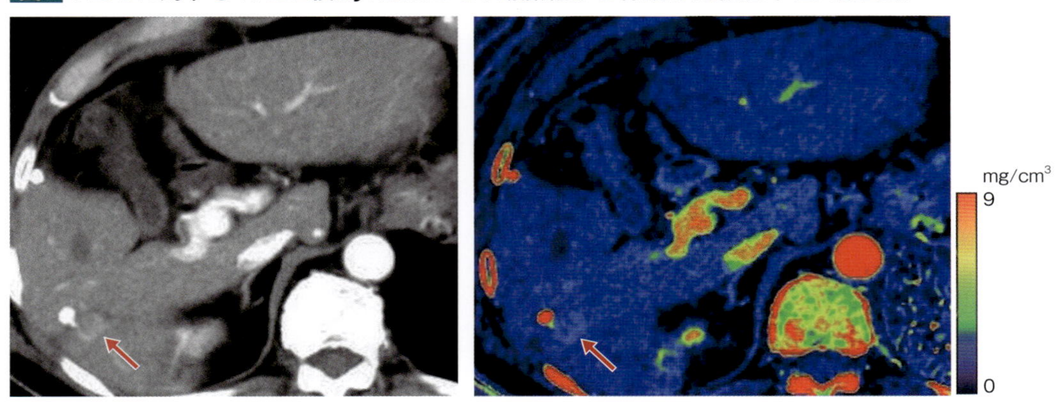

a | b

70歳代，男性。
a：70keV，b：ヨードマップ。
仮想単色X線画像ではリピオドール®に近接してわずかな濃染があるようにも見えるが(↑)，断定はやや難しい。一方でヨードマップではリピオドール®辺縁のヨード含有量の増加が明瞭に描出されており，再発の診断が容易である(撮像装置：GE Revolution CT，画像処理ワークステーション：AW Server 3.2)。

図7 HCCに対し分子標的治療薬にて加療中

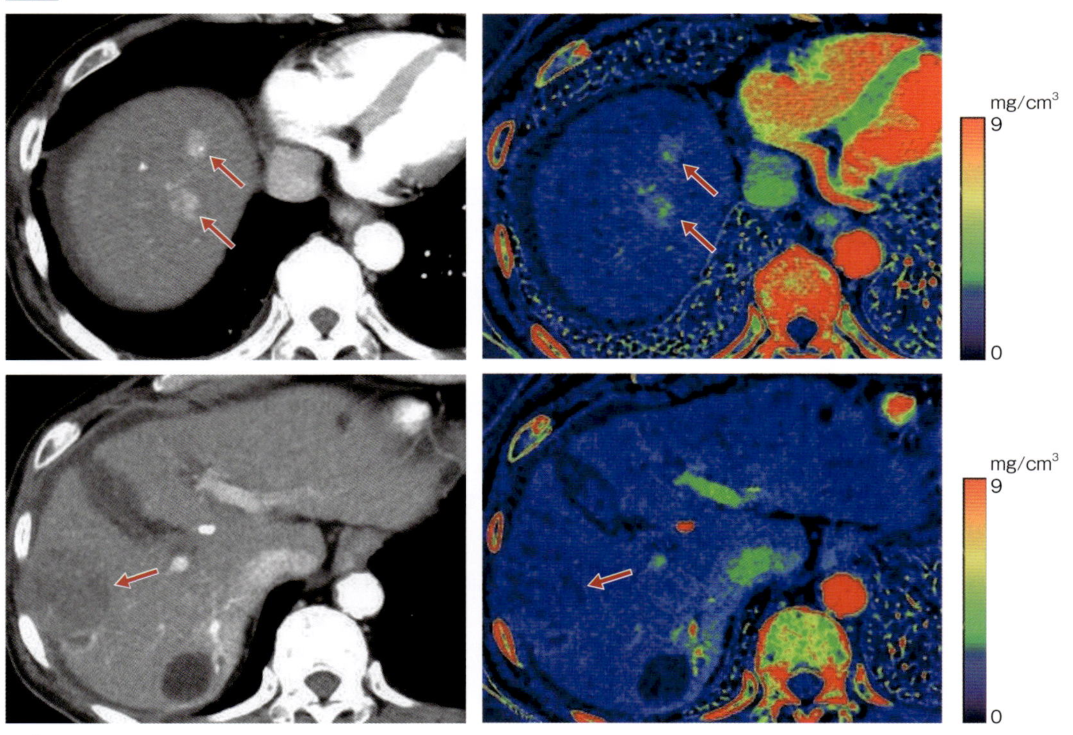

a | b
c | d

70歳代，男性。
a，c：dynamic CT動脈相から作成した仮想単色X線画像 70keV，b，d：ヨードマップ。
仮想単色X線画像では早期相で濃染が目立つ腫瘍(a)と目立たない腫瘍(c)が混在している(↑)。ヨードマップでは早期濃染が目立つ腫瘍の体積当たりのヨード量は2.1mg/cm³，目立たない腫瘍では0.9mg/cm³と算出されている。3カ月後のCTにて早期相で濃染が目立つ腫瘍のサイズはほぼ変わらなかったが，濃染が目立たない腫瘍は増大しており，腫瘍の血流を定量的に評価することで分子標的薬の治療効果を予測できる可能性がある(撮像装置：GE Revolution CT，画像処理ワークステーション：AW Server 3.2)。

DECTによるヨードマップは辺縁再発の評価に優れている[45]（**図6**）。またSECTではHCCのTACEにおける腫瘍への薬剤デリバリーの程度を定量的に評価することは難しいが，ヨードマップを用いれば，リピオドール®のヨード含有量を定量化できるため，これを腫瘍への薬剤デリバリーの指標として用いる方法なども報告されている[46]。海外では放射線塞栓療法（radioembolization）の治療効果判定におけるヨードマップの有用性も報告されている[47]。

分子標的療法

上述のごとく，分子標的薬を使用した場合，治療効果がある症例においても腫瘍の造影効果が消失までは至らないことがあるため，造影効果を定性的に評価する従来のSECTでは治療効果を正確に評価できない。従って，ヨード量を定量できるDECTによる治療効果判定に期待が寄せられている。実際に，ヨードマップを用いたソラフェニブ治療によるHCCの治療効果判定は，従来のSECTよりも正確であったとの報告がある[48]（**図7**）。

③　転移性肝腫瘍

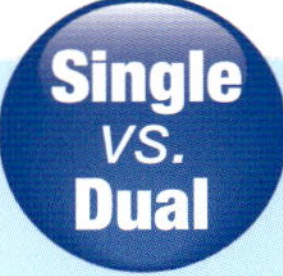

Single-energy CT
- 腫瘍検出能が限られており，特に小さなサイズの腫瘍の検出能は低い。
- 低電圧撮像を行っても病変検出能は向上しない可能性がある。

Dual-energy CT
- エネルギー低下に伴うノイズ増加が少ない場合は仮想単色X線画像を用いることで腫瘍検出能が向上する。

臨床的背景

肝は代表的な転移性腫瘍の標的臓器の1つであり，あらゆる臓器癌からの転移先となる。転移性肝腫瘍の頻度は高く，原発性肝癌の約20倍となっている。大腸癌の肝転移については，切除することによって生存率の向上が報告されているため，すべての病変を画像で検出することの臨床的意義は大きい[49]。

転移性肝腫瘍の多くは乏血性腫瘤であるため，本項では主に乏血性転移性肝腫瘍について解説する。

Single-energy CTでできること

一般に肝腫瘍と背景肝のコントラストは，肝dynamic CTを行ったとしても決して高いものではない[50]。転移性肝腫瘍においても同様の傾向で，dynamic CTによる転移性肝腫瘍の検出感度は63～83%であり，EOB造影MRIの91～95%と比べてかなり低い。特に1cm以下の病変ではdynamic CTによる検出感度は20%前後とも報告されている[51,52]。従って，転移性肝腫瘍検出においては，dynamic CTよりもEOB造影MRIが優れているといわざるを得ない。

一方で，CTにおける低電圧撮像は造影効果の増強につながるため，乏血性病変においても腫瘍背景肝コントラストを増強させることができる。しかしながら，低電圧CTで乏血性腫瘍の描出能が向上したとの報告はほとんどない[53]。これは，電圧低下に伴うノイズ増加がコントラスト増強を上回り，全体として病変検出能は低下しているためではないかと推察される。

以上のごとく，SECTでは乏血性肝腫瘍の描出能を向上させることは容易ではない。

Dual-energy CTでできること

上述のごとく，従来のSECTによる転移性肝腫瘍検出能は決して十分なものではないが，CT検査はスループットがよく，全身を評価できること[54]，またEOBはガドリニウム製剤であるため腎機能低下患者に安易に投与することはできないことから[55]，CTによる肝腫瘍検出能が向上すればその臨床的意義は大きい。このため，DECTでは腫瘍検出能の向上が期待されており，特に仮想単色X線画像を用いた検討が多く報告されている。

上述のごとくエネルギーレベルが低いほうが造影効果を増強できる。このため，乏血性肝腫瘍診断においても最も高いコントラスト雑音比(contrast to noise ratio：CNR)が得られる仮想単色X線画像のエネルギーレベルは低いと予想されるが，過去の検討では70keVであったと報告されている[56]。最も適切なエネルギーレベルが70keVと低くない理由として，エネルギーレベル低下に伴うノイズ増加が考えられる。

また70keVの仮想単色X線画像は，SECT画像(120kVp)と比較しCNRに差はなかったとの報告もあることから，乏血性肝腫瘍診断における仮想単色X線画像の有用性は乏しいかもしれない[57](**図8**)。

一方で，Nagayamaらは乏血性肝転移を対象とした検討で40～70keVの仮想単色X線画像はSECT画像(120kVp)と比較し定性的にも定量的にも優れており，病変検出能は40keVで最も高かったと報告しており，既報と異なる結果となっている[58]。既報は2管球タイプのDECTを使用しているが，Nagayamaらは2層検出器を使用している。2層検出器ではエネルギーによってノイズの増減がないと報告されており[59]，これが両者の結果の差につながった可能性がある。

また，上述した低エネルギー領域の画像ノイズの上昇を抑制した新たな解析アルゴリズムを使用することでも低エネルギー画像の画質改善が望める[15,31,60]。

いずれにしてもDECTによる乏血性肝腫瘍診断においても，機種や解析方法の違いによって特性が変わってくることに留意しなければならない。

図8 転移性肝腫瘍（大腸癌）

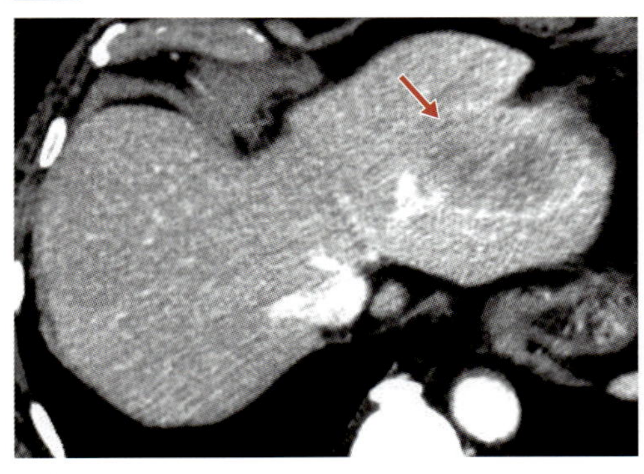
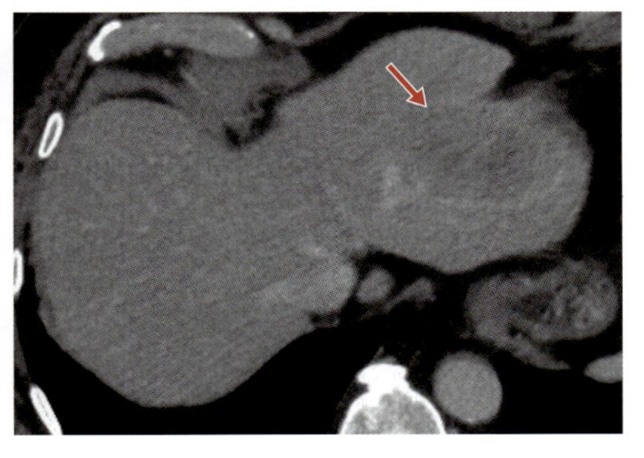

a｜b　70歳代，男性。
a：dynamic CT門脈相から作成した仮想単色X線画像 40keV，b：同70keV。
70keVの画像と比較し40keVの画像では腫瘍（↑）と背景肝のコントラストは増強しているが，同時に画像ノイズも増加していることがわかる（撮像装置：GE Revolution CT，画像処理ワークステーション：AW Server 3.2）。

④ そのほかの肝腫瘍

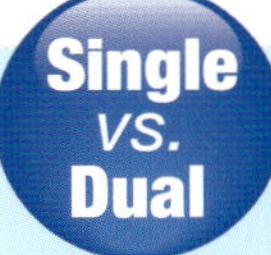

Single-energy CT

- 典型的な画像所見を呈すれば質的診断は可能である。
- 非典型例や病変のサイズが小さい場合，定性的な画像評価のみでは病変の良・悪性，炎症か腫瘍かの鑑別は難しい。

Dual-energy CT

- DECTではさまざまな定量化できるパラメータが存在するため，従来のSECTでは難しかった病変の質的診断に寄与する可能性がある。

臨床的背景

腫瘍性病変と炎症性病変は治療方針がまったく異なるため，画像での両者の鑑別は重要である。しかしながら，画像からは病変の良・悪性はもちろん，炎症か腫瘍かの鑑別も難しいことがある。具体的にはリング状に濃染される腫瘤は転移性肝腫瘍や胆管癌と膿瘍の鑑別が必要となり，また辺縁が濃染される腫瘤においては血管腫と転移性肝腫瘍の鑑別が難しいことがあり，これらの鑑別が容易となる手法があれば臨床的意義は高い。

Single-energy CTでできること

典型的な画像所見や臨床所見を呈すれば転移性肝腫瘍や胆管癌と膿瘍，あるいは血管腫と転移性肝腫瘍の鑑別はSECTでも十分可能である[61〜66]。しかしながら，病変のサイズが小さい場合や非典型的な画像所見を呈した場合はこれらの鑑別は難しい[66〜69]。

Dual-energy CTでできること

上述のごとく，DECTではさまざま定量化できるパラメータが存在するため，従来のSECTでは難しかった病変の質的診断に寄与する可能性がある。実際に実効エネルギー推移に伴うCT値の推移が腫瘍の良・悪性の判断に有用であったとの報告がある[70]。

また，ヨード含有量やさまざまな仮想単色X線画像から算出されたCT値，エネルギー推移に伴うCT値の推移の程度を組み合わせることが胆管癌と膿瘍の鑑別に有用であったとの報告もある[71]。さらに，実効原子番号が転移性肝腫瘍と膿瘍の鑑別に有用であったとの報告もある[72]。

◇文 献

1) Bruix J, et al: Management of hepatocellular carcinoma. Hepatology, 42: 1208-1236, 2005.
2) Pathologic diagnosis of early hepatocellular carcinoma: a report of the international consensus group for hepatocellular neoplasia. Hepatology, 49: 658-664, 2009.
3) 日本肝臓学会:学的根拠に基づく肝癌診療ガイドライン，2017年版. 金原出版，東京, 2017.
4) Guo J, et al: Diagnostic performance of contrast-enhanced multidetector computed tomography and gadoxetic acid disodium-enhanced magnetic resonance imaging in detecting hepatocellular carcinoma: direct comparison and a meta-analysis. Abdom Radiol (NY), 41: 1960-1972, 2016.
5) Ye F, et al: Gadolinium Ethoxybenzyl Diethylenetriamine Pentaacetic Acid (Gd-EOB-DTPA)-Enhanced Magnetic Resonance Imaging and Multidetector-Row Computed Tomography for the Diagnosis of Hepatocellular Carcinoma: A Systematic Review and Meta-analysis. Medicine, 94: e1157, 2015.
6) Nakaura T, et al: Abdominal dynamic CT in patients with renal dysfunction: contrast agent dose reduction with low tube voltage and high tube current-time product settings at 256-detector row CT. Radiology, 261: 467-476, 2011.
7) Zhang LJ, et al: Liver virtual non-enhanced CT with dual-source, dual-energy CT: a preliminary study. Eur Radiol, 20: 2257-2264, 2010.
8) De Cecco CN, et al: Dual energy CT (DECT) of the liver: conventional versus virtual unenhanced images. Eur Radiol, 20: 2870-2875, 2010.
9) De Cecco CN, et al: Preliminary experience with abdominal dual-energy CT (DECT): true versus virtual nonenhanced images of the liver. Radiol Med, 115: 1258-1266, 2010.
10) De Cecco CN, et al: Virtual unenhanced images of the abdomen with second-generation dual-source dual-energy computed tomography: image quality and liver lesion detection. Invest Radiol, 48: 1-9, 2013.
11) Durieux P, et al: Abdominal Attenuation Values on Virtual and True Unenhanced Images Obtained With Third-Generation Dual-Source Dual-Energy CT. AJR Am J Roentgenol, 210: 1042-1058, 2018.
12) Ananthakrishnan L, et al: Spectral detector CT-derived virtual non-contrast images: comparison of attenuation values with unenhanced CT. Abdom Radiol (NY), 42: 702-709, 2017.
13) Borhani AA, et al: Comparison of true unenhanced and virtual unenhanced (VUE) attenuation values in abdominopelvic single-source rapid kilovoltage-switching spectral CT. Abdom Radiol (NY), 42: 710-717, 2017.
14) Obmann MM, et al: Interscanner and Intrascanner Comparison of Virtual Unenhanced Attenuation Values Derived From Twin Beam Dual-Energy and Dual-Source, Dual-Energy Computed Tomography. Invest Radiol, 54: 1-6, 2019.
15) Mule S, et al: Can dual-energy CT replace perfusion CT for the functional evaluation of advanced hepatocellular carcinoma? Eur Radiol, 28: 1977-1985, 2018.
16) Gordic S, et al: Correlation between Dual-Energy and Perfusion CT in Patients with Hepatocellular Carcinoma. Radiology, 280: 78-87, 2016.
17) Bruix J, et al: Management of hepatocellular carcinoma: an update. Hepatology, 53: 1020-1022, 2011.
18) Hanna RF, et al: Comparative 13-year meta-analysis of the sensitivity and positive predictive value of ultrasound, CT, and MRI for detecting hepatocellular carcinoma. Abdom Radiol (NY), 41: 71-90, 2016.
19) Di Martino M, et al: Intraindividual comparison of gadoxetate disodium-enhanced MR imaging and 64-section multidetector CT in the Detection of hepatocellular carcinoma in patients with cirrhosis. Radiology, 256: 806-816., 2010.
20) Lee YJ, et al: Hepatocellular carcinoma: diagnostic performance of multidetector CT and MR imaging-a systematic review and meta-analysis. Radiology, 275: 97-109, 2015.
21) Pfeiffer D, et al: Iodine material density images in dual-energy CT: quantification of contrast uptake and washout in HCC.

Abdom Radiol (NY), 43: 3317-3323, 2018.
22) Qian LJ, et al: Differentiation of neoplastic from bland macroscopic portal vein thrombi using dual-energy spectral CT imaging: a pilot study. Eur Radiol, 22: 2178-2185, 2012.
23) Ascenti G, et al: Dual-energy CT with iodine quantification in distinguishing between bland and neoplastic portal vein thrombosis in patients with hepatocellular carcinoma. Clin Radiol, 71: 938 e1-9, 2016.
24) Yang CB, et al: Dual energy spectral CT imaging for the evaluation of small hepatocellular carcinoma microvascular invasion. Eur J Radiol, 95: 222-227, 2017.
25) Kaltenbach B, et al: Iodine quantification to distinguish hepatic neuroendocrine tumor metastasis from hepatocellular carcinoma at dual-source dual-energy liver CT. Eur J Radiol, 105: 20-24, 2018.
26) Lv P, et al: Differentiation of small hepatic hemangioma from small hepatocellular carcinoma: recently introduced spectral CT method. Radiology, 259: 720-729, 2011.
27) Lv P, et al: Spectral CT in patients with small HCC: investigation of image quality and diagnostic accuracy. Eur Radiol, 22: 2117-2124, 2012.
28) Shuman WP, et al: Dual-energy liver CT: effect of monochromatic imaging on lesion detection, conspicuity, and contrast-to-noise ratio of hypervascular lesions on late arterial phase. AJR Am J Roentgenol, 203: 601-606, 2014.
29) Altenbernd J, et al: Dual-energy-CT of hypervascular liver lesions in patients with HCC: investigation of image quality and sensitivity. Eur Radiol, 21: 738-743, 2011.
30) De Cecco CN, et al: Optimization of window settings for virtual monoenergetic imaging in dual-energy CT of the liver: A multi-reader evaluation of standard monoenergetic and advanced imaged-based monoenergetic datasets. Eur J Radiol, 85: 695-699, 2016.
31) Grant KL, et al: Assessment of an advanced image-based technique to calculate virtual monoenergetic computed tomographic images from a dual-energy examination to improve contrast-to-noise ratio in examinations using iodinated contrast media. Invest Radiol, 49: 586-592, 2014.
32) Marin D, et al: Effect of a Noise-Optimized Second-Generation Monoenergetic Algorithm on Image Noise and Conspicuity of Hypervascular Liver Tumors: An In Vitro and In Vivo Study. AJR Am J Roentgenol, 206: 1222-1232, 2016.
33) Matsuda M, et al: Dual-Energy Computed Tomography in Patients With Small Hepatocellular Carcinoma: Utility of Noise-Reduced Monoenergetic Images for the Evaluation of Washout and Image Quality in the Equilibrium Phase. J Comput Assist Tomogr, 42: 937-943, 2018.
34) Husarik DB, et al: Advanced virtual monoenergetic computed tomography of hyperattenuating and hypoattenuating liver lesions: ex-vivo and patient experience in various body sizes. Invest Radiol, 50: 695-702, 2015.
35) Marin D, et al: State of the art: dual-energy CT of the abdomen. Radiology, 271: 327-342, 2014.
36) Mileto A, et al: Dual-energy MDCT in hypervascular liver tumors: effect of body size on selection of the optimal monochromatic energy level. AJR Am J Roentgenol, 203: 1257-1264, 2014.
37) Bayasgalan E, et al: Improved Detectability of Hyper-Dense Nodules Using Dual-Energy Computed Tomography Scanning: Phantom Study Using Simulated Liver Harboring Nodules. Hiroshima Journal of Medical Sciences, 67: 63-69, 2018.
38) Nagayama Y, et al: Dual-layer DECT for multiphasic hepatic CT with 50 percent iodine load: a matched-pair comparison with a 120 kVp protocol. Eur Radiol, 28: 1719-1730, 2018.
39) Marrero JA, et al: Diagnosis, Staging, and Management of Hepatocellular Carcinoma: 2018 Practice Guidance by the American Association for the Study of Liver Diseases. Hepatology, 68: 723-750, 2018.
40) Llovet JM, et al: Design and endpoints of clinical trials in hepatocellular carcinoma. J Natl Cancer Inst, 100: 698-711, 2008.
41) Bruix J, et al: Clinical management of hepatocellular carcinoma. Conclusions of the Barcelona-2000 EASL conference. European Association for the Study of the Liver. J Hepatol, 35: 421-430, 2001.
42) Lencioni R, et al: Modified RECIST (mRECIST) assessment for hepatocellular carcinoma. Semin Liver Dis, 30: 52-60, 2010.
43) Lee SH, et al: Dual-energy computed tomography to assess tumor response to hepatic radiofrequency ablation: potential diagnostic value of virtual noncontrast images and iodine maps. Invest Radiol, 46: 77-84, 2011.
44) Kubota K, et al: Evaluation of hepatocellular carcinoma after treatment with transcatheter arterial chemoembolization: comparison of Lipiodol-CT, power Doppler sonography, and dynamic MRI. Abdom Imaging, 26: 184-190, 2001.
45) Lee JA, et al: Dual-energy CT to detect recurrent HCC after TACE: initial experience of color-coded iodine CT imaging. Eur J Radiol, 82: 569-576, 2013.
46) Liu YS, et al: Nitroglycerine use in transcatheter arterial (chemo) embolization in patients with hepatocellular carcinoma and dual-energy CT assessment of Lipiodol retention. Eur Radiol, 22: 2193-2200, 2012.
47) Altenbernd J, et al: Treatment response after radioembolisation in patients with hepatocellular carcinoma-An evaluation with dual energy computed-tomography. Eur J Radiol Open, 3: 230-235, 2016.
48) Dai X, et al: Quantitative therapy response assessment by volumetric iodine-uptake measurement: initial experience in patients with advanced hepatocellular carcinoma treated with sorafenib. Eur J Radiol, 82: 327-334, 2013.
49) Cavallari A, et al: Liver metastases from colorectal cancer: present surgical approach. Hepatogastroenterology, 50: 2067-2071, 2003.
50) Nakayama Y, et al: Abdominal CT with low tube voltage: preliminary observations about radiation dose, contrast enhancement, image quality, and noise. Radiology, 237: 945-951, 2005.
51) Muhi A, et al: Diagnosis of colorectal hepatic metastases: Comparison of contrast-enhanced CT, contrast-enhanced US, superparamagnetic iron oxide-enhanced MRI, and gadoxetic acid-enhanced MRI. J Magn Reson Imaging, 34: 326-335, 2011.
52) Wiering B, et al: Comparison of multiphase CT, FDG-PET and intra-operative ultrasound in patients with colorectal liver metastases selected for surgery. Ann Surg Oncol, 14: 818-826, 2007.
53) Chen CY, et al: Lowering radiation dose during dedicated colorectal cancer MDCT: comparison of low tube voltage and sinogram-affirmed iterative reconstruction at 80 kVp versus blended dual-energy images in a population of patients with low body mass index. Abdom Imaging, 40: 2867-2876, 2015.
54) Tsurusaki M, et al: Current evidence for the diagnostic value of gadoxetic acid-enhanced magnetic resonance imaging for liver metastasis. Hepatol Res, 46: 853-861, 2016.
55) ESUR: ESUR Guidelines 10.0 contrast media guidelines. 2018.
56) Yamada Y, et al: Virtual monochromatic spectral imaging for the evaluation of hypovascular hepatic metastases: the optimal monochromatic level with fast kilovoltage switching dual-energy computed tomography. Invest Radiol, 47: 292-298, 2012.
57) Sudarski S, et al: Objective and subjective image quality of liver parenchyma and hepatic metastases with virtual monoenergetic dual-source dual-energy CT reconstructions: an analysis in patients with gastrointestinal stromal tumor. Acad Radiol, 21: 514-522, 2014.

58) Nagayama Y, et al: Dual-layer dual-energy computed tomography for the assessment of hypovascular hepatic metastases: impact of closing k-edge on image quality and lesion detectability. Eur Radiol, 29: 2837-2847, 2019.
59) Sellerer T, et al: Dual-energy CT: a phantom comparison of different platforms for abdominal imaging. Eur Radiol, 28: 2745-2755, 2018.
60) Lenga L, et al: Dual-energy CT in patients with colorectal cancer: Improved assessment of hypoattenuating liver metastases using noise-optimized virtual monoenergetic imaging. Eur J Radiol, 106: 184-191, 2018.
61) Mathieu D, et al: Dynamic CT features of hepatic abscesses. Radiology, 154: 749-752, 1985.
62) Jeffrey RB Jr, et al: CT of small pyogenic hepatic abscesses: the cluster sign. AJR Am J Roentgenol, 151: 487-489, 1988.
63) Gabata T, et al: Dynamic CT of hepatic abscesses: significance of transient segmental enhancement. AJR Am J Roentgenol, 176: 675-679, 2001.
64) Zhang Y, et al: Intrahepatic peripheral cholangiocarcinoma: comparison of dynamic CT and dynamic MRI. J Comput Assist Tomogr, 23: 670-677, 1999.
65) Miles KA: Tumour angiogenesis and its relation to contrast enhancement on computed tomography: a review. Eur J Radiol, 30: 198-205, 1999.
66) Vilgrain V, et al: Imaging of atypical hemangiomas of the liver with pathologic correlation. Radiographics, 20: 379-397, 2000.
67) Kim YK, et al: Solid organizing hepatic abscesses mimic hepatic tumor: Multiphasic computed tomography and magnetic resonance imaging findings with histopathologic correlation. J Comput Assist Tomogr, 30: 189-196, 2006.
68) Chung YE, et al: Varying appearances of cholangiocarcinoma: radiologic-pathologic correlation. Radiographics, 29: 683-700, 2009.
69) Bachler P, et al: Multimodality Imaging of Liver Infections: Differential Diagnosis and Potential Pitfalls. Radiographics, 36: 1001-1023, 2016.
70) Wang Q, et al: Quantitative analysis of the dual-energy CT virtual spectral curve for focal liver lesions characterization. Eur J Radiol, 83: 1759-1764, 2014.
71) Kim JE, et al: Differentiation of small intrahepatic mass-forming cholangiocarcinoma from small liver abscess by dual source dual-energy CT quantitative parameters. Eur J Radiol, 92: 145-152, 2017.
72) Wang N, et al: Differentiation of liver abscess from liver metastasis using dual-energy spectral CT quantitative parameters. Eur J Radiol, 113: 204-208, 2019.

2) 肝臓：脂肪定量

兵頭朋子

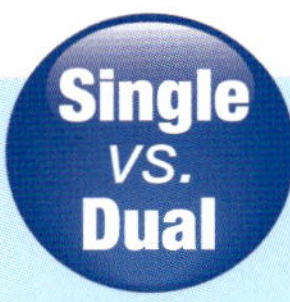

Single-energy CT

- 非造影CT画像で，肝と脾との濃度コントラストから30%以上の脂肪肝を検出できる。

Dual-energy CT

- 非造影・造影後いずれのデータからも肝脂肪の容積割合を画像化できる。
- 5%以上の脂肪肝を検出できる。

CTによる脂肪定量の臨床的意義

肝細胞の30%以上（最近は5%とする考え方もある）に脂肪（トリグリセライド）が蓄積した状態を脂肪肝という。原因は肥満やアルコールが多いが，ウイルス性肝障害に生じることもある[1)]。多飲歴がないにもかかわらずアルコール性肝障害に類似した組織学的所見を呈する疾患群は，非アルコール性脂肪肝疾患（nonalcoholic fatty liver disease：NAFLD）[2)]とよばれ，わが国では1990年代後半に生活習慣病が増加するに従って注目されるようになった[3)]。NAFLDには，予後良好な単純性脂肪肝と，肝硬変に進展する非アルコール性脂肪肝炎（nonalcoholic steatohepatitis：NASH）[4)]が含まれる。

脂肪肝の診断は，生体肝移植ドナーの適応決定にもかかわっている。ドナー肝の脂肪量が30%以上になると，ドナーの術後合併症の発生が多くなる可能性があるため[5)]，留意が必要である。日本移植学会による生体肝移植ガイドライン[6)]に記載されているドナー適応基準をみると，高度脂肪肝についての直接の記載はなく，慎重に適応を決定する要件のうち「提供者の手術の危険を高めるか提供手術後に悪化の予測される合併疾患」にあたると考えられる。肝移植を実施している施設がホームページ上でドナーの要件を紹介していることがあり，例えば「30%以上の脂肪肝がないこと」や，「脂肪肝を疑われる場合に肝生検を行って移植の適応を検討する」などと記載されている。

脂肪肝のスクリーニングは，医療費・侵襲とも少ない超音波がよく用いられている。脂肪肝の診断のためには，本人の飲酒歴を確認するほか，血液検査により肝機能やインスリン抵抗性などを評価する必要がある[7)]。慢性肝炎・自己免疫性肝炎・NAFLDの鑑別，単純性脂肪肝・NASHの鑑別のため，肝生検が行われる場合もある。NAFLDの組織学的分類には，脂肪化，炎症病期，風船様肝細胞の多寡をそれぞれスコア化し5点以上をNASH，2点以下をnon-NASH，その間を境界域とみなすNAFLD activity score（NAS）[8]，NASと同様の要素や線維化を総合評価してType 1～4に分類しType 3，4をNASHとみなすMatteoni分類[9]などがある。画像検査でこれらの組織学的診断に迫ることは困難とされる[10]。

CTとMRは，脂肪肝患者のうち肝硬変に近い症例や肝移植ドナー候補者などを対象に，肝腫瘍の検索や精査を兼ねて用いられることが多い。MRは脂肪を定性・定量評価するための手法が多彩で，dual-echo画像（in-phase/out-of-phase），およびproton density fat fraction（PDFF）を含むDixon法や，MRスペクトロスコピーなどがある。現状では，超音波検査，CT，MRのうち，脂肪の定量精度が最も高いのはMRである[11]。しかしながら，後述するように，CT値によっても脂肪化を半定量的に検出できることや，CT検査の施行数はMR検査よりも圧倒的に多いことから，日常臨床においてCTで脂肪肝を評価する場面は多い。

CTやMRから推定される肝脂肪量は，病理学的診断として報告される肝脂肪量と乖離しうる。例えば，NAFLDの病理学的診断では，大滴性の脂肪の割合を目視で観察して数値化する（**図1b，2c**参照）が，画像信号には，小滴性の脂肪や，細胞膜などに存在するほかの脂質分画の量も含まれている。また，生検は肝のごく一部を採取して評価するもので，針生検組織の大きさは5～10mm^{3}程度である。これに対して，例えばCTにおいてスライス厚5mmの画像上で200mm^{2}の円形の関心領域（region of interest：ROI）を用いて計測した場合は1,500mm^{3}の肝組織，MRスペクトロスコピーで25×25×25mm^{3}のvolume of interestを用いた場合は15,625mm^{3}の肝組織を定量していることになる。肝の脂肪化は不均一に起こりうるため，このような評価対象のサイズの違いは脂肪量の違いの一因となる。言い換えると，CTやMRで肝全体の脂肪化の分布を視覚的に把握できる[12]のは生検よりも有利な点といえる。

CTで肝脂肪を評価するために肝領域におくROIの数は決まっておらず，原著論文には肝両葉の12カ所を計測した検討もあれば[13,14]，1，2カ所の計測で十分とする意見もある[15]。どちらが適切かは，血液検査所見との比較など肝全体に関心があるか，生検組織との比較など限局した範囲に関心があるかによる。

肝実質のCT値は，脂肪のほか，鉄・銅などの金属やグリコーゲンの沈着によっても変動する。なかでも，脂肪と鉄が互いの定量の誤差の原因となるという報告は多くされてきた。その背景として，①鉄，軟部組織（つまり肝実質や脂肪），ヨード造影剤の三者間の減弱係数の差が大きいためCT値の差を検出しやすいこと，②脂肪・鉄が肝に沈着しうる疾患にはNAFLDやウイルス性肝障害があり，その罹患者が多いため，臨床的意義が大きいと同時に臨床研究に十分な症例数が蓄積されやすいこと，が考えられる。超音波検査，CT，MRのうち鉄沈着の影響を最も受けにくいのは超音波検査，最も受けやすいのはMRである[16]。

参考として，ヒト生体肝の湿重量1g当たりに含まれる鉄は，SQUID（superconducting quantum interference device[17]，超伝導を利用した高感度の磁気センサ）で定量すると，健常人で400μg未満，NAFLD患者で606±464μg[18]であったと報告されている。

Single-energy CTでできること

Single-energy CT(SECT)において，正常肝実質のCT値はおよそ60HUで，脾に比べて高吸収を呈する[16]。肝のX線減弱は肝の脂肪量と逆相関する[19]ことから，肝のCT値の低下によって脂肪化を検出できる。例えば，Kodamaらは，肝のCT値が40HUの場合に肝の脂肪化割合は30%，同じく30HUの場合は50%と予測されると報告している[13]。しかしながら，CT値は，CT装置ベンダや装置のキャリブレーションの状態で変動しうるため，なんらかの参照基準を設けるのが妥当である[20]。この参照基準には脾実質のCT値が用いられることが多い[21]。計測例を**図1**に示す。Iwasakiらは，肝と脾のCT値の比(肝/脾)を用いたとき，カットオフ値1.1によって30%以上の脂肪化を感度83.3%，特異度81.5%で検出できると報告した[22]。また，Parkらは，非脂肪肝では，非造影CTにおける肝と脾のCT値の差(肝-脾)は1～18HUであることから，差が1HU以下であることが脂肪肝を疑う目安となるとしている[23]。

以上より，肝実質が脾実質より低濃度であれば，脂肪肝を疑ってよい。あるいは視覚的に，肝実質が肝内門脈や静脈よりも等濃度あるいは低濃度であれば，脂肪肝を疑うこともできる[24]。ただし，貧血の状態では，これらの血管のCT値は低下する[25,26]ため，肝脂肪が過小評価されることがある。

定量評価による成績は，>5%の脂肪肝の検出について感度0.50～0.74，特異度0.70～0.77%，同じく>30%の脂肪肝について感度0.73～0.93，特異度0.91～0.97である[10,14,27,28]。Bohteらのメタアナリシスは1,721例を対象としたもので，感度は>0%の脂肪肝について0.46，>10%の脂肪肝について0.57，>25%の脂肪肝で0.72と，脂肪量が少ないと低くなる傾向にあった。

図1 SECTによる脂肪肝診断：NASH

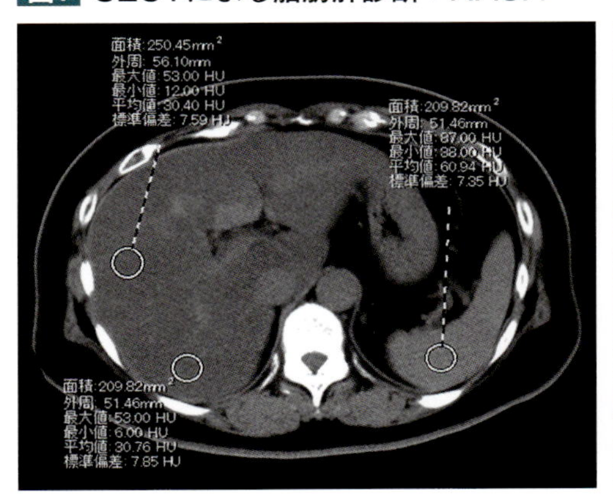

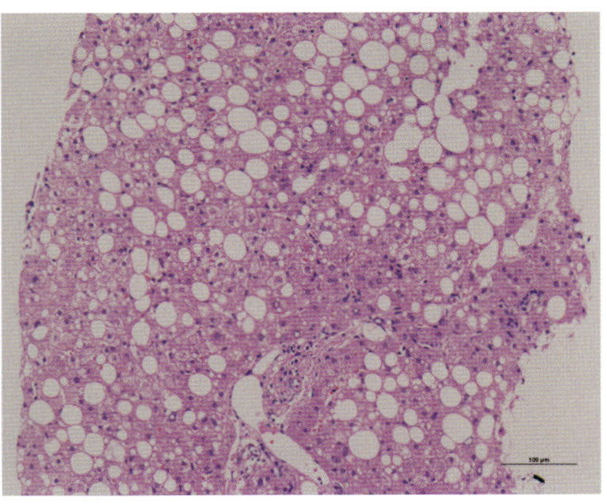

a | b

40歳代，女性。
a：非造影CT(120kVp)。
肝の2カ所にROIをおき測定すると，脾とのCT値(HU)の比は([30+31]/2)/61＝0.50である。
b：針生検組織(H&E染色)。
目視で60%の大滴性脂肪沈着を認める。
NASスコア6(脂肪化スコア3，炎症スコア2，風船様肝細胞スコア1)

脂肪量の推定を阻害しうる因子として鉄やヨードによる造影効果が挙げられる。肝組織に鉄が沈着すると，そのCT値は上昇し[29]，脂肪量が過小評価されうる[30,31]。1982年のイヌ肝を用いた検討では，1000mg%鉄の増加でCT値が24HU上昇した[32]。また，ヨード造影剤の投与後は，肝実質の増強効果の個人差が大きいため[13]，脂肪肝の評価は困難とされている。

以上をまとめると，SECTを用いた場合，非造影CTで定性的（視覚的）・定量的ともに30%以上の脂肪肝を良好に検出できる。

Dual-energy CTでできること

人体におけるDual-energy CT（DECT）を用いた肝脂肪の評価は，1990年代に初めて報告された[12,33]。これらの報告のなかで，80kVpと140kVpでのそれぞれで計測した肝のCT値の差に組織中の脂肪量が反映されることや，鉄が存在する場合は脂肪の定量精度が低下することが示された。近年，Fisherらはウシ肝を用いたファントム実験を行い，ヨード造影剤と肝組織を基本物質とする2-material decompositionアルゴリズムに鉄を差分する計算を加えた"virtual noniron image"を作成し，脂肪の定量を試みた[34]。これによるとsingle-（120kVp）とDual-energy（80kVp，140kVp）モードで取得したCT値は造影剤・鉄が加わることで脂肪量を過小評価したが，virtual noniron imageのCT値は造影剤・鉄の影響をほとんど受けないCT値を示した。

2013年ごろ，Rapid kV switching方式のDECTにおいて，複数の物質を基本物質とした物質弁別アルゴリズム（multi-material decomposition：MMD）が発表された[35]。MMDの特徴は，①対象物質の量を体積割合で換算していること，②ヨード造影剤による増強効果を除く仮想非造影処理を含むこと，である。脂肪肝の評価のために設計されたMMDアルゴリズムは，基本物質に，脂肪織・正常肝組織・血液・ヨードを組み入れている。このため，肝脂肪量を体積割合で画像化し，造影後のCTデータでも肝脂肪を定量することが可能である[30,36,37]。従って，MMDを利用すれば，脂肪量評価のためだけに非造影CTスキャンを行う必要はない。同じ投影データから，仮想非造影CT画像も再構成できるので，非造影CTスキャンを省略することで，検査時間の短縮や医療被ばくの低減を期待できる[38]。MMDの計算はボクセルごとになされ，肝の脂肪化の分布が可視化される（**図2**）。脂肪の定量は，この画像上にROIを設定して行う。

臨床例での検証では，針生検組織で5%以上の脂肪を認めた脂肪肝の検出能について，ROC曲線下面積を求めるとMMDでは0.88であり，MRスペクトロスコピーでは0.89と同程度の成績であった[37]。仮想非造影処理の精度について，動脈相・門脈相・平衡相の造影データのうち，平衡相であれば非造影CTデータとの系統誤差はなく，計測値の一致性は良好であった。MMDもCTのほかの手法と同様，鉄の存在下で肝脂肪量を過小評価しうる。一方，MRスペクトロスコピーは鉄の存在下で肝脂肪量を過大評価することが知られている。ファントム実験では，MMDのほうがMRスペクトロスコピーよりも鉄の影響が小さかった[30]。一方，DECTで肝の鉄分を定量したい場合は，脂肪の存在によって計測が不正確になりうると認識されている[41,42]。

図2 MMDソフトウェアによる肝脂肪定量：NASH

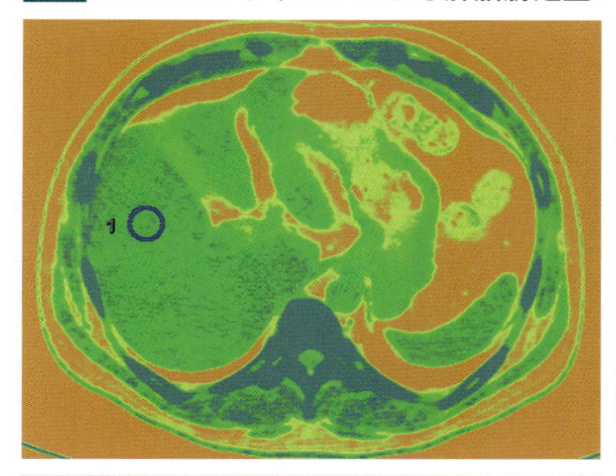

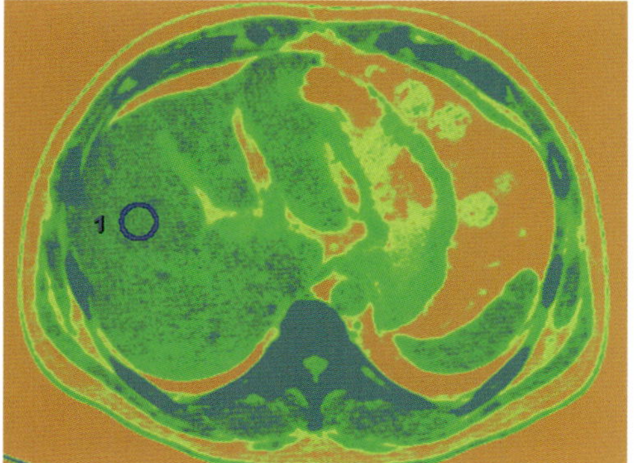

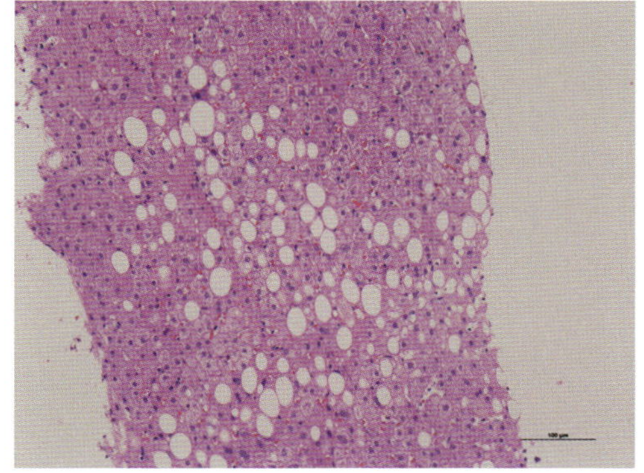

a b
c

40歳代，男性。
［肝腫瘍の検索のためdynamic造影CTを行い，全相をDual-energyモードで撮像］
a：造影前の脂肪量画像。
画素値は脂肪の体積割合（%）である。ROIの画素値の平均は15%。同じDual-energyデータから作成した70keVの仮想単色X線画像（未提示）にて，同じ部位のCT値は40HUであった。
b：dynamic造影CT平衡相から再構成した脂肪量画像。
脂肪量は13%，70keVでのCT値は69HU。
c：針生検組織（H&E染色）
目視で20%の大滴性脂肪沈着を認める。
NASスコア3（脂肪化スコア1，炎症スコア1，風船様肝細胞スコア1）

鉄を物質弁別の基本物質に含めて脂肪の定量性を向上しうることがファントムや動物実験[34,39,40]で示されているが，現段階でMMDには実装されていない。その理由は，線減弱係数空間において脂肪織，正常肝組織を結ぶ，およそ延長線上に鉄があるために，鉄を分離して脂肪織と肝組織の基本物質ペアを扱うことが難しいためである（**図3**）。

MMDのような，肝脂肪定量に特化した物質弁別ソフトを利用すること以外には，Dual-energyデータから仮想単色X線CT値曲線を作成し，CT値が低エネルギー側で0 HUに近づくほど脂肪化が多いと推定する方法がある[43]。この場合も鉄の存在によって肝脂肪量を過小評価しうる。ファントム実験による例を**図4**に示す。

◆ 各社の解析機能

	肝脂肪定量	仮想単色X線CT値
キヤノン	なし	Monochromatic Image-keV-CT value
シーメンス	Liver VNC-Fat Map	Monoenergetic Plus-Monoenergetic Plus ROI
フィリップス	なし	Mono E-HU Attenuation Plot
GE	GSI-Liver Fat	GSI-Spectral HU curve

図3 線減弱係数空間で表したMMDアルゴリズム

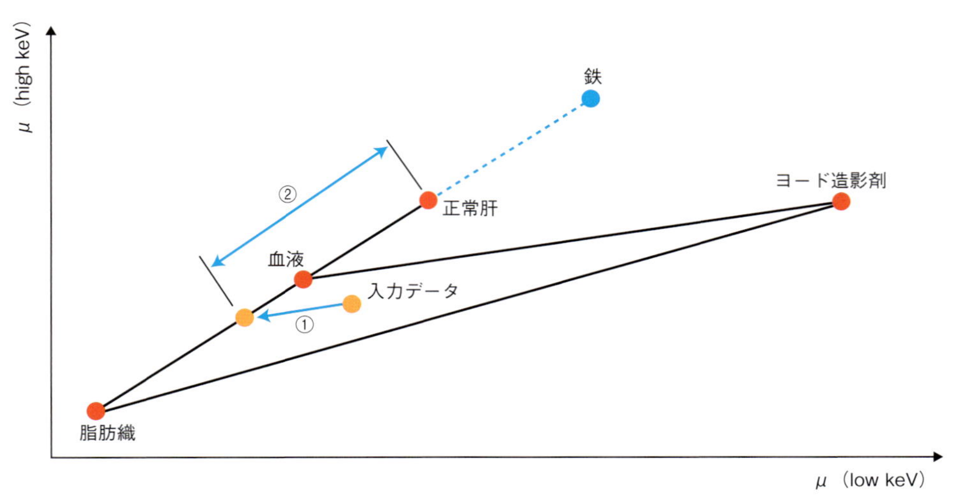

X軸およびY軸をそれぞれ低いkeVおよび高いkeVにおける線減弱係数(X線吸収度)とする。造影CTデータの場合は，まず仮想非造影処理(①)を行った後，脂肪量を脂肪織と正常肝の減弱係数(μ)との関係から求める(②)。非造影CTデータの場合は②のみ計算する。"鉄"は"脂肪織"と"正常肝"を結ぶおよそ延長線上にある。

(文献30，35より引用改変)

図4 仮想単色X線CT値曲線

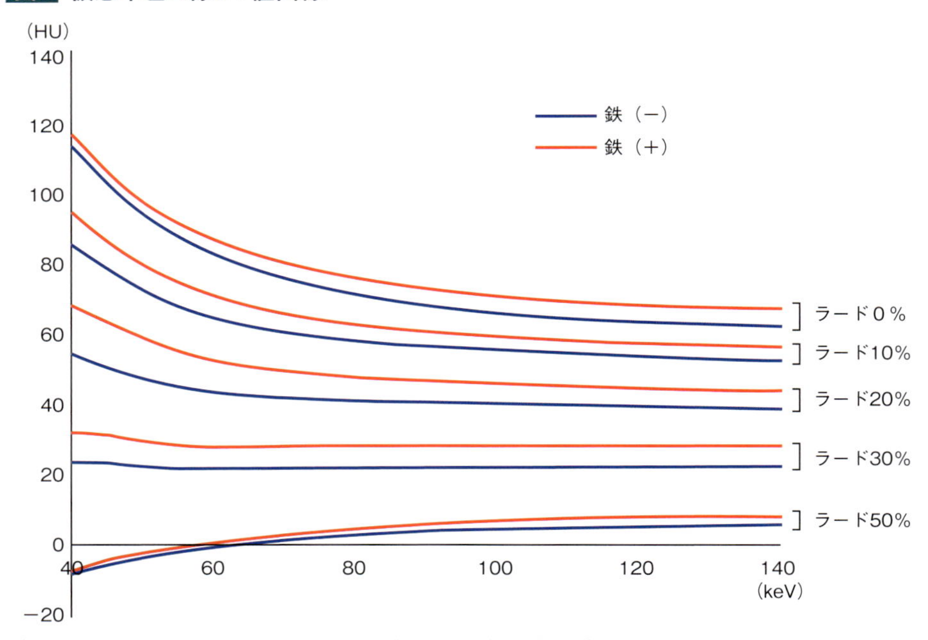

ブタ正常肝とラード(0, 10, 20, 30, 50%)，鉄製剤(なし[紺色]，あり[48～56 mgFe/100g；赤色])を混和したファントム(作製方法は文献30参照)のDual-energyデータを再構成し，40ないし140keVの仮想単色X線CT値を1keVごとに求めた。

◇文献

1）Negro F: Mechanisms and significance of liver steatosis in hepatitis C virus infection. World J Gastroenterol, 12: 6756-6765, 2006.
2）Schaffner F, et al: Nonalcoholic fatty liver disease. Prog Liver Dis, 8: 283-298, 1986.
3）日本肝臓学会 編: NASH・NAFLDの診療ガイド. 文光堂, 東京, 2010.
4）Ludwig J, et al: Nonalcoholic steatohepatitis: Mayo Clinic experiences with a hitherto unnamed disease. Mayo Clin Proc, 55: 434-438, 1980.
5）Behrns KE, et al: Hepatic steatosis as a potential risk factor for major hepatic resection. J Gastrointest Surg, 2: 292-298, 1998.
6）岡上　武ほか: 日本のNASH・NAFLDの現状と将来展望. 肝臓, 47: 529-549, 2006.
7）Castera L, et al: Noninvasive Assessment of Liver Disease in Patients With Nonalcoholic Fatty Liver Disease. Gastroenterology, 156: 1264-1281 e1264, 2019.
8）Kleiner DE, et al: Design and validation of a histological scoring system for nonalcoholic fatty liver disease. Hepatology, 41: 1313-1321, 2005.
9）Matteoni CA, et al: Nonalcoholic fatty liver disease: a spectrum of clinical and pathological severity. Gastroenterology, 116: 1413-1419, 1999.
10）Saadeh S, et al: The utility of radiological imaging in nonalcoholic fatty liver disease. Gastroenterology, 123: 745-750, 2002.
11）Idilman IS, et al: Hepatic Steatosis: Etiology, Patterns, and Quantification. Semin Ultrasound CT MR, 37: 501-510, 2016.
12）Mendler MH, et al: Dual-energy CT in the diagnosis and quantification of fatty liver: limited clinical value in comparison to ultrasound scan and single-energy CT, with special reference to iron overload. J Hepatol, 28: 785-794, 1998.
13）Kodama Y, et al: Comparison of CT methods for determining the fat content of the liver. AJR Am J Roentgenol, 188: 1307-1312, 2007.
14）van Werven JR, et al: Assessment of hepatic steatosis in patients undergoing liver resection: comparison of US, CT, T1-weighted dual-echo MR imaging, and point-resolved 1H MR spectroscopy. Radiology, 256: 159-168, 2010.
15）Ma X, et al: Imaging-based quantification of hepatic fat: methods and clinical applications. Radiographics, 29: 1253-1277, 2009.
16）Zhang YN, et al: Liver fat imaging-a clinical overview of ultrasound, CT, and MR imaging. Br J Radiol, Epub 2018 Jun 6.
17）Brittenham GM, et al: Magnetic-susceptibility measurement of human iron stores. N Engl J Med, 307: 1671-1675, 1982.
18）Bugianesi E, et al: Relative contribution of iron burden, HFE mutations, and insulin resistance to fibrosis in nonalcoholic fatty liver. Hepatology, 39: 179-187, 2004.
19）Schwenzer NF, et al: Non-invasive assessment and quantification of liver steatosis by ultrasound, computed tomography and magnetic resonance. J Hepatol, 51: 433-445, 2009.
20）Lamba R, et al: CT Hounsfield numbers of soft tissues on unenhanced abdominal CT scans: variability between two different manufacturers' MDCT scanners. AJR Am J Roentgenol, 203: 1013-1020, 2014.
21）Bohte AE, et al: The diagnostic accuracy of US, CT, MRI and 1H-MRS for the evaluation of hepatic steatosis compared with liver biopsy: a meta-analysis. Eur Radiol, 21: 87-97, 2011.
22）Iwasaki M, et al: Noninvasive evaluation of graft steatosis in living donor liver transplantation. Transplantation, 78: 1501-1505, 2004.
23）Park YS, et al: Biopsy-proven nonsteatotic liver in adults: estimation of reference range for difference in attenuation between the liver and the spleen at nonenhanced CT. Radiology, 258: 760-766, 2011.
24）Joy D, et al: Diagnosis of fatty liver disease: is biopsy necessary? Eur J Gastroenterol Hepatol, 15: 539-543, 2003.
25）Collins AJ, et al: Can computed tomography identify patients with anaemia? Ulster Med J, 70: 116-118, 2001.
26）Lan H, et al: Accuracy of computed tomography attenuation measurements for diagnosing anemia. Jpn J Radiol, 28: 53-57, 2010.
27）Lee SS, et al: Non-invasive assessment of hepatic steatosis: prospective comparison of the accuracy of imaging examinations. J Hepatol, 52: 579-585, 2010.
28）Park SH, et al: Macrovesicular hepatic steatosis in living liver donors: use of CT for quantitative and qualitative assessment. Radiology, 239: 105-112, 2006.
29）Duman DG, et al: Computed tomography in nonalcoholic fatty liver disease: a useful tool for hepatosteatosis assessment? Dig Dis Sci, 51: 346-351, 2006.
30）Hyodo T, et al: Multimaterial Decomposition Algorithm for the Quantification of Liver Fat Content by Using Fast-Kilovolt-Peak Switching Dual-Energy CT: Experimental Validation. Radiology, 282: 381-389, 2017.
31）Pickhardt PJ, et al: Quantification of Liver Fat Content With Unenhanced MDCT: Phantom and Clinical Correlation With MRI Proton Density Fat Fraction. AJR Am J Roentgenol, 211: W151-W157, 2018.
32）Goldberg HI, et al: Noninvasive quantitation of liver iron in dogs with hemochromatosis using dual-energy CT scanning. Invest Radiol, 17: 375-380, 1982.
33）Raptopoulos V, et al: Value of dual-energy CT in differentiating focal fatty infiltration of the liver from low-density masses. AJR Am J Roentgenol, 157: 721-725, 1991.
34）Fischer MA, et al: Quantification of liver fat in the presence of iron and iodine: an ex-vivo dual-energy CT study. Invest Radiol, 46: 351-358, 2011.
35）Mendonca P, et al: A Flexible Method for Multi-Material Decomposition of Dual-Energy CT Images. IEEE Trans Med Imaging, 33: 99-116, 2013.
36）Hur BY, et al: Quantification of the Fat Fraction in the Liver Using Dual-Energy Computed Tomography and Multimaterial Decomposition. J Comput Assist Tomogr, 38: 845-852, 2014.
37）Hyodo T, et al: Multimaterial Decomposition Algorithm for the Quantification of Liver Fat Content by Using Fast-Kilovolt-Peak Switching Dual-Energy CT: Clinical Evaluation. Radiology, 283: 108-118, 2017.
38）Marin D, et al: State of the art: dual-energy CT of the abdomen. Radiology, 271: 327-342, 2014.
39）Fischer MA, et al: Quantification of liver iron content with CT-added value of dual-energy. Eur Radiol, 21: 1727-1732, 2011.
40）Ma J, et al: Separation of hepatic iron and fat by dual-source dual-energy computed tomography based on material decomposition: an animal study. PLoS One, 9: e110964, 2014.
41）Luo XF, et al: Dual-Energy CT for Patients Suspected of Having Liver Iron Overload: Can Virtual Iron Content Imaging Accurately Quantify Liver Iron Content? Radiology, 277: 95-103, 2015.
42）Werner S, et al: Dual-energy CT for liver iron quantification in patients with haematological disorders. Eur Radiol, 29: 2868-2877, 2019.
43）Zheng X, et al: Assessment of hepatic fatty infiltration using spectral computed tomography imaging: a pilot study. J Comput Assist Tomogr, 37: 134-141, 2013.

3) 膵臓：膵腫瘍

福倉良彦

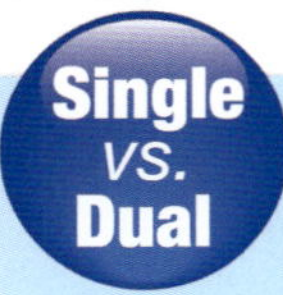

Single-energy CT

- 低電圧撮影による造影効果の増強。
- CT値の計測。

Dual-energy CT

- 合成画像による画質の最適化。
- 仮想単色 X 線画像（低 keV 画像）による造影効果の増強。
- ヨードやカルシウム，脂肪の物質密度および実効原子番号や電子密度の計測。

膵腫瘍における画像診断の意義

膵癌は，2016年の全国統計によると，肺癌，大腸癌，胃癌に次いで死因の第4位で，近年増加の一途をたどっており，消化器癌のなかでもきわめて予後の悪い腫瘍である。膵癌全体の9割を占める膵管癌は，発見時に8割以上の症例が根治切除不可能であり，根治切除できた症例においても5年生存率は20％に満たない[1,2]。また，胃癌や大腸癌などの死亡率が低下しているのとは対照的に，膵管癌はいまだ年間の罹患数と死亡者数がほぼ同じであり，このような状況のなかで膵管癌の早期発見や最適な治療方針の決定に果たす画像診断の役割は非常に大きい。

Single-energy CTでできること

CTの検出器多列化に伴い，CTの空間分解能は向上すると同時に撮像の高速化も飛躍的に進んだ。膵の画像診断においては，解剖学的に対象が小さいために高い空間分解能が要求され，また蠕動する消化管が隣接し，かつ呼吸変動も大きく，高い時間分解能も必要となる。従って，高空間・時間分解能画像が得られるCTの総合的な情報量はほかの画像検査と比べて非常に豊富であり，膵癌の検出のみならず，大きさや広がり診断に欠くことのできない検査である。

通常，膵癌の評価には，非造影CTの後，膵実質相，門脈相，遅延相の計4相による造影dynamic撮像が行われる。膵管癌は豊富な線維性間質を伴った浸潤性発育を特徴とする腫瘍であり，非造影CTでは正常膵実質とほぼ等吸収だが，腫瘍内部の豊富な線維性間質を反映し，膵実質相から門脈相で低吸収，遅延相にかけて漸増性に濃染される。特に，膵管癌が低吸収を呈し，コントラストが最大となる膵実質相での撮像が検出には重要となる。造影剤は300mgI/mLに換算して1.5～2mL/kg体重の量を30秒間に注入し，造影剤投与開始約40秒後に撮像すれば良好な膵実質相を得ることが可能である。門脈相(約70秒後)では膵周囲の静脈が明瞭となり，肝の造影効果も最大となるため，膵管癌の静脈浸潤や転移性肝腫瘍の評価に有用である。また，冠状断やMPRなどと併用することにより，有意に診断能の向上が得られる[3)]。

径2cm以上で膵外に進展した膵管癌の検出は，超音波，CTもしくはMRIのいずれの画像においても問題とならない。しかしながら，サイズの小さい膵管癌ほど，腫瘍内の線維性間質や壊死に乏しく，正常膵組織が残存する傾向にあり，造影CTでコントラストが得られにくい(**図1a～d**)。膵実質相と門脈相にて等吸収域を呈する膵管癌の割合は全体の約5%，2cm以下の腫瘍では約27%存在する[4,5)]。従って，小膵管癌の検出にはコントラストを上げる必要がある。

腫瘍のコントラストを上昇させる1つの方法として，単位時間当たりの造影剤量を増加させる方法がある[6,7)]。しかしながら，この方法では腫瘍のコントラストは上昇するが，造影剤の投与速度もしくは投与量を増加させる必要があり，ともに限界がある。もう1つの方法として，低い電圧でヨードの質量減弱係数が増加することを利用した低電圧撮像がある[8)]。膵管癌においても低電圧撮影によりコントラストが上昇するため，腫瘍の検出および進展度評価に有用である[9,10)]。しかしながら，低電圧撮影の問題点としては，同じ管電流である場合は，ノイズが増加してしまうことがある。従って，臨床において低電圧撮像を用いるためには，ノイズ低減のために，管電流を増加させたり，逐次近似画像再構成法などを併用することが必要となる。

Single-energy CT(SECT)の重要な1つの定量的評価方法にCT値の測定がある。perfusion CTは膵腫瘍の検出，質的診断および治療効果や予後の予測に用いられる[11～13)]。膵管癌においては，造影効果が低いほど治療後の予後が不良であり，CT値を用いた腫瘍の造影効果と予後との関連が示されている[4,14)]。しかしながら，造影後のCT値は，被検者や撮像条件および造影剤の投与法などに影響を受けやすく再現性に乏しい。これらの因子に影響されにくい造影平衡相のCTやMRIを用いた細胞外液分画値の計測(対象組織の造影効果/血液の造影効果×[1－ヘマトクリット値])が，心筋や肝の線維化の評価に用いられている。近年，根治切除不能膵癌においても，造影平衡相にて計測された細胞外液分画値が治療後の予後予測に有用であったとの報告がなされている[15)](**図2**)。

図1 膵管癌

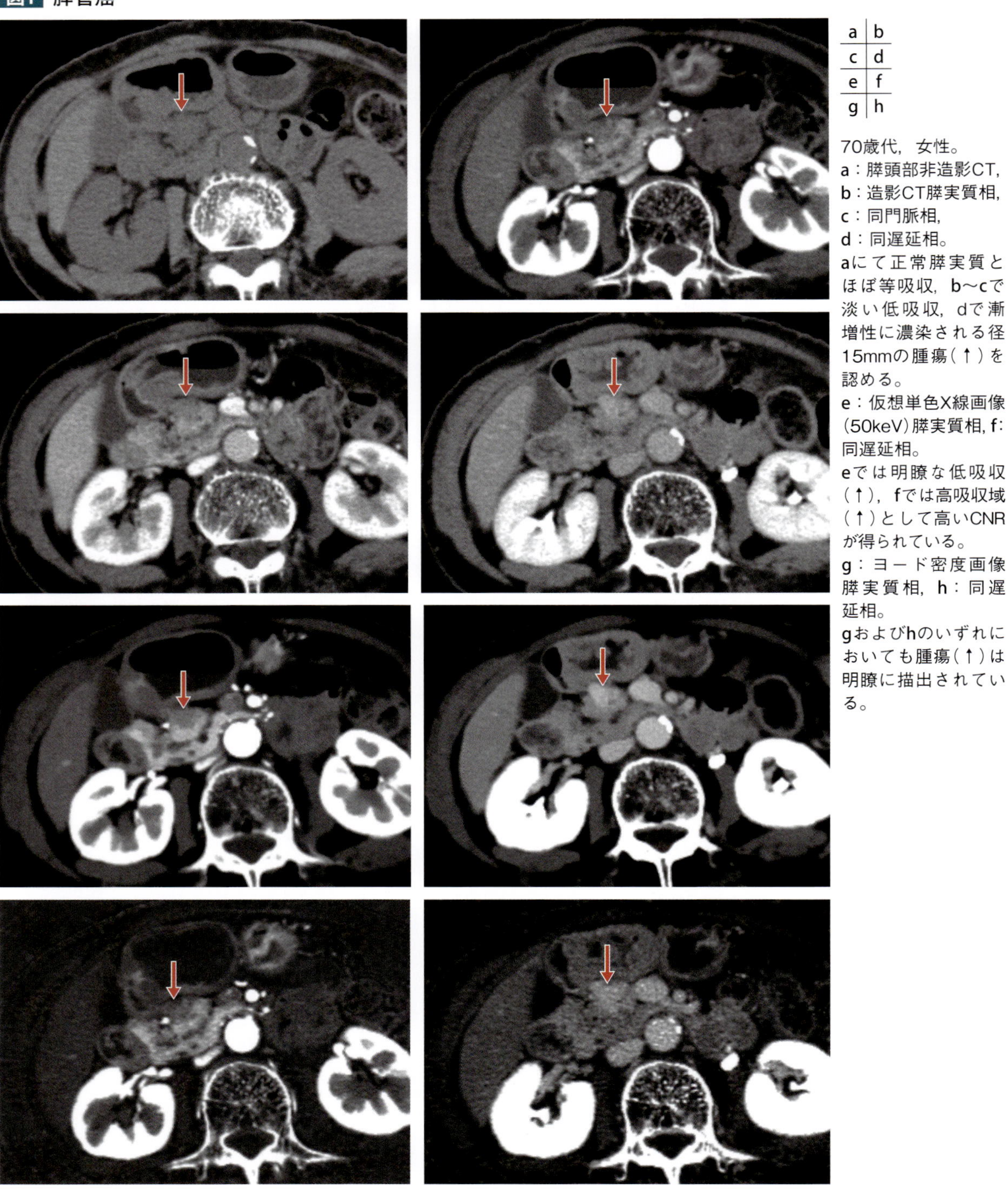

a	b
c	d
e	f
g	h

70歳代，女性。
a：膵頭部非造影CT，
b：造影CT膵実質相，
c：同門脈相，
d：同遅延相。
aにて正常膵実質とほぼ等吸収，b～cで淡い低吸収，dで漸増性に濃染される径15mmの腫瘍（↑）を認める。
e：仮想単色X線画像(50keV)膵実質相，f：同遅延相。
eでは明瞭な低吸収（↑），fでは高吸収域（↑）として高いCNRが得られている。
g：ヨード密度画像膵実質相，h：同遅延相。
gおよびhのいずれにおいても腫瘍（↑）は明瞭に描出されている。

図2 膵管癌（TNM stage IV，生存期間7.4カ月）

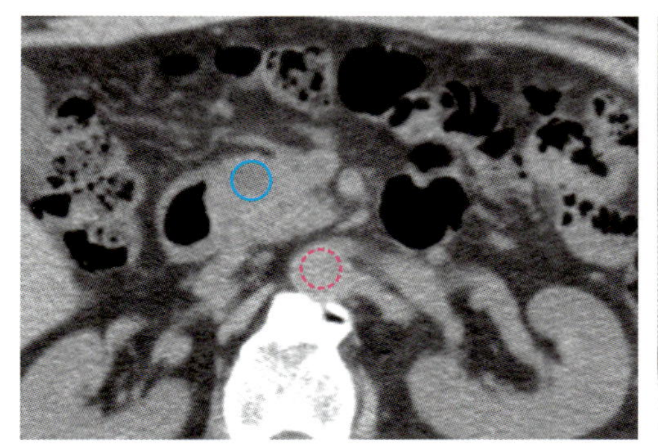

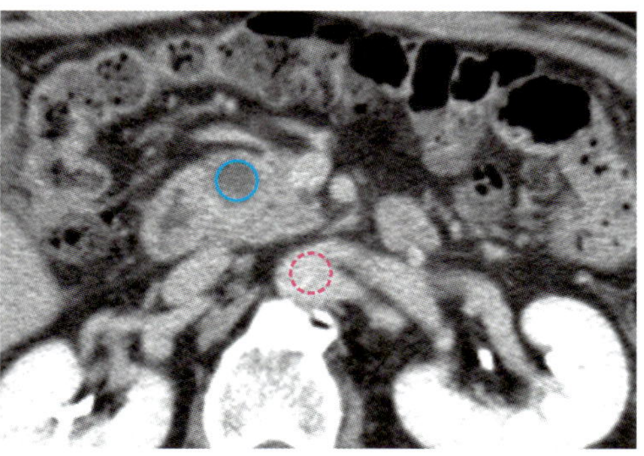

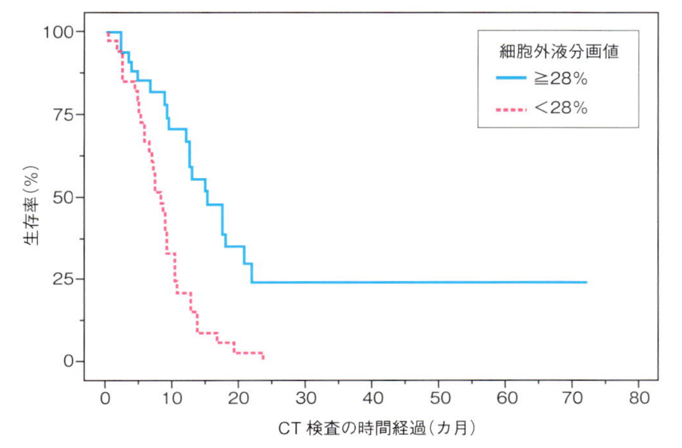

a | b
c

60歳代，女性。
a：非造影CT，b：造影CT平衡相。
aおよびbにて頭部に径2cmの低吸収腫瘍を認める。腫瘍（○）と大動脈（◌）のCT値から計測された細胞外液分画値は14.7%。
c：細胞外液分画値を28%で群別した根治切除不能膵管癌の生存率の比較（Kaplan-Meier法による）。

Dual-energy CTでできること

Dual-energy CT（DECT）は低電圧と高電圧の2つのエネルギーの画像を撮像し，得られたデータの解析を行う。この低電圧と高電圧の2つのデータの割合を変化させて擬似的な低～高電圧の合成画像の作成が可能である。合成画像（composite image）で一定の割合（linear blending）で合成が行われる場合，低電圧の成分を増加させることにより造影コントラストは上昇するが，検出器に到達するフォトンが少ないためノイズが増加する。一方，高電圧の成分を増加させることによりノイズは抑えられるが，造影コントラストが低下する。実際には，これらの画像を一定の比率で加算することで，通常用いられている120kVp相当のコントラストを示す画像が再構成される。この加算比率を調節することで造影コントラストを高めることが可能であるが，その場合ノイズの増加が問題となる。

これに対し，CT値に応じて割合を変化させる合成法（non-linear blending）がある。CT値の高い領域（濃染部分や血管）では低電圧画像の割合を増加させ，CT値の低い領域（軟部組織など）では高電圧画像の割合を多く設定する。これにより，全体としては比較的ノイズが抑えられ，かつ濃染が明瞭な画質が得られ，膵管癌の検出ならびに周囲脈管の評価において有用である[16]。

DECTの1つの大きな特徴に，仮想単色X線画像が挙げられる。これは，Dual-energy画像を基に仮想的に作り出されたエネルギーの単色X線画像で，低keVから高keVの画像が作成可能である。仮想単色X線画像ではビームハードニング アーチファクトの抑制された高画質の画像が得られる。また，低keV画像では造影効果が増強された高コントラストの画像，高keV画像では金属アーチファクトの低減が得られ，いずれにおいても検査目的に応じて作成することにより診断に役立つ[17～19]。従って，低keV画像を用いることにより，造影剤を減量しても通常の120kVpのSECTと同等のコントラストで，かつビームハードニング アーチファクトが抑えられた良好な画像が取得可能となる。また，膵管癌の検出には造影後コントラストが最大となる膵実質相での撮像が必要であったが，膵周囲の静脈や肝実質の造影効果が明瞭となる門脈相において，腫瘍のコントラストが低keVの仮想単色X線画像で十分に得られれば，膵実質相の撮像を省略することも可能となる[20]。しかしながら，一般的に仮想単色X線画像においても低keV画像ではノイズが発生するためにコントラスト雑音比(contrast to noise ratio：CNR)はかえって悪くなる傾向にある。膵管癌においては膵実質相で50～52keV程度，神経内分泌腫瘍では動脈相で45～60keV程度でCNRが最も高く，その有用性が示されている[21～23](**図1e，f**)。近年，十分なノイズ低減処理された仮想単色X線画像が取得可能となり，最も低いkeV画像で最も高いCNRが得られている[24,25](**図3**)。

DECTでは異なったエネルギーで撮影された2種類のデータからX線減弱係数の違いに基づいて成分の推定が可能であり，ヨードやカルシウム，脂肪などの物質密度，さらには実効原子番号や電子密度などの定量値が得られ，それぞれの密度画像の作成が可能である。これにより，これまでMRIで行われてきた病変内部の組織学的推測がCTでもできるようになってきている。

図3 膵管癌

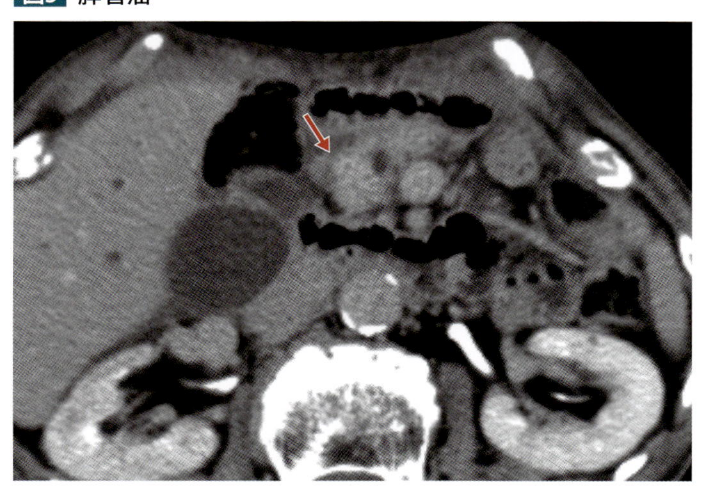

a

70歳代，男性。
a：膵頭部造影CT遅延相。
淡く濃染される径20mmの腫瘍(↑)を認める。

図3 膵管癌（つづき）

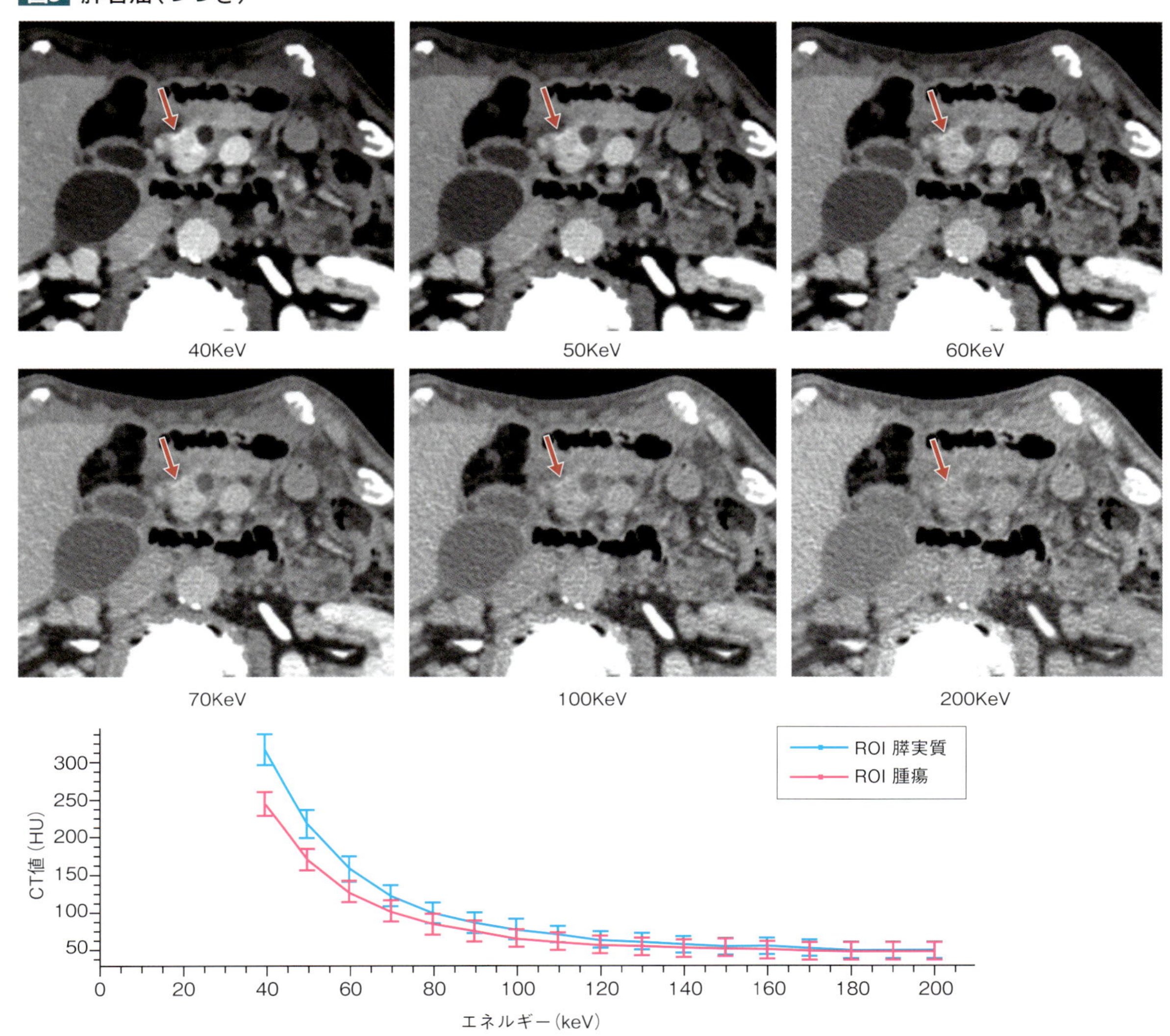

b：仮想単色X線画像遅延相。
低keV画像ほど造影コントラストが向上し，腫瘍（↑）が明瞭に描出されており，最低keV画像でもノイズの増加はみられていない。
c：腫瘍（赤）と周囲膵実質（青）とのエネルギー・CT値曲線。
低keVほど両者のCT値の差が増加している。

また，ヨード密度を元画像から差分することにより仮想非造影CT画像が得られ，通常の非造影CT撮像を省略できる。従って，これまで膵管癌の評価には，非造影CT，膵実質相，門脈相および遅延相の計4相撮像が推奨されてきたが，DECTでは前述の仮想非造影CT画像および造影コントラストの高い合成画像もしくは仮想単色X線画像を用いることで，門脈相および遅延相の2相撮影のみで診断可能となり，被ばく量を低減できる可能性がある。

ヨード密度画像は仮想単色X線画像同様，比較的良好なCNRを有しており，膵管癌（**図1g，h**）および神経内分泌腫瘍などの検出のみならず定量値を用いた質的診断に有用である[21,23]。膵粘液性嚢胞腫瘍や膵管内乳頭粘液性腫瘍では，嚢胞内腔に突出する乳頭状隆起の検出が重要となるが，ヨード密度画像はその際にも有用性を発揮する（**図4**）。これまでの報告によるとヨード密度が1mg/mL以下の病変は造影効果を有していないと考えられ，嚢胞性と充実性病変との鑑別にも役立つ[20]。また，仮想単色X線のエネルギー・CT値曲線やヨード密度が嚢胞性成分の違い（漿液性と粘液性）を反映することより，膵嚢胞性病変の鑑別にも有用であると報告されている[26]。

DECTを用いたperfusion CTも報告されており，SECTより高いCNRを有していることより正確な計測が期待されるが，今後の研究の蓄積が望まれる[27]。

前述した主に心臓の線維化評価に用いられている細胞外液分画値の計測には，SECTの

図4 膵管内乳頭粘液性腺癌

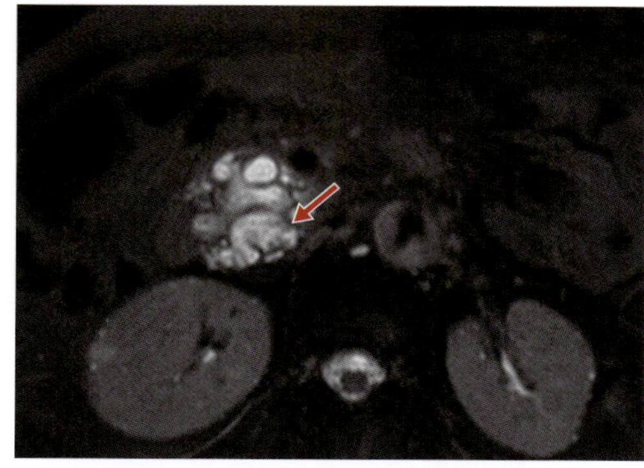

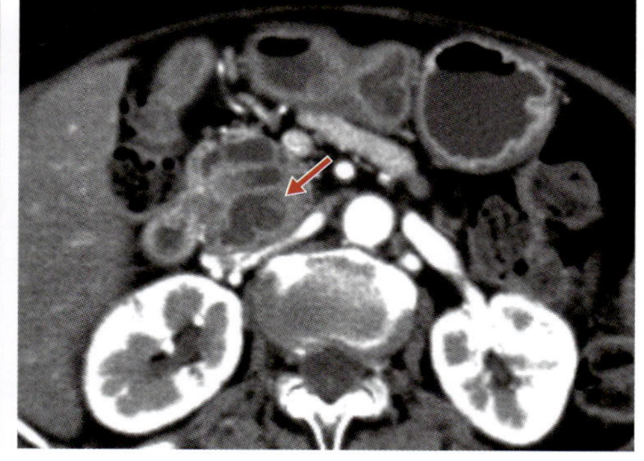

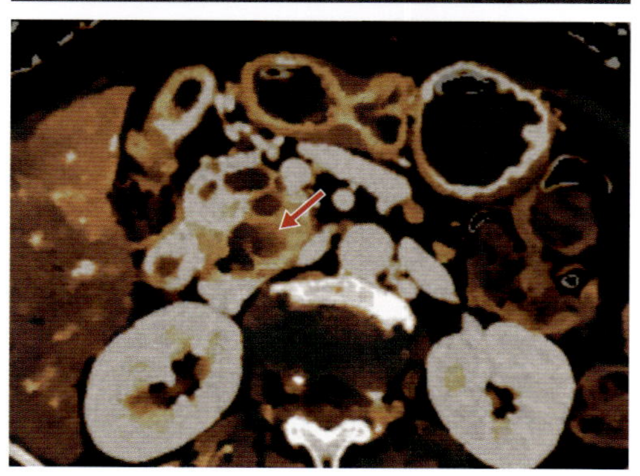

a	b
c	

80歳代，女性。
a：T2強調像。
主膵管および分枝膵管の拡張を認め，拡張した主膵管内には乳頭状の隆起（↑）を認める。
b：造影CT。
主膵管の一部に不整な壁（↑）を認める。
c：ヨード密度/非造影CTのフュージョン画像。
嚢胞内腔にヨード含有1.6mg/mLの乳頭状隆起を認める（↑）。

図5 膵管癌（TNM stage IV，生存期間6.8カ月）

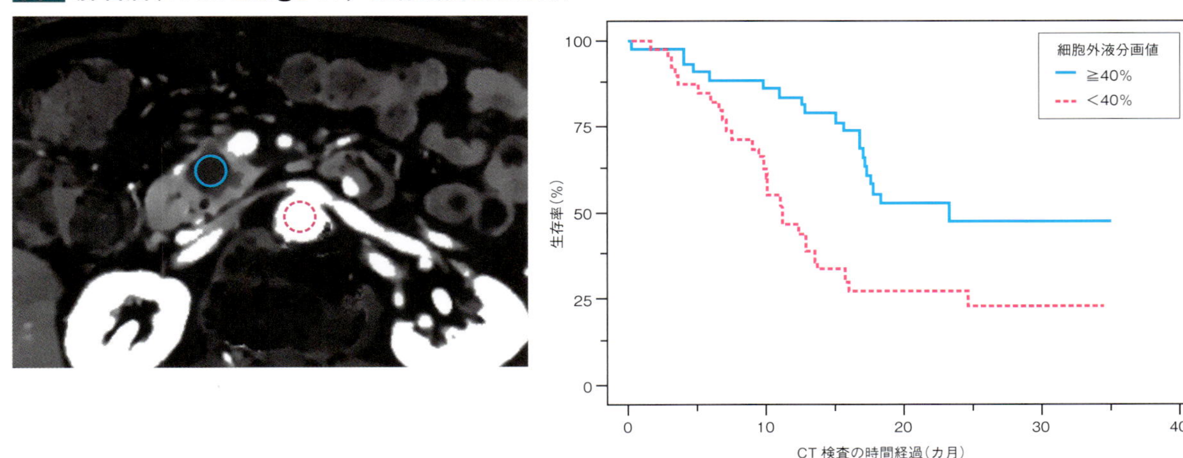

a｜b　70歳代，男性。
a：ヨード密度画像。
頭部に径36mmの低ヨード密度の腫瘍（↑）を認める。腫瘍（◯）と大動脈（◯）のヨード密度から計測された細胞外液分画値は6.6%。
b：細胞外液分画値を40%で群別した全膵管癌の生存率の比較（Kaplan-Meier法による）。

場合，造影前と後の2つの画像が必要であるために時相の異なる２つの画像のミスレジストレーションが問題となる。DECTでは造影後の画像のみのヨード密度から細胞外液分画値（対象組織のヨード密度/血液のヨード密度×［1－ヘマトクリット値］）の算出が可能であり，造影前の画像を必要としないためミスレジストレーションのない正確な細胞外液分画値が測定可能である[28,29]（**図5**）。

膵腫瘍の診断において，ヨード以外のカルシウムや脂肪などの物質密度，もしくは実効原子番号や電子密度などの定量値の有用性は確立されていない。

膵神経内分泌腫瘍の約44%は組織学的に，約24%ではchemical-shift MRIで腫瘍内脂肪が認められると報告されている[30]（**図6**）。また，限局性脂肪置換や奇形腫，過誤腫およびlymphoepithelial cystなどにおいても，病変内部に脂肪を有することが知られており，画像的に脂肪の検出は鑑別診断の際に重要である。これまで，微量な脂肪の検出および定量にはMRIが用いられてきた。しかしながら，MRI検査はCT検査よりも圧倒的に施行数が低く，今後DECTによる脂肪密度画像が一般的に普及すれば，脂肪検出や定量にはCTがMRIに取って代わる可能性がある。

図6 神経内分泌腫瘍（G2）

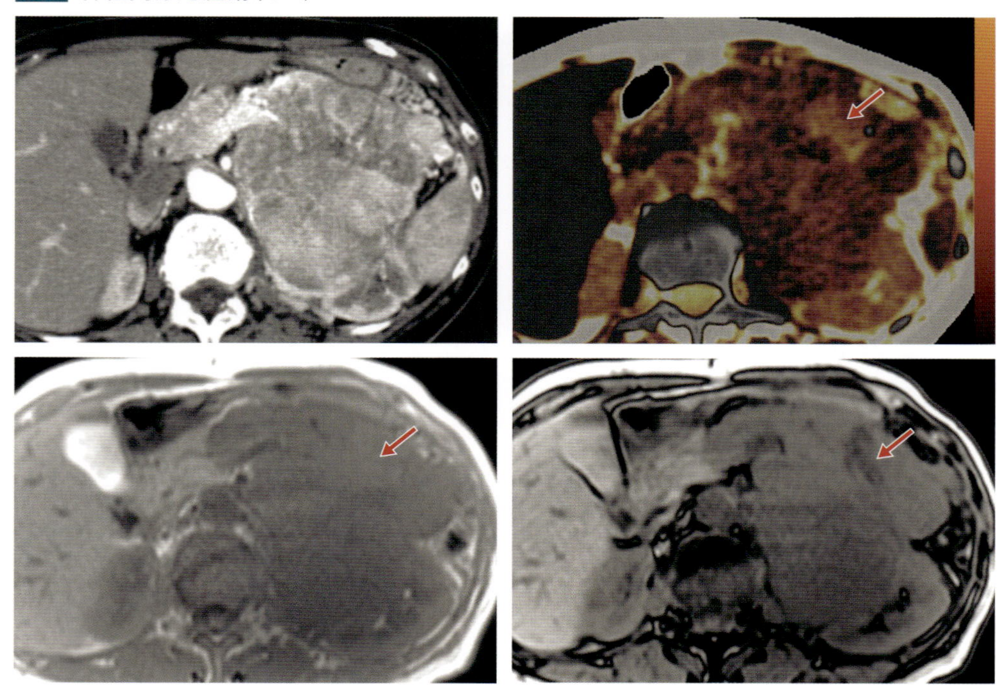

a｜b
c｜d

60歳代，女性。
a：造影CT。
尾部に径12cmの腫瘍を認める。
b：脂肪密度画像。
同部分（↑）のfat fractionは平均28％である。
c：chemical-shift MRIのin phase（TE=2.46ms），d：同opposed phase（TE=1.23ms）。
cでは内部均一な信号を呈しているが，dで内部に脂肪を示唆する信号の低下（↑）を認める。

おわりに

膵腫瘍におけるDECTの特徴と有用性，および今後の可能性について述べた。膵領域のDECTに関するこれまでの報告はまだ限られている。しかしながら，今後，さらにより多くの有用性が検討されることと思われる。将来的に，ハードおよびソフトのさらなる発展により，造影剤の減量や被ばく量の軽減を達成し，かつこれまで困難であった膵腫瘍の描出や質的診断のみならず治療の効果予測にDECTの有用性が期待される。

◆ 各社の解析機能

	合成画像	仮想単色X線画像	ヨード密度画像	脂肪密度画像
キヤノン	Blending Image	Virtual Monochromatic Image	Iodine Map, I/H_2O	NA
シーメンス	Mixed Image	syngo.CT DE Monoenergetic Plus-Monoenergetic Plus ROI	syngo.CT DE Virtual Unenhanced, syngo.CT DE Virtual Unenhanced-Liver VNC	syngo.CT DE Virtual Unenhanced-Liver VNC Fat map
フィリップス	NA	Mono E-HU Attenuation Plot	Iodine No Water, Iodine Density	NA
GE	NA	Monochromatic Image	Material Decomposition Image Iodine/Water	Material Decomposition Image Fat/Water

NA：not applicable

◇文献

1) Willett CG, et al: Locally advanced pancreatic cancer. J Clin Oncol, 23: 4538-4544, 2005.
2) Egawa S, et al: Japan pancreatic cancer registry; 30th year anniversary: Japan Pancreas Society. Pancreas, 41: 985-992, 2012.
3) 日本医学放射線学会 編：画像診断ガイドライン, 2016年版. 金原出版, 東京, 2016.
4) Kim JH, et al: Visually iso-attenuating pancreatic adenocarcinoma at dynamic-enhanced CT: frequency, clinical and pathologic characteristics, and diagnosis at imaging examinations. Radiology, 257: 87-96, 2010.
5) Yoon SH, et al: Small(≦20mm)pancreatic adenocarcinomas: analysis of enhancement patterns and secondary signs with multiphasic multidetector CT. Radiology, 259: 442-452, 2011.
6) Schueller G, et al: Multidetector CT of pancreas: effects of contrast material flow rate and individualized scan delay on enhancement of pancreas and tumor contrast. Radiology, 241: 441-448, 2006.
7) Fukukura Y, et al: Pancreatic adenocarcinoma: analysis of the effect of various concentrations of contrast material. Radiat Med, 26: 355-361, 2008.
8) Agrawal MD, et al: Oncologic applications of dual-energy CT in the abdomen. Radiographics, 34: 589-612, 2014.
9) Zamboni GA, et al: Single-energy low-voltage arterial phase MDCT scanning increases conspicuity of adenocarcinoma of the pancreas. Eur J Radiol, 83: 113-117, 2014.
10) Loizou L, et al: Multidetector CT of pancreatic ductal adenocarcinoma: effect of tube voltage and iodine load on tumour conspicuity and image quality. Eur Radiol, 26: 4021-4029, 2016.
11) Park MS, et al: Perfusion CT: noninvasive surrogate marker for stratification of pancreatic cancer response to concurrent chemo- and radiation therapy. Radiology, 250: 110-117, 2009.
12) Kim JH, et al: Solid pancreatic lesions: characterization by using timing bolus dynamic contrast-enhanced MR imaging assessment: a preliminary study. Radiology, 266: 185-196, 2013.
13) Yao JC, et al: Perfusion computed tomography as functional biomarker in randomized run-in study of bevacizumab and everolimus in well-differentiated neuroendocrine tumors. Pancreas, 44: 190-197, 2015.
14) Fukukura Y, et al: Contrast-enhanced CT and diffusion-weighted MR imaging: performance as a prognostic factor in patients with pancreatic ductal adenocarcinoma. Eur J Radiol, 83: 612-619, 2014.
15) Fukukura Y, et al: Extracellular volume fraction determined by equilibrium contrast-enhanced multidetector computed tomography as a prognostic factor in unresectable pancreatic adenocarcinoma treated with chemotherapy. Eur Radiol, 2018 Jun 19. [Epub ahead of print]
16) He YL, et al: Clinical value of dual-energy CT in detection of pancreatic adenocarcinoma: investigation of the best pancreatic tumor contrast to noise ratio. Chin Med Sci J, 27: 207-212, 2013.
17) Yuan R, et al: Reduced iodine load at CT pulmonary angiography with dual-energy monochromatic imaging: comparison with standard CT pulmonary angiography: a prospective randomized trial. Radiology, 262: 290-297, 2012.
18) Pessis E, et al: Virtual monochromatic spectral imaging with fast kilovoltage switching: reduction of metal artifacts at CT. Radiographics, 33: 573-583, 2013.
19) Shuman WP, et al: Dual-energy liver CT: effect of monochromatic imaging on lesion detection, conspicuity, and contrast-to-noise ratio of hypervascular lesions on late arterial phase. AJR Am J Roentgenol, 203: 601-606, 2014.
20) Almeida RR, et al: Advances in pancreatic CT imaging. AJR Am J Roentgenol, 211: 52-66, 2018.
21) Lin XZ, et al: Dual energy spectral CT imaging of insulinoma-value in preoperative diagnosis compared with conventional multi-detector CT. Eur J Radiol, 81: 2487-2494, 2012.
22) Patel BN, et al: Single-source dual-energy spectral multidetector CT of pancreatic adenocarcinoma: optimization of energy level viewing significantly increases lesion contrast. Clin Radiol, 68: 148-154, 2013.
23) McNamara MM, et al: Multireader evaluation of lesion conspicuity in small pancreatic adenocarcinomas: complimentary value of iodine material density and low keV simulated monoenergetic images using multiphasic rapid kVp-switching dual energy CT. Abdom Imaging, 40: 1230-1240, 2015.
24) Neuhaus V, et al: Improvement of image quality in unenhanced dual-layer CT of the head using virtual monoenergetic images compared with polyenergetic single-energy CT. Invest Radiol, 52: 470-476, 2017.
25) Doerner J, et al: Image quality evaluation of dual-layer spectral detector CT of the chest and comparison with conventional CT imaging. Eur J Radiol, 93: 52-58, 2017.
26) Lin XZ, et al: Differential diagnosis of pancreatic serous oligocystic adenoma and mucinous cystic neoplasm with spectral CT imaging: initial results. Clin Radiol, 69: 1004-1010, 2014.
27) Klauss M, et al: Dual-energy perfusion-CT of pancreatic adenocarcinoma. Eur J Radiol, 82: 208-214, 2013.
28) Lee HJ, et al: Myocardial extracellular volume fraction with dual-energy equilibrium contrast-enhanced cardiac CT in nonischemic cardiomyopathy: a prospective comparison with cardiac MR imaging. Radiology, 280: 49-57, 2016.
29) Ohta Y, et al: Measurement of myocardial extracellular volume fraction from iodine density images using single-source, dual-energy computed tomography: a feasibility study. J Comput Assist Tomogr, 41: 750-756, 2017.
30) Fukukura Y, et al: Computed tomography and magnetic resonance imaging features of lipid-rich neuroendocrine tumors of the pancreas. World J Gastroenterol, 21: 10008-10017, 2015.

4) 胆嚢・胆管系・胆石

片平和博

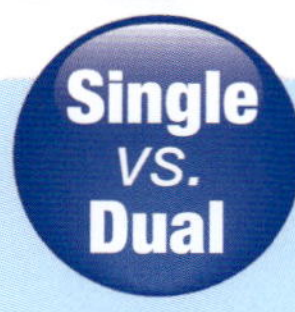

Single-energy CT

- 胆道系結石の描出はカルシウム含量に左右され，純コレステロール結石の検出は難しい。造影 CT 単独での胆道系結石評価では見逃しのリスクが増える。
- 急性胆嚢炎の CT 診断は一般に容易であるが，胆管炎の CT 診断は難しい場合が多い。造影早期像が参考になる場合も多い。
- 胆嚢腺筋症の診断は MRCP に劣る。
- 小さな胆嚢癌と胆嚢ポリープの鑑別はしばしば難しいが典型的胆嚢癌の診断は容易である。

Dual-energy CT

- 胆道系結石の検出能は高く純コレステロール結石でも検出可能である。造影CT単独検査でも仮想非造影CT画像を作成することで，胆道系結石の見逃しを防ぐことが可能である。
- 急性胆嚢炎の造影CTでの診断に造影効果が増強するDual-energy CT（DECT）は有効である。
- 胆嚢腺筋症のRokitansky-Ashoff sinus（RAS）の造影CTでの検出に造影コントラストが増強するDECTは有利である。
- 胆嚢癌の診断において造影コントラストが増強するDECTは有利であるが，腎機能低下における造影剤減量時にその利点は重要である。

胆道系疾患診断におけるCTの臨床的意義

胆石

胆石の種類としては，コレステロール結石(純コレステロール結石，混合石，混成石)と色素結石(ビリルビンカルシウム結石，黒色石)，そのほかのまれな結石に分けられる。

コレステロール結石の成因は，胆汁中コレステロールの過飽和，結晶化，胆嚢収縮能低下などが関与すると考えられている。混合石はコレステロールと色素が混合したもの，混成石はコレステロール石もしくは混合石をカルシウムが包み込んだものである。

胆道系結石の診断は，問診・身体所見・血液生化学・腹部超音波検査が基本である。血液生化学検査では胆石で異常値が出ることは少ないが，胆管結石では肝機能障害を伴うことが多い。画像検査としては超音波検査がfirst choiceであり，胆石の診断能は高いものの総胆管結石描出の感度は低い。このため，さらなる精査にはCT，磁気共鳴胆管膵管造影(magnetic resonance cholangiopancreatography：MRCP)，点滴静注胆管造影(drip infusion cholangiography CT：DIC-CT)が選択肢となる。

急性胆嚢炎

急性胆嚢炎の原因の多くは胆石である。最も重要な要因は胆嚢管の閉塞である。その後胆嚢は腫大・緊満し壁肥厚をきたし胆嚢周囲の浸出液を伴う場合もある。さらに進行すると胆嚢壁壊死をきたし壊疽性胆嚢炎になりうる。ガス産生菌による感染を受けると，胆嚢壁や粘膜内にガスが形成され気腫性胆嚢炎になる。

以上に示したような所見の有無をCTで早急に判断する必要がある。適切な治療が施行されない場合には穿孔し腹膜炎になるリスクがある。無石胆嚢炎の頻度は低いが，胆嚢内胆汁うっ滞によるもの(重傷外傷・熱傷・脱水や胃切除後や長期臥床による胆嚢収縮能低下による胆汁過濃縮など)と，胆嚢壁の血流障害(胆嚢管の捻転や血流障害，動脈硬化や高脂血症による胆嚢虚血など)が原因として考えられている。

急性胆管炎の原因の病態として，胆管内に著明に増加した細菌の存在と，細菌またはエンドトキシンが血中・リンパ流中に逆流するような胆管内圧の上昇の因子が不可欠である。

急性胆管炎の診断は，全身の炎症所見(発熱・炎症反応)・胆汁うっ滞所見(黄疸・血液検査)・胆管病変の画像所見(胆管拡張・胆管狭窄や胆管結石などの胆管炎の成因)が診断基準となる。CTは上記の胆管病変の画像所見について重要な役割がある。

胆嚢線筋腫症

胆嚢線筋腫症は，日常診療において高頻度に遭遇する良性非腫瘍性病変である。病理学的には胆嚢粘膜上皮の過形成・増殖であり，線維化や平滑筋の増生を伴う。増生した粘膜構造が筋層ないし漿膜下へ進展し壁肥厚およびRASとよばれる憩室を形成する。CTやMRIにおいて壁肥厚部位に典型的なRASが一致する所見が得られれば診断は容易である。

胆嚢病変

胆嚢病変のスクリーニング検査には超音波検査がfirst choiceである。胆嚢癌が疑われた場合には超音波内視鏡(endoscopic ultrasonography：EUS)やCT，MRIが選択肢となる。胆嚢癌が壁内病変(T2以下)の際には，胆嚢壁内の層構造を描出可能なEUSが最も優れるが，T3以上の肝内直接浸潤や胆管側浸潤などの漿膜を越えて浸潤する病変の診断はCTが優れる。

Single-energy CTでできること

胆石

CTの胆石検出率は，1987年の検討では感度79.1%，特異度100%，正確度89.8%であった[1)]。X線陰性結石(主にコレステロール結石)の存在により感度が低下したためと考えられる。

一方，CTの総胆管結石検出率は，2007年の検討では感度88.9%，特異度92.6%，正確度90.7%であった[2)]。

コレステロール系結石のうち混成石は辺縁がリング上の高吸収に見え，混合石はコレステロールが多いほど検出率が下がるが，Mercedes-Benzサインとして観察することもある。色素結石に関しては，一般にCTでは高吸収に見えるため診断に難渋することは少ない[3)]。胆石や総胆管結石の約1割はCTで検出できず，特に総胆管が拡張しその原因についてCTで判然としない場合にはMRCPやDIC-CTなどの精査が必要となることも多い。このX線陰性結石の存在が，超音波検査に次ぐ精査としてCTではなくMRCPを選択する場合も多い理由となっている。

急性胆嚢炎

急性胆嚢炎の造影CT所見は，胆嚢腫大・胆嚢壁肥厚・漿膜下浮腫・胆嚢粘膜濃染・胆嚢壁濃染部の不整あるいは断裂・胆嚢周囲の液体貯留・胆嚢周囲膿瘍・胆嚢内ガス像・胆嚢周囲脂肪織内の線状高吸収などである。

また，胆嚢壁の炎症に伴う肝実質への胆嚢静脈血流の増加を反映して，肝動脈相で胆嚢周囲の肝実質の一過性濃染が見られ，胆嚢壁肥厚を伴わない軽度の胆嚢炎でも診断に有用である。造影CTは超音波検査と比較して穿孔や膿瘍形成などの局所合併症の診断に有用であり，超音波検査では胆嚢壁の断裂をとらえることは難しく，正診率は39%であったが造影検査では69%であったと報告されている[4)]。

急性胆管炎のCT所見として，胆管拡張・胆道気腫・胆管壁肥厚が挙げられるが非特異的である。急性胆管炎が疑われた場合にはdynamic studyが望ましい。急性胆管炎では動脈相において肝全体の不均一な濃染を高頻度に認め，炎症の活動性を示していると考えられている[5)]。

胆嚢腺筋腫症

胆嚢腺筋腫症のSingle-energy CT(SECT)での診断は，胆嚢壁肥厚の特徴的分布で疑うことは可能であるがRASが明瞭化することが少ないために確診を得ることが難しい。このため先行する超音波検査において，胆嚢壁肥厚所見で精査が必要な場合はRASの検出に優れたMRIを選択するべきであろう[5)]。

胆嚢病変

胆嚢の腫瘍性病変が疑われた場合には良・悪性の診断が最も重要である。良・悪性について比較した検討によると，EUSが感度86％，特異度87％に対し，CTが感度72％，特異度91％とCTはEUSに劣った結果となっている[7]。特にCTでの早期胆嚢癌病変に対して特異度は94％と高いものの，感度は33％とかなり低い[8]。

CTによる胆嚢癌の診断では，形態およびサイズが重要である。一般に広基性の病変は有茎性病変よりも癌の可能性が高い。サイズは頭部のサイズ10mm以上が癌を疑わせる所見である。ただし，10mm未満の隆起性病変でも癌である可能性はあり注意が必要である。平坦型病変では造影CTでの造影様式が診断に有用といわれている。すなわち癌は漿膜側から造影され，炎症では粘膜側から造影される点である。造影ダイナミックパターンはオーバーラップが多く限界がある。

Dual-energy CTでできること

胆石

胆道系結石におけるSECTの最大の弱点はX線陰性結石の存在である。純コレステロール結石がその多くを占めるが，その後の治療方針に大きな影響を及ぼすためX線陰性結石に対する診断は重要である。胆石の場合は超音波検査で相補的に診断が可能であるが，総胆管結石であれば腸管ガスなどの影響で超音波検査でも限界がある場合がありMRCPやDIC-CTを必要とする場合も多い。ところがDECTであれば仮想単色X線画像もしくは実効原子番号画像を用いることで，容易に従来のX線陰性結石を同定可能となる[9〜13]（**図1**）。

DECTではもはや“X線陰性結石”ではないともいえる。そのような現象が起こる原理としては，コレステロール結石は脂質を含むため，低エネルギーレベルの仮想単色X線画像ではCT値の顕著な低下を認める[14]ことが挙げられる。周囲の胆汁と比較すると，高エネルギーレベルの仮想単色X線画像では胆汁よりCT値が高く，低エネルギーレベルの仮想単色X線画像では胆汁よりCT値が低くなる。そしてそれらのカーブが交わる部位がまさに70keVの場合にSECTにおける“X線陰性結石”という像が生み出される。これは120kVpの撮影の場合に仮想単色X線画像の70keV相当であることからこのように説明可能である（**図1f**）。よって総胆管拡張所見が存在する場合には常に低エネルギーレベルの仮想単色X線画像を観察するようにすれば，純コレステロール結石でも検出可能ということになる。

日常緊急CTの現場では迅速さが要求される。従来のSECTにおいてX線陰性結石であればMRCPなどで再度精査が必要となる[15,16]が，DECTを用いることで追加検査の必要なく治療方針が決定できるインパクトは大きい[17]（**図2**）。

一方，日常診療においてCTの被ばく低減が論議されるようになり，その一環として非造影CTを省き，造影CTのみで診断を行う施設もあるようになってきた。多くは造影CTのみで診断可能な場合が多いが，ときに総胆管結石の診断において造影を行うことで，総胆管結石周囲の組織が造影され，総胆管結石のコントラストが下がる場合も経験される。このような場合にも非造影CTを撮影することでこのリスクは回避されるが，DECTでは造影CTによる仮想非造影CT画像を作成することができ，造影CTのみ撮影した場合でも仮想的に非造影CTを確認することが可能になり，被ばくの観点や診断能向上の観点からも有用と考えられる[18~21]（**図3**）。

図1 X線陰性結石

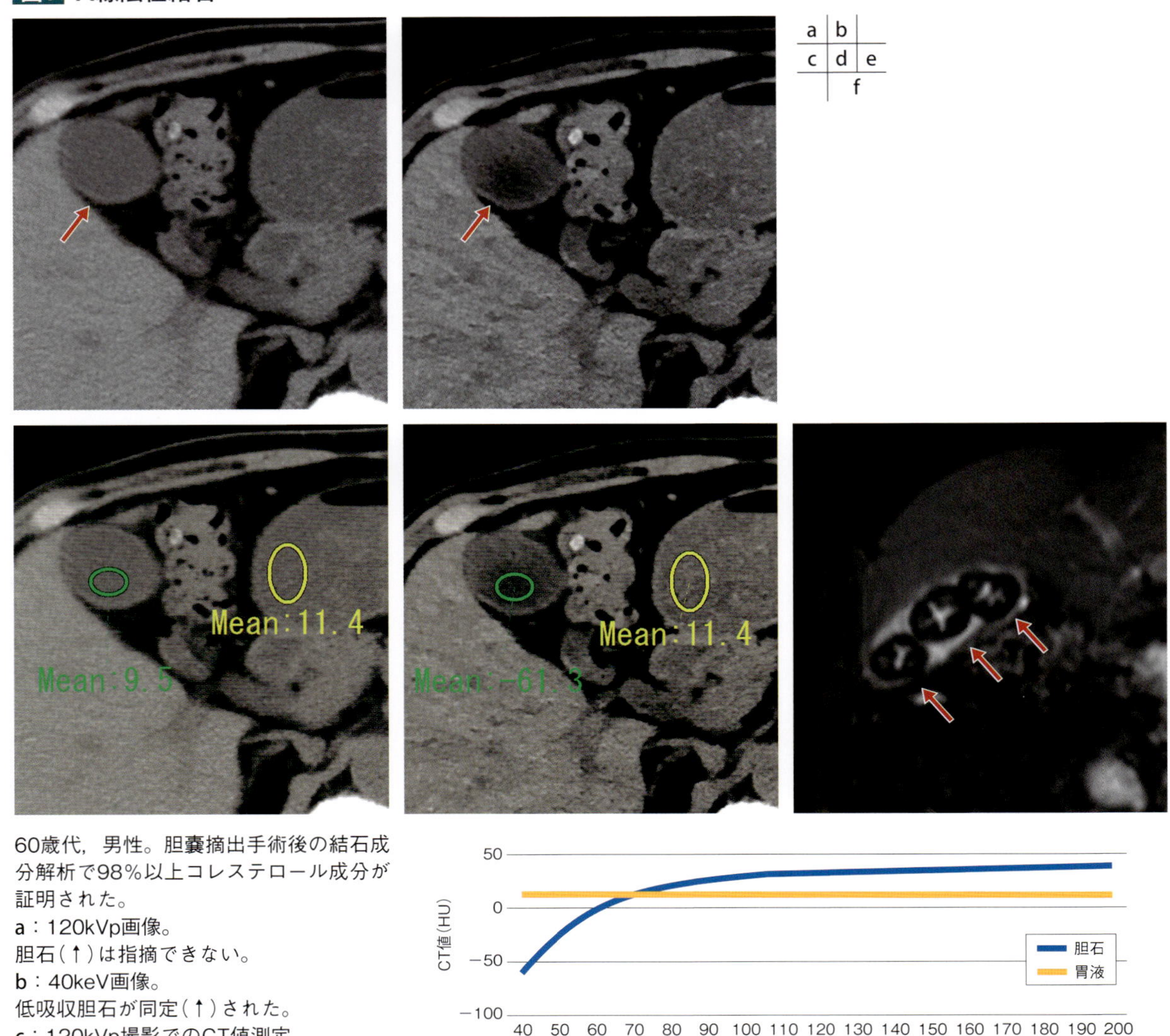

60歳代，男性。胆嚢摘出手術後の結石成分解析で98％以上コレステロール成分が証明された。
a：120kVp画像。
胆石（↑）は指摘できない。
b：40keV画像。
低吸収胆石が同定（↑）された。
c：120kVp撮影でのCT値測定。
胆嚢内と胃液の濃度はほぼ同等であり，胆嚢内は胆汁と判断される。
d：40keV撮影でのCT値測定。
コレステロール結石のため濃度が低下し，胆石は−61HUとなり，X線陰性結石の存在が示唆される。
e：MRCP。
MRCPにて胆石は証明（↑）された。
f：X線陰性結石と胃液のHUスペクトラル曲線。
縦軸はCT値で横軸は仮想単色X線画像のエネルギーである。液状成分はエネルギーによる変化はないが，コレステロール結石は実効原子番号が低いので，低エネルギー画像ほどCT値が低下する。SECTの一般的な撮影である120kVp撮影では仮想単色X線画像における70keV相当であり，上記両者の曲線はまさに70keV付近で交差していることが，SECTにおいてX線陰性結石となる理由である。

図2 X線陰性結石(コレステロール結石):胆管結石嵌頓

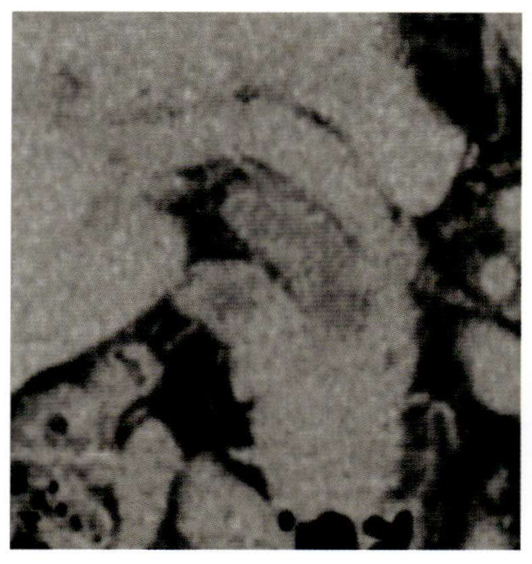

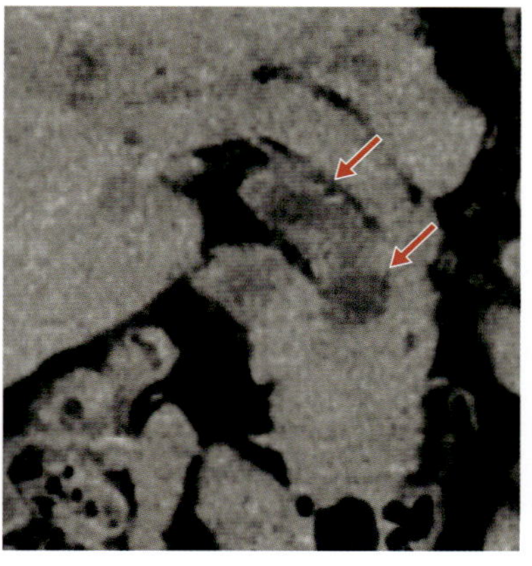

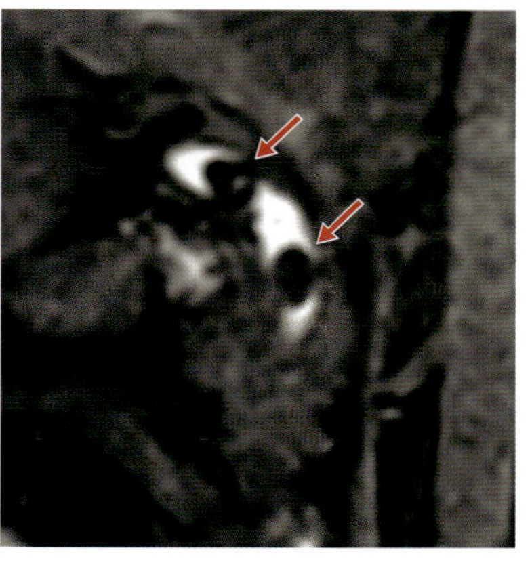

a | b | c

50歳代,男性。心窩部痛で早朝に緊急来院し,通常画像(120kVp)では診断困難で40keV画像により胆管結石嵌頓と診断できた症例である。
a:120kVp画像。
総胆管は拡張するもその原因は同定できない。
b:40keV画像。
拡張した総胆管内に低吸収結石が描出(↑)された。X線陰性結石(コレステロール結石)と診断できた。
c:MRCP。
後にMRCPにて40keV画像で指摘された総胆管結石が証明(↑)された。

図3 総胆管結石嵌頓,急性胆嚢炎,急性胆管炎

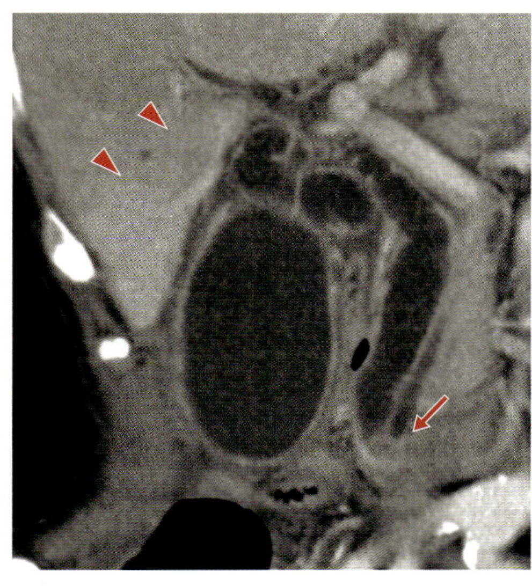

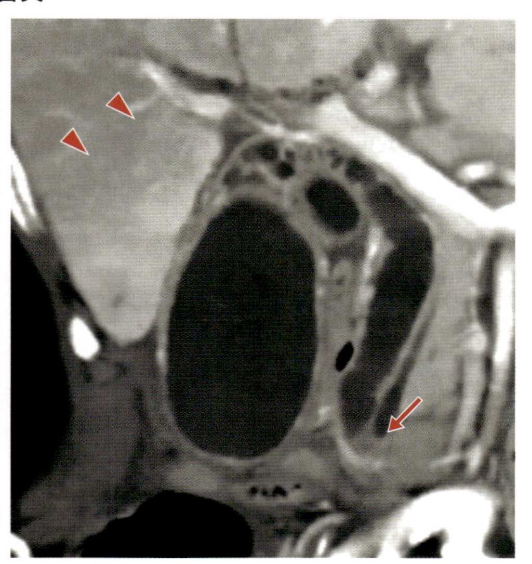

a | b

80歳代,女性。非造影CTを省いた造影CTのみでの評価では総胆管結石を見落とすリスクがある。
a:120kVpでの造影CT。
下部総胆管結石は周囲が造影されているため,相対的に濃度が低下し一見して総胆管結石と認識しづらい(↑)。急性胆嚢炎時にしばしば観察される肝の胆嚢床の境界不明瞭な造影効果は淡く認識しづらい(▲)
b:造影CTにおける40keV画像。
40keV画像では造影効果が高いので総胆管結石の描出はむしろ低くなる(↑)。ただし急性胆嚢炎における肝・胆嚢床の境界不明瞭な造影効果は明瞭化しており,急性胆嚢炎と診断が容易となる(▲)

図3 総胆管結石嵌頓，急性胆嚢炎，急性胆管炎（つづき）

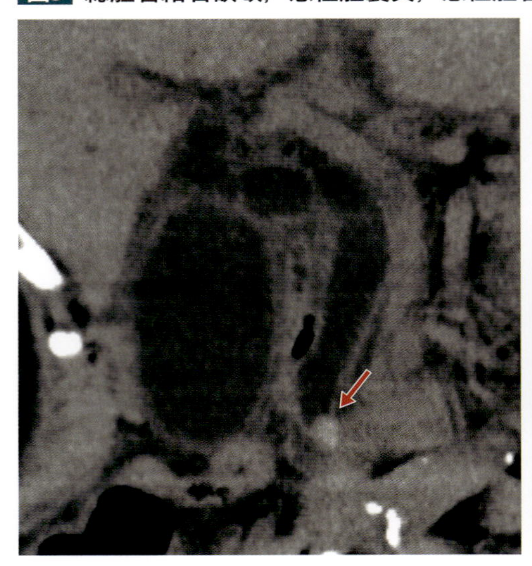

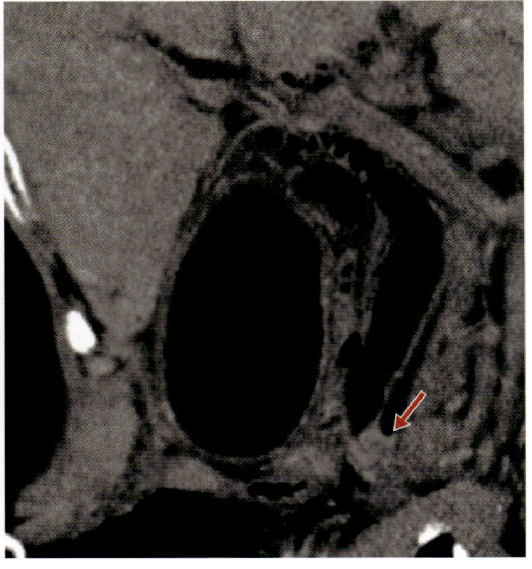

c｜d　c：非造影CT。
下部総胆管結石嵌頓は明瞭である（↑）。
d：造影CTからスペクトラル解析により得られた仮想非造影CT画像。
下部総胆管結石が高吸収陰影として描出されている（↑）。非造影CTよりは描出能が劣るものの，造影CTよりも描出能は高い。

急性胆嚢炎

急性胆嚢炎の診断は通常SECTにて容易である[22]。ただし，急性胆嚢炎の病勢が弱い場合に診断に迷うこともある。通常であれば造影CTを行うことで診断に有用な情報を得ることができるが，腎機能障害のために造影剤減量の必要がある場合や，隣接する肝の造影効果を判断する際に脂肪肝の取り残しがあった場合などに診断の限界がある。このような場合にDECTでは，造影CTにて低エネルギーレベルの仮想単色X線画像を用いることで，造影効果を増強することが可能となり，診断に寄与する利点がある[23,24]（**図3，4**）。

また造影されたか否かを判断するためにiodine no water画像（ヨードマップ）を作成することで，目的部位に造影剤が存在するか否かを判断することが可能（造影される病変か否かの判断）となり，さらにはヨード値の定量化まで可能となり臨床的有用性は高い（**図4d**）。

胆嚢線筋腫症

胆嚢線筋腫症の診断に関しては，CTはMRIと比較してコントラスト分解能が低いため，一般的にはMRIがfirst choiceである。DECTを用いる利点としてRASの検出に関して，造影CTにおける低エネルギーレベルの仮想単色X線画像を用いることで，胆嚢壁内のRASのコントラストが上昇することから診断能の向上が期待される[25]（**図5**）。低エネルギーレベルの仮想単色X線画像ではRAS自体のCT値は変化しないが，その周囲の造影される部分のCT値が上昇するため，コントラストが上昇するのである。

ただし，DECTをもってしても，胆嚢線筋腫症のRAS描出能は，やはりコントラストの点でMRCPには及ばず，胆嚢線筋腫症診断のfirst choiceはMRCPと考えられる。

図4 X線陰性結石および急性胆嚢炎

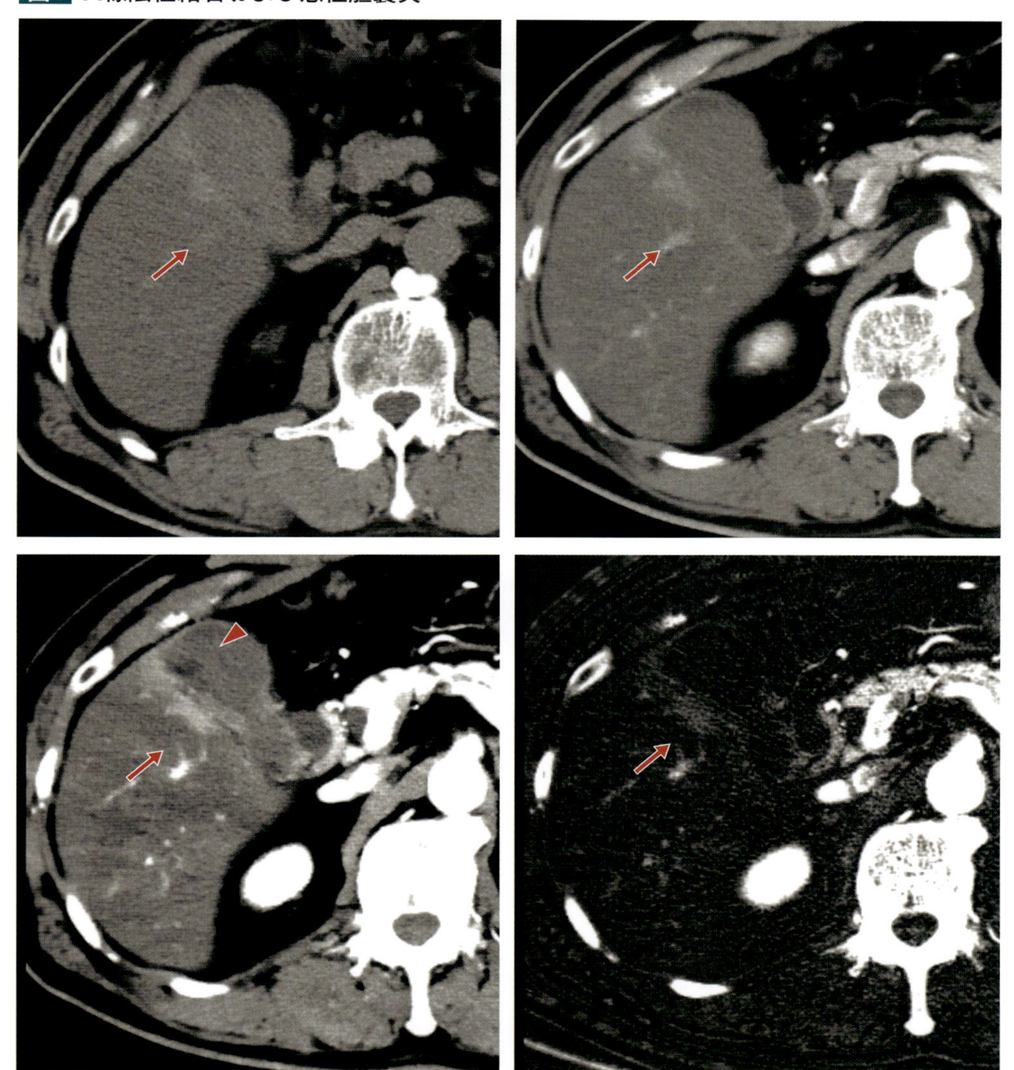

a b
c d

60歳代，男性。脂肪肝のため肝の胆嚢床の早期濃染が不明瞭であったが，iodine no water画像で造影効果を確認できた。

a：非造影CT。
肝の濃度は全体に低下し脂肪肝の像だが，胆嚢に接する部分は脂肪肝の取り残しのため高吸収となっている。

b：120kVpでの造影CT。
肝の胆嚢床の造影効果について，もともとの脂肪肝の取り残しのために評価が難しくなっている。

c：造影CTにおける40keV画像。
40keV画像のため造影効果が高く，肝の胆嚢床における造影効果が確認可能，すなわち急性胆嚢炎を疑うことが可能である（↑）。胆嚢内に低吸収域がありX線陰影結石が描出されている（▲）。

d：iodine no water画像。
いわゆるヨードマップであり，肝の胆嚢床が胆嚢炎のために造影されている所見が明瞭化している。

図5 胆嚢線筋腫症

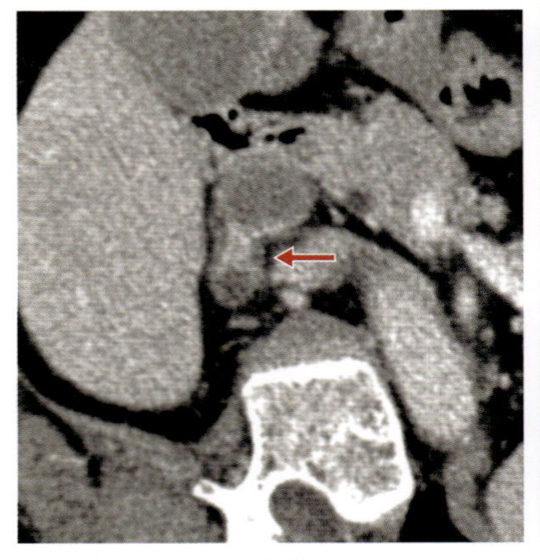

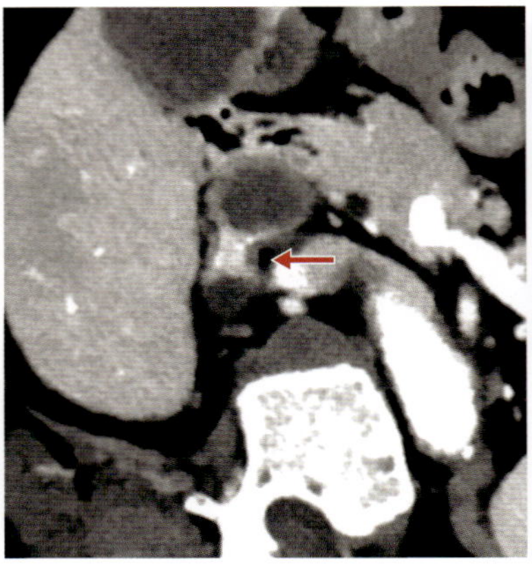

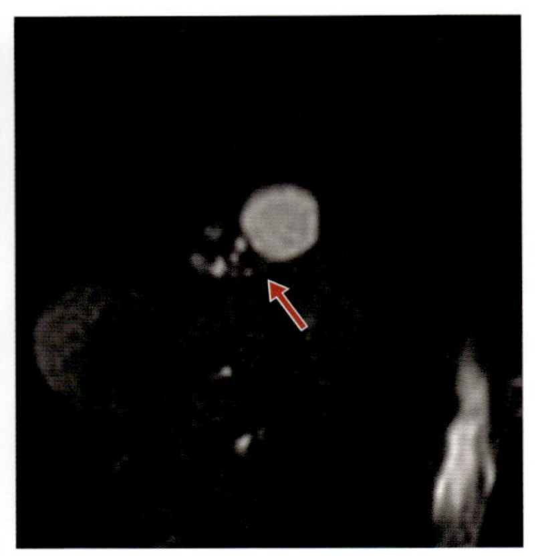

a｜b｜c

60歳代，女性。
a：120kVpでの造影CT。
胆嚢壁肥厚所見（↑）が描出されている。
b：造影CTにおける40keV画像。
40keV画像であるため，造影される部分とされない部分のコントラストが高く，RASの存在が明瞭化している（↑）。造影CTにて胆嚢線筋腫症と診断可能である。
c：MRCP。
RAS（↑）の同定は容易である。胆嚢線筋腫症と診断可能である。

胆嚢癌

胆嚢癌の診断においても同様にDECTでは，造影CTにおける低エネルギーレベルの仮想単色X線画像を用いることで，造影コントラストが改善し診断に寄与する[25,26]。

一般にSECTでも最適な造影条件・撮影条件で撮影を行えば十分な診断能を担保できるが，腎機能障害のために十分量の造影剤を注入できない場合にDECTが特に有効となる[27～29]（**図6**）。

造影剤減量下のSECTでは造影コントラストが低く，良・悪性診断のみならず悪性の場合での深達度診断でも情報寄与が少ないが，造影剤減量下のDECTでの低エネルギーレベルの仮想単色X線画像では，最適量の造影剤量を用いる場合と同等のコントラストを得ることが可能となり，臨床的にも有用である。

◇文献

1）Barakos JA, et al: Cholelithiasis: evaluation with CT. Radiology, 162: 415-418, 1987.
2）Chung WS, et al: Diagnostic accuracy of multidetector-row computed tomography for common bile duct calculi: is it necessary to add non-contrast-enhanced images to contrast-enhanced images? J Comput Assist Tomogr, 31: 508-512, 2007.
3）DiSantis DJ, Dyer RB: The Mercedes-Benz sign. Abdom Radiol (NY), 42: 324-325, 2017.
4）Kim PN, et al: Gallbladder perforation: comparison of US findings with CT. Abdom Imaging, 19: 239-242, 1994.
5）Arai K, et al: Dynamic CT of acute cholangitis: early inhomogeneous enhancement of the liver. AJR Am J Roentgenol, 181: 115-118, 2003.
6）Haradome H, et al: The pearl necklace sign: an imaging sign of adenomyomatosis of the gallbladder at MR cholangiopancreatography. Radiology, 227: 80-88, 2003.
7）Jang JY, et al: Differential diagnostic and staging accuracies of high resolution ultrasonography, endoscopic ultrasonography, and multidetector computed tomography for gallbladder polypoid lesions and gallbladder cancer. Ann Surg, 250: 943-949, 2009.
8）Yoshimitsu K, et al: Helical CT of the local spread of carcinoma of the gallbladder: evaluation according to the TNM system in patients who underwent surgical resection. AJR Am J Roentgenol, 179: 423-428, 2002.
9）Chen AL, et al: Detection of gallbladder stones by dual-energy spectral computed tomography imaging. World J Gastroenterol,

図6 胆嚢癌

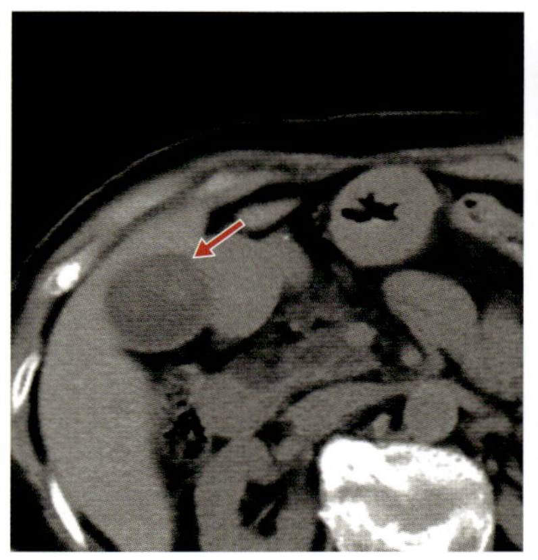
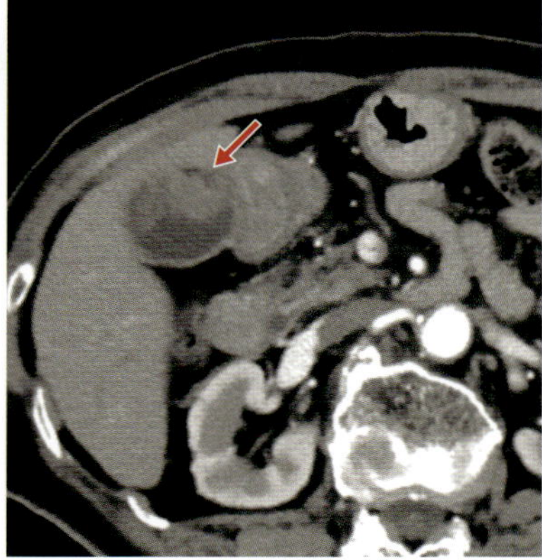
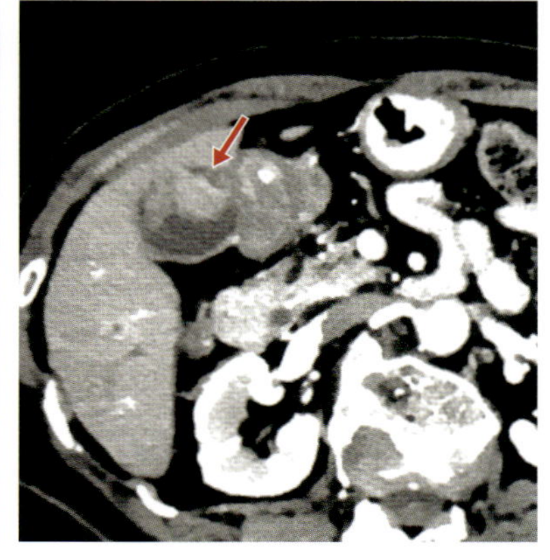

a｜b｜c 80歳代，女性。腎機能障害がある胆嚢癌の術前CTである。造影剤30mLで造影を行った。40keV画像にて良好な造影コントラストを得られた。
a：非造影CT。
腫瘤影の描出（↑）は可能であるがコントラストが不良である。
b：120kVpでの造影CT。
胆嚢癌の造影効果は確認可能だが，造影剤を減量しているため造影コントラストは不良（↑）である。
c：造影CTにおける40keV画像。
40keV画像では120kVp画像の3倍のコントラストとなるので胆嚢癌部分（↑）は明瞭に描出可能となった。

21: 9993-9998, 2015.
10) Saito H, et al: Usefulness and limitations of dual-layer spectral detector computed tomography for diagnosing biliary stones not detected by conventional computed tomography: a report of three cases. Clin J Gastroenterol, 11: 172-177, 2018.
11) Yang CB, et al: Clinical application of dual-energy spectral computed tomography in detecting cholesterol gallstones from surrounding bile. Acad Radiol, 24: 478-482, 2017.
12) Bauer RW, et al: Compound analysis of gallstones using dual energy computed tomography--results in a phantom model. Eur J Radiol, 75: e74-80, 2010.
13) Karcaaltincaba M, et al: Dual-energy CT revisited with multidetector CT: review of principles and clinical applications. Diagn Interv Radiol, 17: 181-194, 2011.
14) Uyeda JW, et al: Making the invisible visible: improving conspicuity of noncalcified gallstones using dual-energy CT. Abdom Radiol(NY), 42: 2933-2939, 2017.
15) Kim CW, et al: Common bile duct stones on multidetector computed tomography: attenuation patterns and detectability. World J Gastroenterol, 19: 1788-1796, 2013.
16) Lee JK, et al: Diagnosis of intrahepatic and common duct stones: combined unenhanced and contrast-enhanced helical CT in 1090 patients. Abdom Imaging, 31: 425-432, 2006.
17) Li H, et al: Clinical value of spectral CT in diagnosis of negative gallstones and common bile duct stones. Abdom Imaging, 40: 1587-1594, 2015.
18) Sauter AP, et al: Dual-layer spectral computed tomography: Virtual non-contrast in comparison to true non-contrast images. Eur J Radiol, 104: 108-114, 2018.
19) Ananthakrishnan L, et al: Spectral detector CT-derived virtual non-contrast images: comparison of attenuation values with unenhanced CT. Abdom Radiol(NY), 42: 702-709, 2017.
20) Sommer CM, et al: Iodine removal in intravenous dual-energy CT-cholangiography: is virtual non-enhanced imaging effective to replace true non-enhanced imaging? Eur J Radiol, 81: 692-699, 2012.
21) Kim JE, et al: Initial assessment of dual-energy CT in patients with gallstones or bile duct stones: can virtual nonenhanced images replace true nonenhanced images? AJR Am J Roentgenol, 198: 817-824, 2012.
22) Patel NB, et al: Multidetector CT of emergent biliary pathologic conditions. Radiographics, 33: 1867-1888, 2013.
23) Marin D, et al: State of the art: dual-energy CT of the abdomen. Radiology, 271: 327-342, 2014.
24) Mohammed MF, et al: Practical applications of dual-energy computed tomography in the acute abdomen. Radiol Clin North Am, 56: 549-563, 2018.
25) Ratanaprasatporn L, et al: Multimodality imaging, including dual-energy CT, in the evaluation of gallbladder disease. Radiographics, 38: 75-89, 2018.
26) Patino M, et al: Material separation using dual-energy CT: Current and emerging applications. Radiographics, 36: 1087-1105, 2016.
27) Tsang DS, et al: Quantifying potential reduction in contrast dose with monoenergetic images synthesized from dual-layer detector spectral CT. Br J Radiol, 90: 20170290, 2017.
28) Leng S, et al: Maximizing Iodine contrast-to-noise ratios in abdominal CT imaging through use of energy domain noise reduction and virtual monoenergetic dual-energy CT. Radiology, 276: 562-570, 2015.
29) Xin L, et al: The initial experience of the upper abdominal CT angiography using low-concentration contrast medium on dual energy spectral CT. Abdom Imaging, 40: 2894-2899, 2015.

5）消化管

尾田済太郎

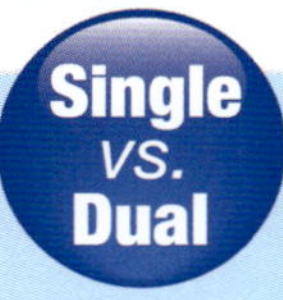

Single-energy CT

- 形態的評価に基づく消化管腫瘍の病期診断，治療効果判定ができる。
- 視覚的な造影効果による虚血や炎症の評価ができる。

Dual-energy CT

- 仮想単色X線画像を用いて消化管病変の描出能を向上する。
- 仮想単色X線画像，ヨード密度画像を用いて病期診断の精度が向上する。
- ヨード密度画像を用いて腫瘍の性状や治療効果を評価できる。
- 仮想非造影画像で単純撮影を代替し，X線被ばくが低減できる。

消化管疾患におけるCTの臨床的意義

消化管腫瘍においてCTは病期診断や術後サーベイランス，化学療法や放射線治療の治療効果の評価など重要な役割を果たしている。消化管悪性腫瘍の病期診断ではT因子，N因子，M因子を網羅的かつ迅速に評価でき，比較的高い診断能を有しており，ガイドラインでも推奨されている[1]。また，術後サーベイランスにおいては定期的(6カ月～1年ごと)な造影CTでの評価が推奨される。また，化学療法の効果判定においてはresponse evaluation criteria in solid tumors(RECIST)に基づいてCTで評価するのが一般的である[2]。また，近年では手術支援画像としての三次元CT angiography(CTA)のニーズも高まっている。

消化管救急疾患においては，迅速な診断と治療介入がその後の生命予後に大きく影響する。広範囲を素早く評価できるCTは，現在の救急医療において不可欠な検査といえる。さらに近年では，炎症性腸疾患に対するCT enterography(CTE)や，大腸癌診療におけるCT colonography(CTC)の有用性が認められ普及が進んでいる。

Single-energy CTでできること

Single-energy CT(SECT)では，形態的評価および主観的判断に基づいて診断を行うことが多い。消化管悪性腫瘍の病期診断におけるSECTの精度は十分とはいえず，ほかの検査(内視鏡やMRI，PET)と総合して病期診断を行うのが一般的である。消化管悪性腫瘍の治療後観察では造影CTを繰り返すことが多く，X線被ばくの問題も懸念される。消化管救急疾患においては腸管壁の造影効果や造影剤の血管外漏出などを視覚的に評価することが多く，不明瞭な所見の場合は判断に苦慮することもある。

Dual-energy CTでできること

消化管領域におけるDual-energy CT(DECT)では，仮想単色X線画像による画質と造影効果の向上，ヨード密度画像を用いた定量的評価に基づく腫瘍性状の評価や正確な治療効果判定が可能となる。また，仮想非造影画像で単純撮影を代替することにより，X線被ばくの低減も可能である。特にオンコロジーの領域ではDECTの定量的データを用いたリスク評価や病勢モニタ，治療効果予測といったイメージング バイオマーカとしての役割に期待が寄せられている。CTCやCTEなど消化管CT特有の検査に対してもDECTの臨床応用が進められている。

消化管腫瘍への臨床応用

▶腫瘍の検出

Boellaardらはシーメンスの2管球CTを用いて，前処置のない通常の造影CTにおける大腸癌の検出能について検討を行った[3]。結果，通常画像にヨード密度画像を併用することで，大腸癌の検出率が90%から97%に向上したと報告している(**図1**)。

ほかにもヨード密度画像を用いて腸管内残渣と腫瘍性病変を判別し，腫瘍の検出精度を高める試みもなされている[4,5]。

また，2管球CTの新しい仮想単色X線画像再構成法(Mono+[シーメンス])を使用した報告では，低keV(40～50keV)画像により，消化管腫瘍の描出能が向上することが示されている[6,7](**図2**)。

図1 ヨード密度画像の併用による大腸癌の検出能向上(2層検出器CTを使用)

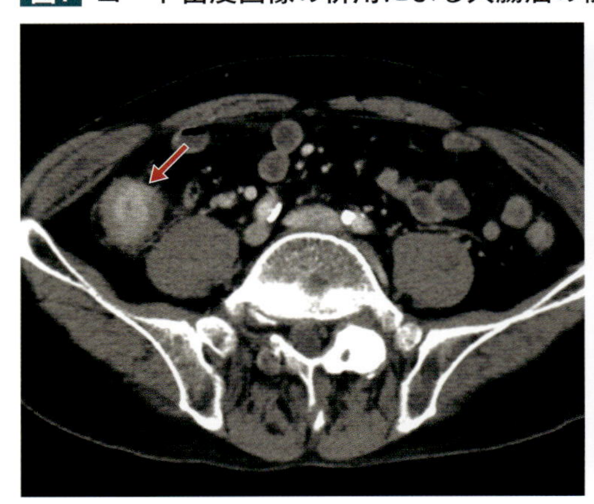

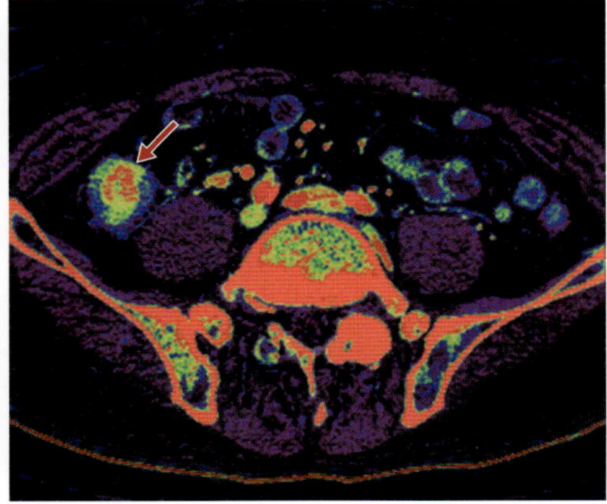

a | b　a：通常の120kVp画像，b：ヨード密度画像。
120kVp画像にヨード密度画像*1の併用により，上行結腸癌の検出が容易となる(↑)。

*1：ヨード密度画像
ここでのヨード密度画像とは，“iodine no water image”(基礎編第3章参照)を指す。

図2 低keVによる大腸癌の描出能向上（2層検出器CTを使用）

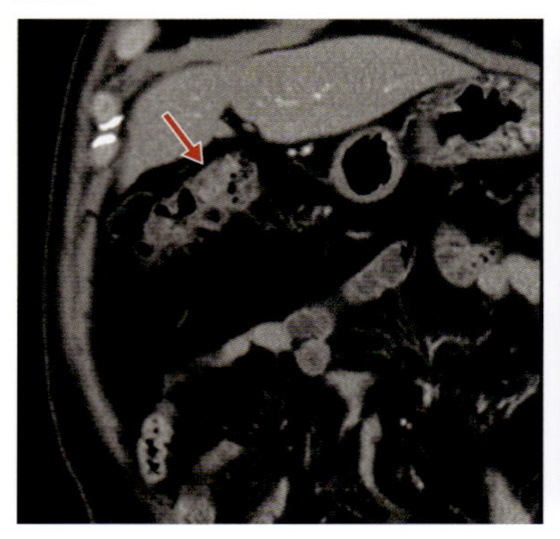

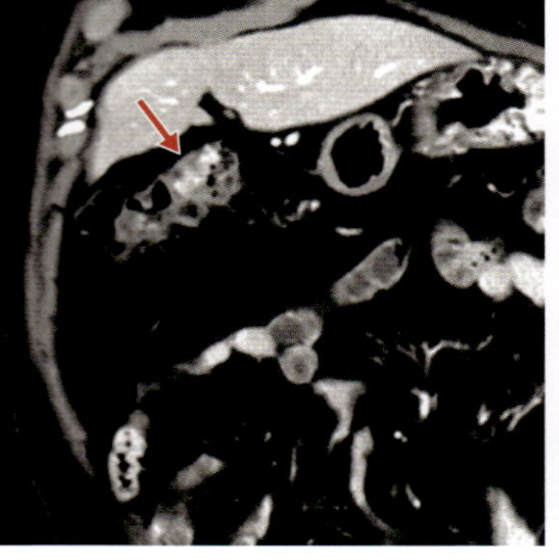

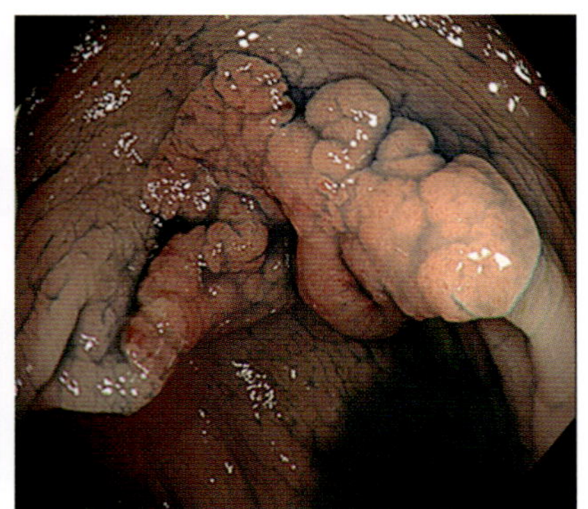

a｜b｜c　a：120kVp画像，b：40keV画像，c：内視鏡画像。
40keV画像で横行結腸癌が良好に描出されている（↑）。

図3 ヨード密度画像を用いた胃癌と良性病変の鑑別（2層検出器CTを使用）

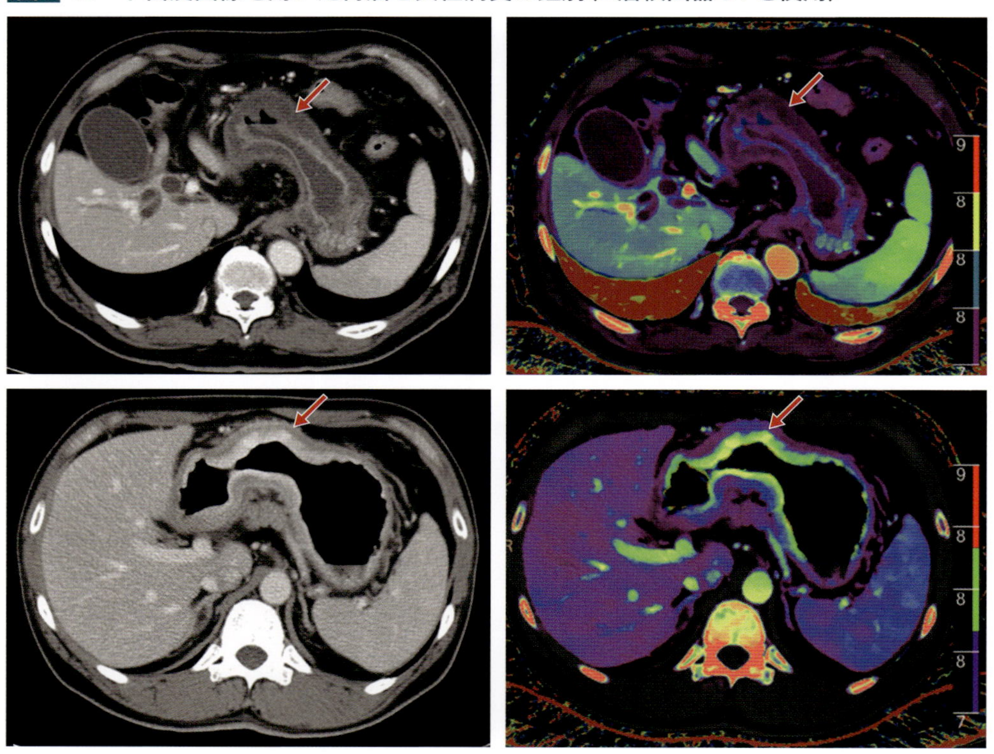

a｜b / c｜d　a：急性胃粘膜病変の120kVp画像，b：同ヨード密度画像*2（0.3mgI/mL），
c：スキルス胃癌の120kVp画像，d：同ヨード密度画像（3.7mgI/mL）。
急性胃粘膜病変と比べ胃癌は高いヨード密度を呈する（↑）。

*2：ヨード密度画像
120kVpの画像に“iodine no water image”（基礎編第2章参照）を重ね合わせた画像。図4,5,7-11も同様である。

▶腫瘍の性状評価

DECTによる腫瘍の性状評価に関する報告が近年，多くなされている。胃粘膜病変においては，胃癌と良性病変(炎症性病変と正常胃粘膜)の鑑別に造影動脈相，もしくは門脈相のヨード密度計測が有用である。胃癌は良性病変よりも有意に高いヨード密度を呈すると報告され[8)]，ヨード密度画像を用いた胃癌の診断能は感度78～90%，特異度61～75%であった(**図3**)。大腸病変においても良・悪性の鑑別にヨード密度の計測が有用だったとする報告がある[4)](**図4**)。

腫瘍の分化度と腫瘍内血管新生は，治療効果や生命予後に強く関連している。DECTのヨード密度画像を用いた分化度と血管新生の評価に関する検討も進められている。胃癌と大腸癌のいずれにおいても，低分化度の腫瘍のほうが高分化度の腫瘍に比べてヨード密度(動脈相および門脈相)が高い傾向にあり，鑑別に有用であると報告されている[8～12)](**図5**)。

また，腫瘍内のヨード密度は腫瘍内の血管新生とも関連しており，血管新生の程度と腫瘍内ヨード密度には正の相関性があることが示されている[11～13)]。

これらの報告からDECTのヨード密度画像は消化管腫瘍の分化度や血管新生を非侵襲的に評価できるイメージング バイオマーカとしての役割が期待される。

図4 ヨード密度画像を用いた大腸病変の良・悪性の鑑別(2層検出器CTを使用)

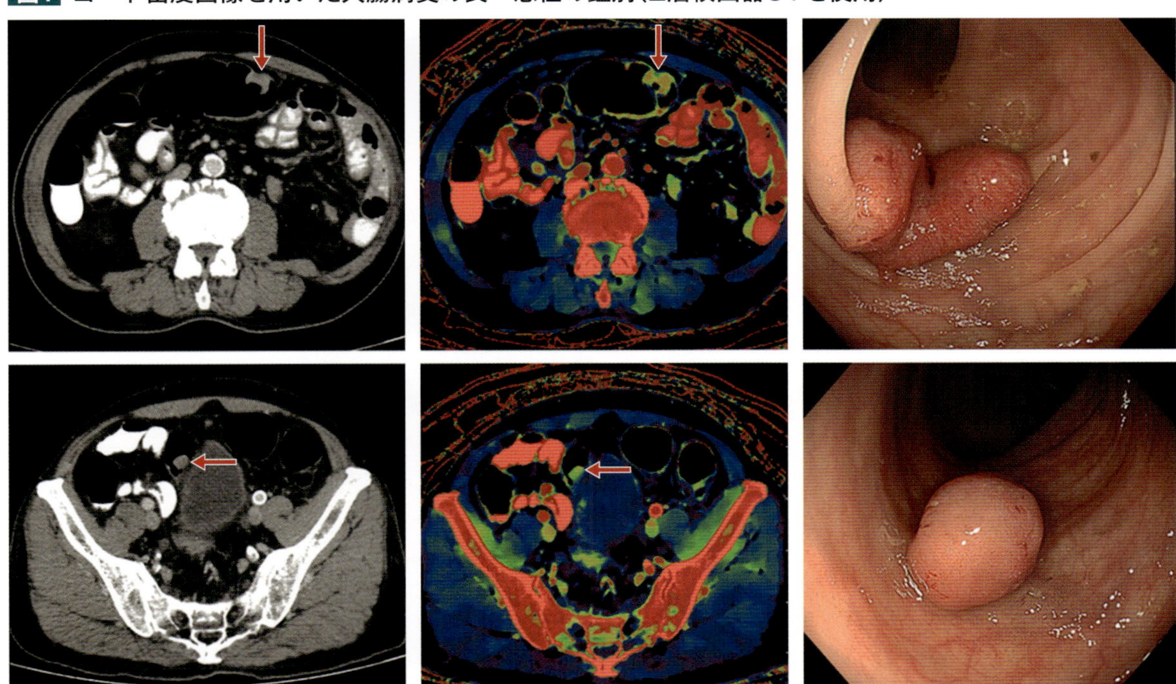

a	b	c
d	e	f

a：大腸癌の120kVp画像，b：同ヨード密度画像(2.8mgI/mL)，c：同内視鏡画像，
d：大腸ポリープの120kVp画像，e：同ヨード密度画像(1.5mgI/mL)，f：同内視鏡画像。
大腸ポリープに比べ，大腸癌は高いヨード密度を呈する(↑)。

図5 ヨード密度画像を用いた胃癌の分化度評価（2層検出器CTを使用）

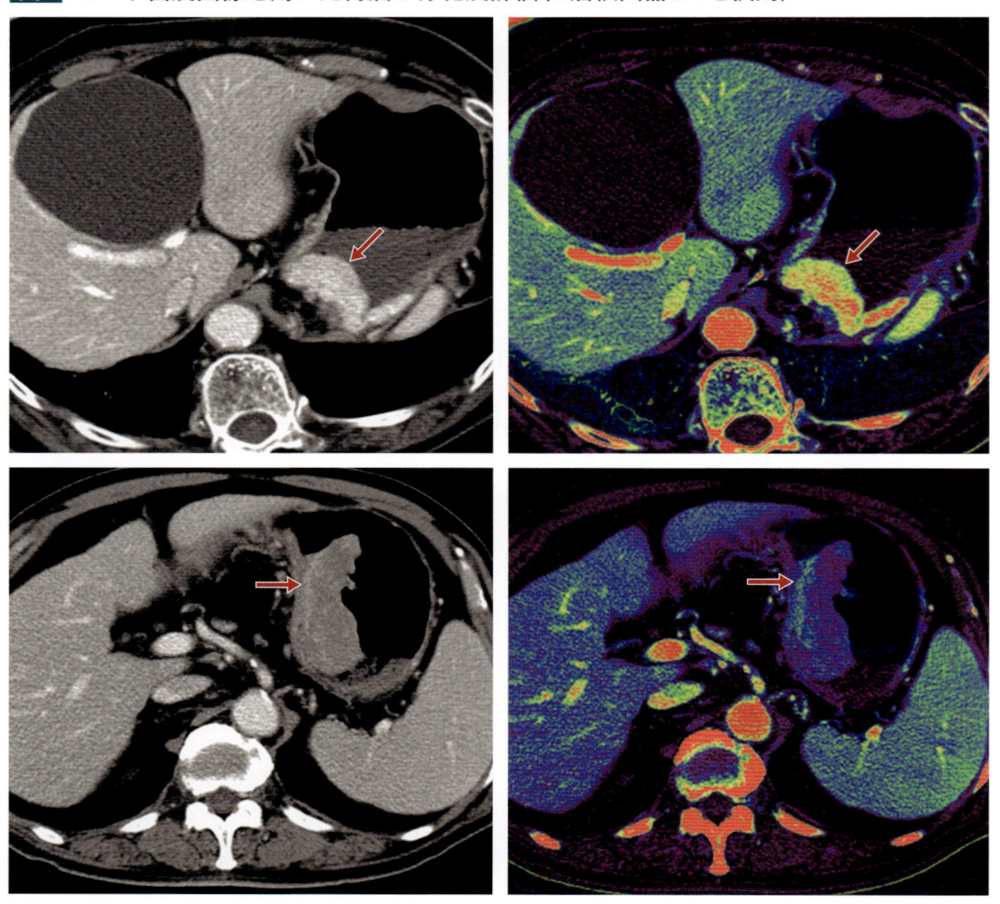

a：低分化型胃癌の120kVp画像，b：同ヨード密度画像（5.0mgI/mL），
c：高分化型胃癌の120kVp画像，d：同ヨード密度画像（1.6mgI/mL）。
低分化型胃癌のほうが高分化型胃癌に比べて高いヨード密度を呈する（↑）。

▶病期診断

TNM分類に基づく悪性腫瘍の病期診断は適切な治療を決定するためにきわめて重要である。消化管悪性腫瘍の深達度診断（T因子）において，仮想単色X線画像による画質向上効果により診断精度が向上する報告がなされている[14]。

近年では仮想単色X線40keV（Mono＋併用）を用いることで，病変の描出を高める試みがなされており，胃癌の深達度診断において一定の有用性が示されている[6]（**図6**）。また，胃癌においては，造影CTの病変周囲脂肪織のヨード密度の上昇は漿膜を越えた浸潤（T4）を示唆する所見であると報告されている[15]。

造影CTのヨード密度画像によるリンパ節転移の評価に関する試みもなされている。胃癌での報告[14]では転移リンパ節のヨード密度が正常リンパ節と比べて有意に高いとされる一方，大腸癌においては転移リンパ節のほうが低いヨード密度を呈するという報告[16,17]と，高いヨード密度を呈するという報告[18]があり，一定しない。

図6 低keVを用いた胃癌の深達度診断(2層検出器CTを使用)

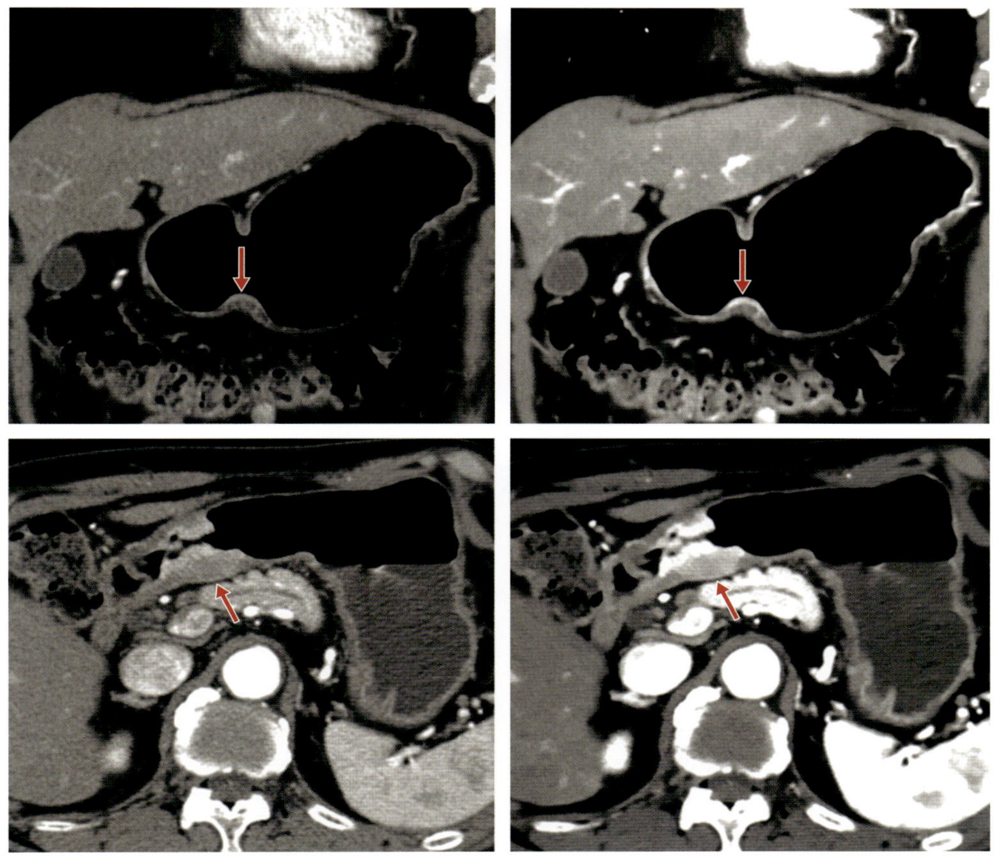

a：早期胃癌(粘膜下層浸潤)の120kVp画像，b：同40keV画像，
c：進行胃癌(漿膜浸潤)の120kVp画像，d：同40keV画像。
40keV画像で病変の深達度が評価しやすくなる(↑)。

腫瘍の組織型によって転移リンパ節のヨード密度は異なることも示唆されており[14]，また，内部壊死の程度も大きく影響すると思われ，ヨード密度画像によるリンパ節転移の評価には今後，さらなる検討が必要である。

▶治療効果判定

近年，進行消化管悪性腫瘍に対する術前化学療法(ネオアジュバント療法)の有用性が示されており，治療反応群は非反応群より術後の予後延長が期待される。DECTのヨード密度画像を用いて，術前化学療法の病理学的治療効果を予測する報告が複数なされている。いずれの報告も術前化学療法の実施前後における腫瘍のヨード密度の減少率は，非反応群に比べて反応群で有意に高く，病理学的治療効果と強い相関を示すとされる[19〜21](**図7**)。

▶手術支援CTA

近年，手術支援画像としての三次元CTAのニーズが高まっており，クリニカルルーチンの位置付けとなりつつある。仮想単色X線画像で最もコントラスト雑音比(contrast to noise ratio：CNR)が高くなるkeV画像を用いることで，三次元CTAの血管描出能が向上すると報告されている[22]。

図7 ヨード密度画像を用いた術前化学療法の治療効果の評価（2層検出器CTを使用）

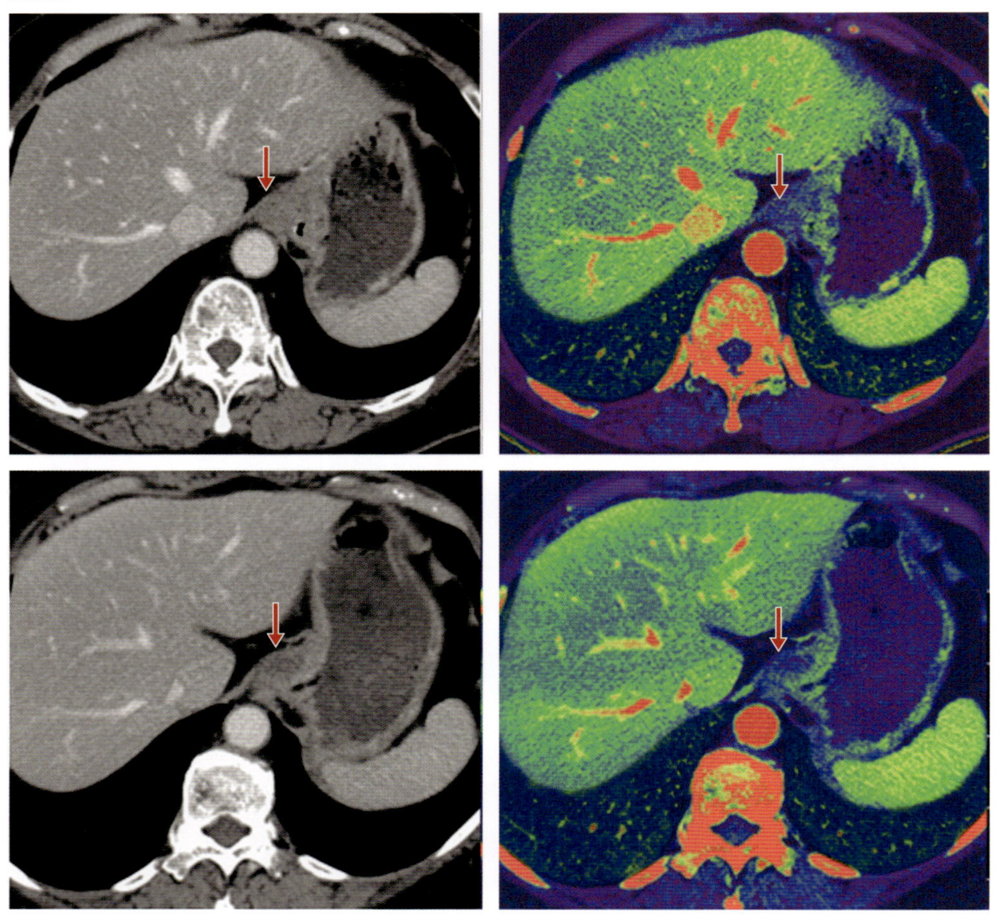

a｜b
c｜d

a～d：術前化学療法効果良好の胃癌症例。
a：化学療法前の120kVp画像，b：同ヨード密度画像（1.0mgI/mL），c：化学療法後の120kVp画像，
d：同ヨード密度画像（0.3mgI/mL）。
化学療法前と比べて化学療法後で胃癌のヨード密度が低下し，治療効果が良好と判断される（↑）。

▶X線被ばくの低減

消化管腫瘍の診療では長期的な観察が必要であり，造影CTを繰り返し行うことが一般的である。そのため，X線の累積被ばくが問題となる。X線被ばく低減を目的として，仮想非造影画像で非造影CTを代替し，単純撮影を割愛する手法が報告されている。これにより，20～30%程度のX線被ばく低減が可能となる[23,24]。

消化管緊急疾患への臨床応用

▶急性腸管虚血

急性腸管虚血（絞扼性イレウスや急性上腸間膜動脈閉塞症，急性上腸間膜静脈閉塞症，非閉塞性腸間膜虚血）の全死因死亡率は59～93%と高いが[25,26]，発症から12時間以内に治

図7 ヨード密度画像を用いた術前化学療法の治療効果の評価（2層検出器CTを使用）（つづき）

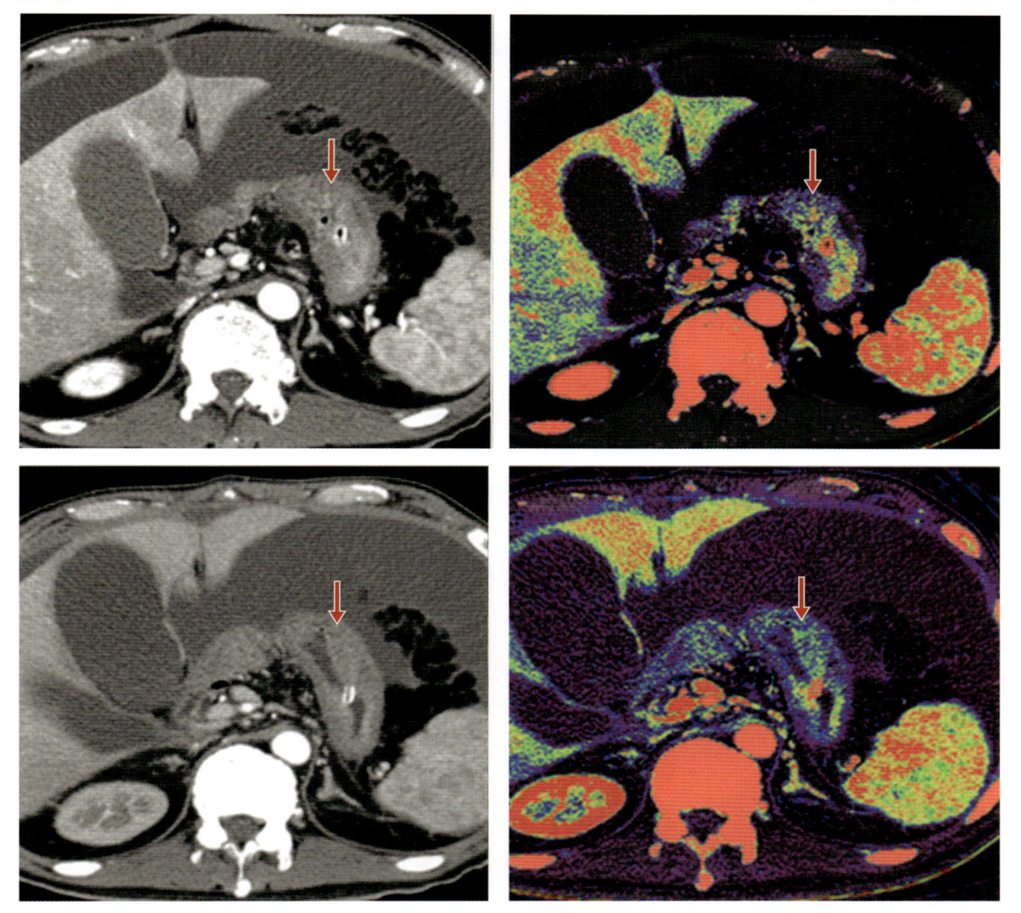

e	f
g	h

e〜h：術前化学療法効果不良の胃癌症例。
e：化学療法前の120kVp画像，f：同ヨード密度画像（1.5mgI/mL），g：化学療法後の120kVp画像，h：同ヨード密度画像（1.4mgI/mL）。
化学療法前後で胃癌のヨード密度に有意な変化がみられず，治療効果が乏しいと判断される（↑）。

療介入すると死亡率を大幅に減少できる[27]。このため，CTで急性腸管虚血を迅速に診断し，的確な治療に導くことは非常に重要である。

急性腸管虚血のCT所見で重要な所見の1つに腸管壁の造影不良がある[28]。しかし，腸管壁の造影不良は淡く不明瞭なことも多く，診断に苦慮することも少なくない[29,30]。また，急性腸管虚血では壁内血腫や出血性梗塞を反映し，非造影CTで高吸収を呈することもあり，造影効果と誤認するリスクもある[30]。仮想単色X線の低keV画像（40〜50keV）を使用し，正常腸管と虚血腸管のコントラストを高めて虚血腸管の描出能を向上させることができる。さらに，ヨード密度画像を併用することで確信度の高い評価が可能となる[31〜33]（**図8**）。

Lourencoらは2管球CTの仮想単色X線40keV画像とヨード密度画像を併用することで，急性腸管虚血の診断能を向上させることができると報告している（感度/特異度は通常画像で63.6/95.9％，40keV画像で100.0/91.8％，ヨード密度画像81.8/89.8％）[33]。

図8 急性腸管虚血の評価(2層検出器CTを使用)

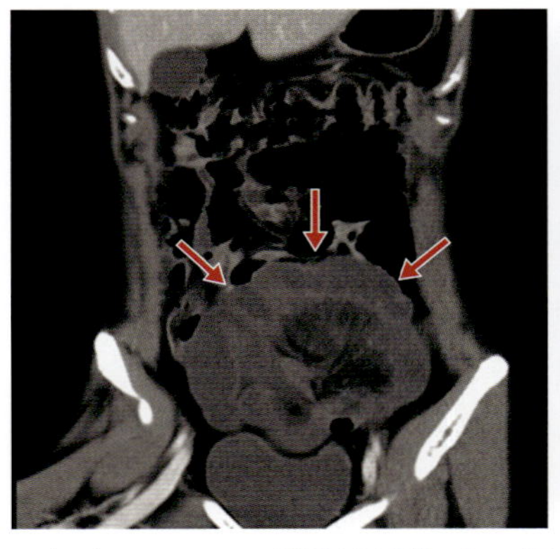
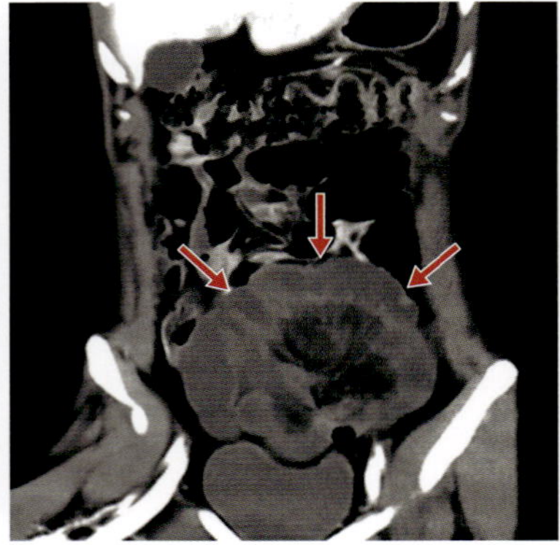
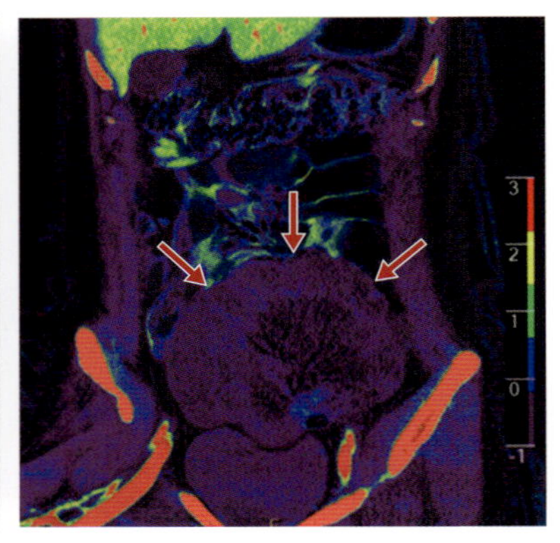

a | b | c　a：120kVp画像，b：40keV画像，c：ヨード密度画像。
40keV画像とヨード密度画像を併用することで，確信度の高い腸管虚血の評価が可能となる(↑)。

図9 消化管出血の評価(2層検出器CTを使用)

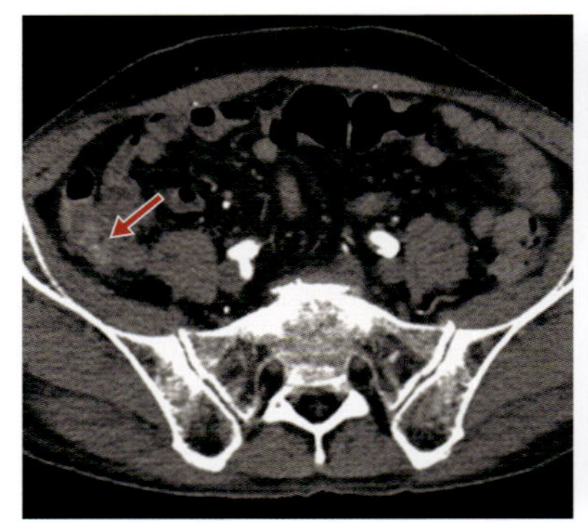
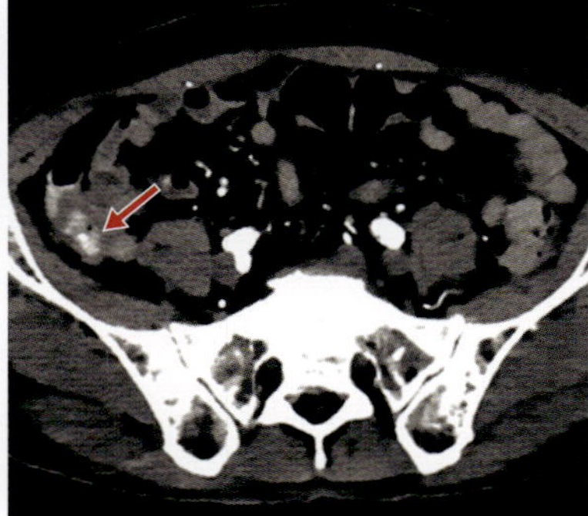
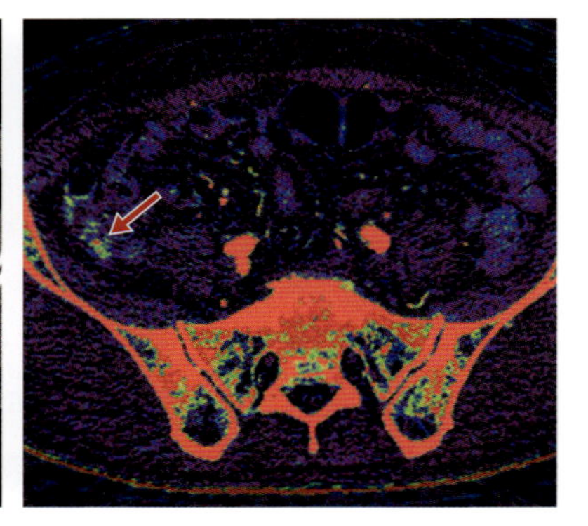

a | b | c　a：120kVp画像，b：40keV画像，c：ヨード密度画像。
40keV画像とヨード密度画像を併用することで，活動性出血を疑う異常造影効果の描出が向上している(↑)。

▶消化管出血

消化管出血の診断における第一選択は内視鏡であるが，大量出血になると出血部位の同定が困難となる場合が多く，その際は造影CTを用いて活動性出血の有無と出血点の同定を迅速に行うことが重要である[34, 35]。CTAは緊急血管造影による止血が必要となった際のマッピングとしても有用である。

2管球CTの仮想単色X線画像再構成法(Mono＋)を使用した報告では，仮想単色X線の40keV画像で造影効果の向上と，低いノイズレベルを両立した高いCNRの画質を達成し，活動性動脈性出血の診断能を有意に向上させることができると示している[36](**図9**)。

また，Sunらは仮想非造影画像とヨード密度画像を併用することで，活動性出血の高い診断能(精度 94.6%，AUC 0.95)を維持しつつ，30%程度のX線被ばく低減(単純撮影を割愛による)が可能であると報告している[37]。

CT enterography（CTE）への臨床応用

炎症性腸疾患は消化管粘膜に慢性の炎症を引き起こす疾患の総称である。Crohn病がその代表であり，わが国においては増加の一途をたどっている。Crohn病は若年発症（10～20歳代）で寛解と再燃を繰り返すことが多く，長期間の治療とサーベイランスが必要となる。Crohn病の病変は非連続性に多発し，特に小腸に好発する。

近年，カプセル内視鏡やバルーン内視鏡などの新たな内視鏡検査が登場しているが，時間と労力を要し，また，腸管狭窄を伴う場合，実施が困難となる。CTは短時間で腸管全体を観察することができ，内視鏡と比べて有利な点が多い。また，腸管穿孔や腹腔内膿瘍，腹膜炎などの腸管外合併症の評価もできる利点がある。近年では腸管内陰性造影剤を使用したCTEが炎症性腸疾患の評価に優れた検査手法として普及している[38)]。

2層検出器CTを用いたCTEの報告では，仮想単色X線40keV画像を使用することでCrohn病の活動性病変の描出が向上し，通常画像（120kVp画像）と比べて診断能が有意に向上することが明らかとなっている[39)]（**図10**）。また，ヨード密度画像や実効原子番号画像を使用することで正確なCrohn病の活動性評価や治療効果判定が可能になると期待される[40)]。Crohn病は若年罹患者が多く，長期的なケアが必要となるため，仮想非造影画像を用いて，単純撮影を割愛し，X線被ばくを可能な限り低減すべきである[41)]。

CT colonography（CTC）への臨床応用

CTCの診断精度は国内外の大規模な前向き研究によって検討されており，10mm以上のポリープや癌に対する感度は90％以上で大腸内視鏡検査と同等であり，注腸X線検査より精度が高いことが示されている[42)]。

わが国における大規模研究においても6mm以上の大腸ポリープ・癌に対する感度，特異度，陽性適中率，陰性適中率は，それぞれ90％，93％，83％，96％で，高い診断精度が示されている[43)]。国内では2012年にCTCに対する診療報酬での撮影加算が認められ，普及

図10 Crohn病のCTC（2層検出器CTを使用）

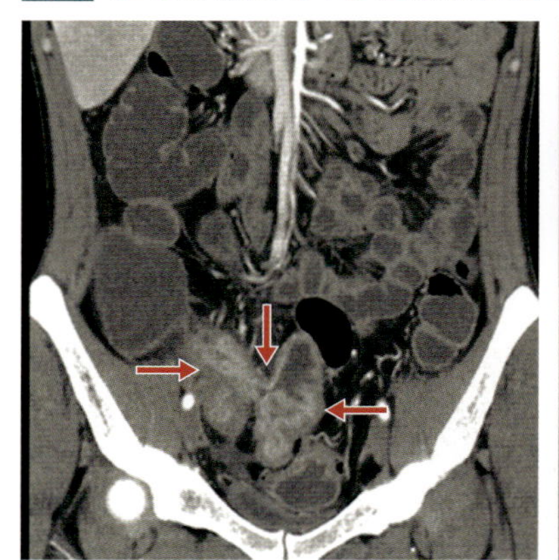

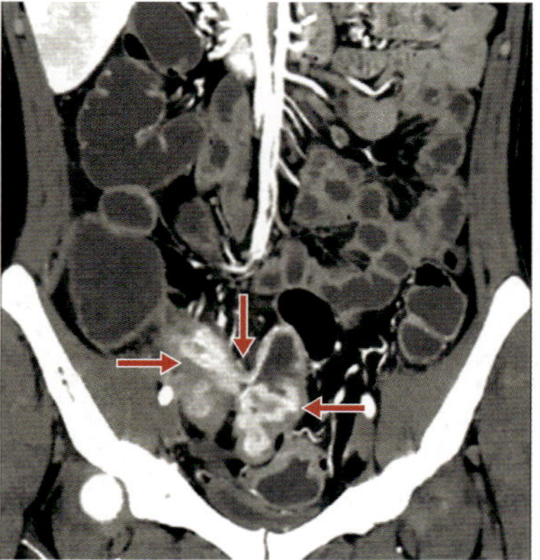

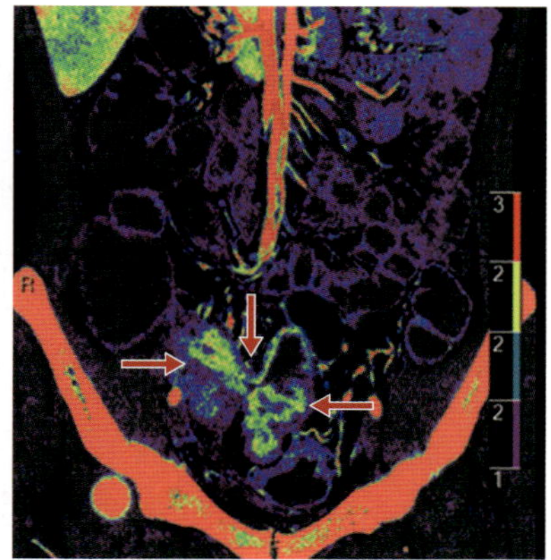

a｜b｜c

a：120kVp画像，b：40keV画像，c：ヨード密度画像。
40keV画像とヨード密度画像においてCrohn病の活動性病変の描出が向上している（↑）。

が進んでいる。CTCは内視鏡の代替手段として使用することが多く，内視鏡が実施困難な症例(癒着による内視鏡通過困難や閉塞性大腸癌など)がよい適応となる[43]。また，人間ドックや術前評価としての使用など，CTCの臨床応用は近年，拡大傾向にある。

CTCでは，腸管内残渣と病変とを区別するため，経口造影剤によるタギング(コラム参照)とよばれる前処置を行うことが推奨されている[44]。タギングで標識された残渣をCT値を用いた閾値処理により除去する，いわゆる電子クレンジングを用いるのが一般的である。しかし，タギングの濃度は造影剤の投与量や種類，下剤の使用法などさまざまな因子の影響を受け，電子クレンジングのパフォーマンスに直接的に影響する[45]。タギングの濃度が低く，電子クレンジングが不良の場合は診断精度の低下をきたしうる。また，タギング濃度の不均一や高濃度タギングによるストリークアーチファクト，pseudoenhancement(偽造影効果)[*3]といった特有の問題点も生じうる。仮想単色X線画像やマテリアル ベース クレンジング(CT値ベースではなく，Dual-energyの物質弁別情報からタギング造影剤を特異的に同定し除去する技術)を用いることで，ストリークアーチファクト，pseudoenhancementの低減が可能であるとされる[46, 47]。

また，マテリアル ベース クレンジングによりポリープの診断能が向上したとの報告もある[48]。しかし，現時点でマテリアル ベース クレンジングを採用した市販のアプリケーションはなく，実用化にはまだ時間がかかると思われる。

一方，Taguchiらは2層検出器CTによる仮想単色X線画像を用いて，タギング濃度を撮影後に調整することで，タギング不良の症例においても適切な電子クレンジングが可能であったと報告し，実用的な手法と思われる[49](**図11**)。また，40～60keVの低keV領域においても良好な定量的・定性的画質の画像を得ることができると報告している。SunらはCTCにおけるヨード密度画像の付加価値を報告している[3]。経静脈的造影を併用した非タギングCTCにおいて，腸管内残渣と腫瘍性病変をヨード密度から明確に判別でき(腫瘍のほうがヨード密度が高い)，残渣による偽陽性を大幅に減らすことができる(通常画像での感度/特異度は95.6/42.8%，ヨード密度画像併用で95.6/100.0%と特異度が上昇)。さらに腺腫と癌の鑑別にもヨード密度画像が有用だと報告している(ヨード密度：腺腫[0.75±0.11mg/mL] vs. 癌[1.41±0.17mg/mL])。

近未来の技術としてphoton-counting detector CTを用いたタギングCTCのファントム研究が報告されている[50]。血管内のガドリニウム造影と腸管内のタギング(ヨード造影剤)を併用した二重造影CTCをK吸収端イメージングにより物質弁別し，特異的にポリープを同定できる初期報告である。将来的な病変特異的造影剤を用いた分子イメージングとしてのCTCに通じる技術である。

本項の執筆にあたり，ご協力いただいた熊本大学病院 画像診断科・治療科の田口奈留美先生，伊牟田真功先生に厚く感謝を申し上げます。

＊3：pseudoenhancement(偽造影効果)
本来，造影される構造物でないにもかかわらず，ビームハードニング アーチファクトによりCT値が上昇し，あたかも造影されているように見える現象。

コラム：CTCのタギング

● 腸管内容物はCTCの読影において軟部濃度を呈するため，偽陽性・偽陰性の原因となりうる。この問題の解決策として考案されたのがタギング（fecal tagging）である。タギングは経口造影剤（ヨード系造影剤もしくはバリウム）を事前に服用し，腸管内の残渣・残液を造影剤で標識（タグ付け）することを指し，これにより残渣と病変との鑑別や残液内に水没した病変を診断できるようになる。欧米のガイドラインではCTCを施行する際にタギングを行うことが推奨されている[a, b]。タギングで標識された残渣・残液をデジタル処理で除去し，大腸内腔を仮想的に構築する電子クレンジング（electronic cleansing）を併用することで，読影の効率が向上する。市販されている多くのワークステーションに電子クレンジングのアプリケーションが搭載されている。経口造影剤を含めたCTCの前処置法は，検査の数日前から行う手法や検査当日だけ実施する手法など，目的や対象によってさまざまな方法がある。

a) Spada C, et al: Clinical indications for computed tomographic colonography: European Society of Gastrointestinal Endoscopy (ESGE) and European Society of Gastrointestinal and Abdominal Radiology (ESGAR) Guideline. Eur Radiol, 25: 331-345, 2015.
b) Moreno C, et al: ACR Appropriateness Criteria((R)) Colorectal Cancer Screening. J Am Coll Radiol, 15: S56-s68, 2018.

図 CTCのタギング

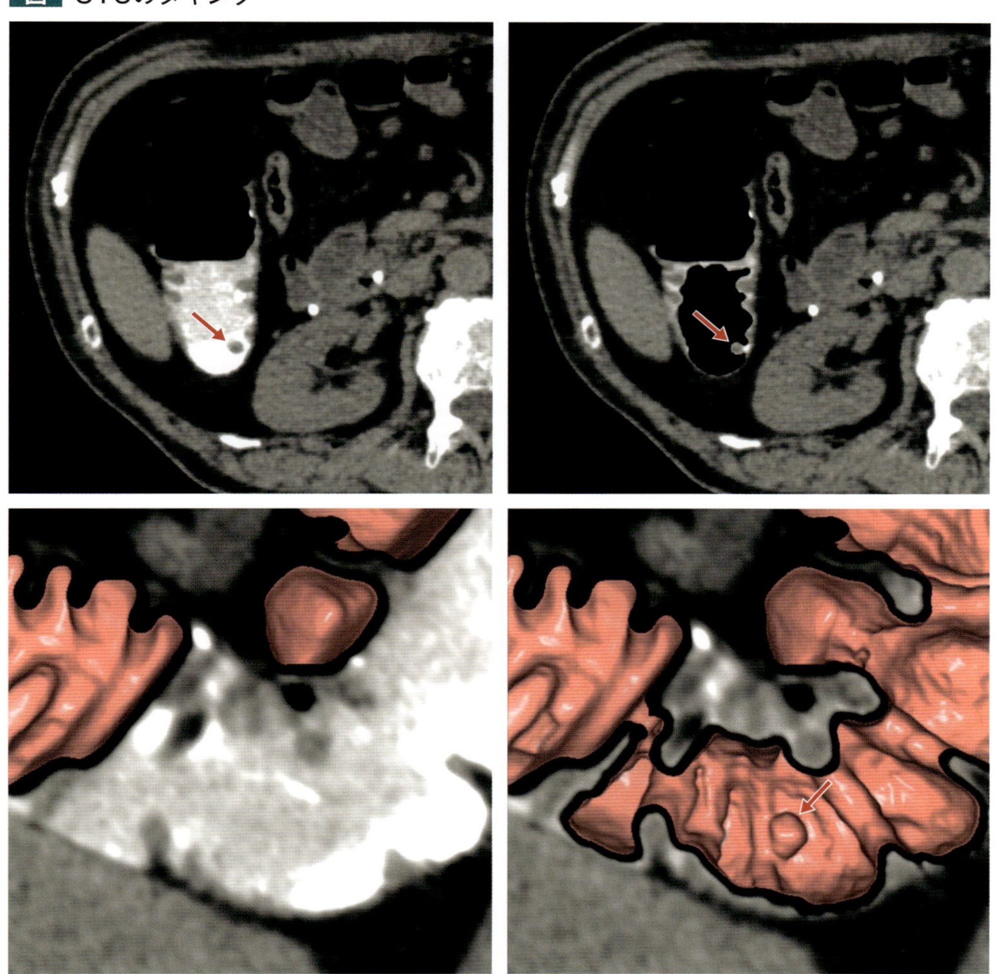

a｜b
c｜d

a：電子クレンジング処理前のCT画像，b：電子クレンジング処理後のCT画像，c：電子クレンジング処理前の仮想内視鏡画像，d：電子クレンジング処理後の仮想内視鏡画像。
タギングにより水没した大腸ポリープ（↑）が検出でき，電子クレンジング処理を行うことで，仮想内視鏡画像でも病変の検出が可能となる。

図11 タギングCTC（2層検出器CTを使用）

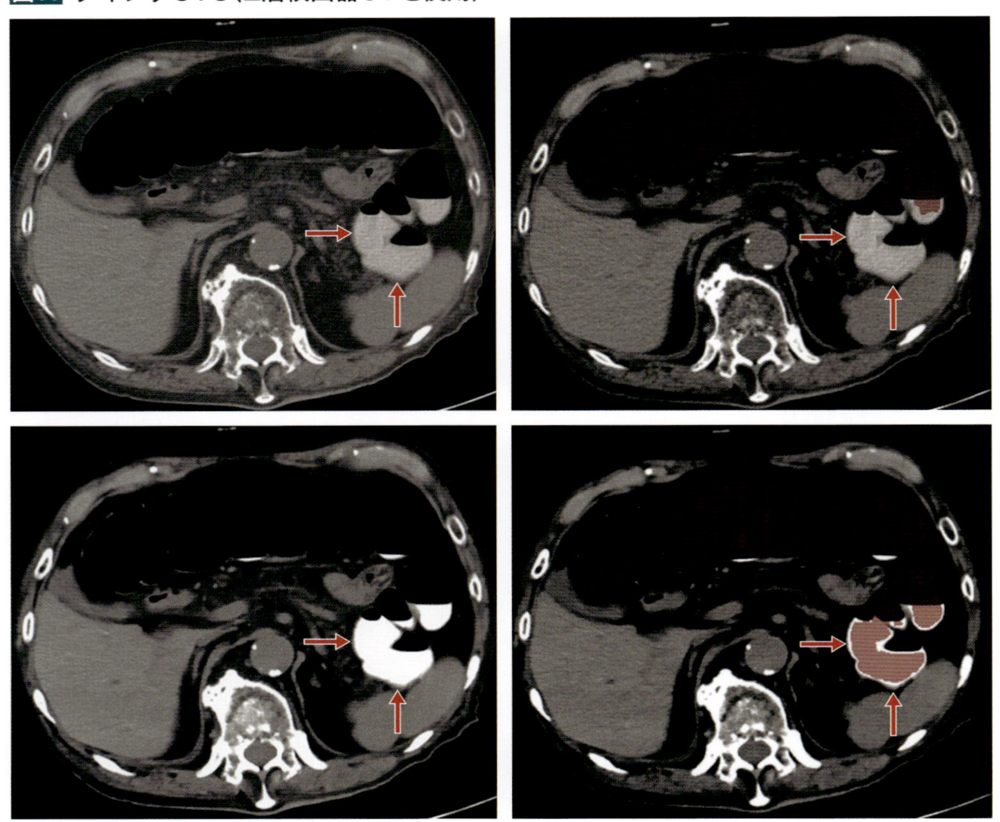

a	b
c	d

a：120kVp画像，b：120kVp電子クレンジング。
腸管内のタギング濃度が低く，一部で電子クレンジングが不良となっている（↑）。
c：40keV画像，d：40keV電子クレンジング。
40keVを使用することでタギング濃度を高め，適切な電子クレンジングが可能となる（↑）。

◇文献

1）Kang HJ, et al: Can quantitative iodine parameters on DECT replace perfusion CT parameters in colorectal cancers? Eur Radiol, 28: 4775-4782, 2018.

2）Eisenhauer EA, et al: New response evaluation criteria in solid tumours: revised RECIST guideline (version 1.1). Eur J Cancer, 45: 228-247, 2009.

3）Boellaard TN, et al: The feasibility of colorectal cancer detection using dual-energy computed tomography with iodine mapping. Clin Radiol, 68: 799-806, 2013.

4）Sun K, et al: Accuracy of combined computed tomography colonography and dual energy iodine map imaging for detecting colorectal masses using high-pitch dual-source CT. Sci Rep, 8: 3790, 2018.

5）Ozdeniz I, et al: Dual-energy CT characteristics of colon and rectal cancer allows differentiation from stool by dual-source CT. Diagn Interv Radiol, 23: 251-256, 2017.

6）Martin SS, et al: Noise-optimized virtual monoenergetic dual-energy computed tomography: optimization of kiloelectron volt settings in patients with gastrointestinal stromal tumors. Abdom Radiol (NY), 42: 718-726, 2017.

7）Shi C, et al: Decreased stage migration rate of early gastric cancer with a new reconstruction algorithm using dual-energy CT images: a preliminary study. Eur Radiol, 27: 671-680, 2017.

8）Meng X, et al: Differentiating malignant from benign gastric mucosal lesions with quantitative analysis in dual energy spectral computed tomography: Initial experience. Medicine (Baltimore), 96: e5878, 2017.

9）Gong HX, et al: Dual energy spectral CT imaging for colorectal cancer grading: A preliminary study. PLoS One, 11: e0147756, 2016.

10）Chuang-Bo Y, et al: Quantitative assessment of the degree of differentiation in colon cancer with dual-energy spectral CT. Abdom Radiol (NY), 42: 2591-2596, 2017.

11）Chen X, et al: Association between spectral computed tomography images and clinicopathological features in advanced gastric adenocarcinoma. Oncol Lett, 14: 6664-6670, 2017.

12）Liang P, et al: Iodine concentration in spectral CT: Assessment of prognostic determinants in patients with gastric adenocarcinoma. AJR Am J Roentgenol, 209: 1033-1038, 2017.

13）Chen XH, et al: Spectral computed tomography in advanced

gastric cancer: Can iodine concentration non-invasively assess angiogenesis? World J Gastroenterol, 23: 1666-1675, 2017.
14) Pan Z, et al: Gastric cancer staging with dual energy spectral CT imaging. PLoS One, 8: e53651, 2013.
15) Yang L, et al: Quantification of the iodine content of perigastric adipose tissue by dual-energy CT: A novel method for preoperative diagnosis of T4-stage gastric cancer. PLoS One, 10: e0136871, 2015.
16) Kato T, et al: Clinical significance of dual-energy CT-derived iodine quantification in the diagnosis of metastatic LN in colorectal cancer. Eur J Surg Oncol, 41: 1464-1470, 2015.
17) Liu H, et al: Evaluation of dual energy spectral CT in differentiating metastatic from non-metastatic lymph nodes in rectal cancer: Initial experience. Eur J Radiol, 84: 228-234, 2015.
18) Al-Najami I, et al: Dual-energy CT can detect malignant lymph nodes in rectal cancer. Eur J Radiol, 90: 81-88, 2017.
19) Tang L, et al: Evaluating the response of gastric carcinomas to neoadjuvant chemotherapy using iodine concentration on spectral CT: a comparison with pathological regression. Clin Radiol, 70: 1198-1204, 2015.
20) Al-Najami I, et al: Dual energy CT－a possible new method to assess regression of rectal cancers after neoadjuvant treatment. J Surg Oncol, 116: 984-988, 2017.
21) Gao X, et al: Locally advanced gastric cancer: total iodine uptake to predict the response of primary lesion to neoadjuvant chemotherapy. J Cancer Res Clin Oncol, 144: 2207-2218, 2018.
22) Wan Y, et al: Comparison of gastric vascular anatomy by monochromatic and polychromatic dual-energy spectral computed tomography imaging. J Int Med Res, 42: 26-34, 2014.
23) Shi L, et al: Stomach virtual non-enhanced CT with second-generation, dual-energy CT: a preliminary study. PLoS One, 9: e112295, 2014.
24) Chai Y, et al: Feasibility of virtual nonenhanced images derived from single-source fast kVp-switching dual-energy CT in evaluating gastric tumors. Eur J Radiol, 85: 366-372, 2016.
25) Moschetta M, et al: Multi-detector CT features of acute intestinal ischemia and their prognostic correlations. World J Radiol, 6: 130-138, 2014.
26) Wiesner W, et al: CT of acute bowel ischemia. Radiology, 226: 635-650, 2003.
27) Kougias P, et al: Determinants of mortality and treatment outcome following surgical interventions for acute mesenteric ischemia. J Vasc Surg, 46: 467-474, 2007.
28) Millet I, et al: Value of CT findings to predict surgical ischemia in small bowel obstruction: A systematic review and meta-analysis. Eur Radiol, 25: 1823-1835, 2015.
29) Sheedy SP, et al: CT of small-bowel ischemia associated with obstruction in emergency department patients: diagnostic performance evaluation. Radiology, 241: 729-736, 2006.
30) Firetto MC, et al: Acute bowel ischemia: analysis of diagnostic error by overlooked findings at MDCT angiography. Emerg Radiol, 20: 139-147, 2013.
31) Oda S, et al: Clinical potential of retrospective on-demand spectral analysis using dual-layer spectral detector-computed tomography in ischemia complicating small-bowel obstruction. Emerg Radiol, 24: 431-434, 2017.
32) Potretzke TA, et al: Early small-bowel ischemia: dual-energy CT improves conspicuity compared with conventional CT in a swine model. Radiology, 275: 119-126, 2015.
33) Lourenco PDM, et al: Dual-energy CT iodine mapping and 40-keV monoenergetic applications in the diagnosis of acute bowel ischemia. AJR Am J Roentgenol, 211: 564-570, 2018.
34) Kennedy DW, et al: Detection of active gastrointestinal hemorrhage with CT angiography: a 4(1/2)-year retrospective review. J Vasc Interv Radiol, 21: 848-855, 2010.
35) Hagspiel KD, et al: Diagnosis of aortoenteric fistulas with CT angiography. J Vasc Interv Radiol, 18: 497-504, 2007.
36) Martin SS, et al: Noise-optimized virtual monoenergetic dual-energy CT improves diagnostic accuracy for the detection of active arterial bleeding of the abdomen. J Vasc Interv Radiol, 28: 1257-1266, 2017.
37) Sun H, et al: Dual-source dual-energy CT angiography with virtual non-enhanced images and iodine map for active gastrointestinal bleeding: image quality, radiation dose and diagnostic performance. Eur J Radiol, 84: 884-891, 2015.
38) Bruining DH, et al: Consensus recommendations for evaluation, interpretation, and utilization of computed tomography and magnetic resonance enterography in patients with small bowel Crohn's disease. Radiology, 286: 776-799, 2018.
39) Lee SM, et al: Virtual monoenergetic dual-layer, dual-energy CT enterography: optimization of keV settings and its added value for Crohn's disease. Eur Radiol, 28: 2525-2534, 2018.
40) Taguchi N, et al: Advanced parametric imaging for evaluation of Crohn's disease using dual-energy computed tomography enterography. Radiol Case Rep, 13: 709-712, 2018.
41) Fulwadhva UP, et al: Use of dual-energy CT and iodine maps in evaluation of bowel disease. Radiographics, 36: 393-406, 2016.
42) Johnson CD, et al: Accuracy of CT colonography for detection of large adenomas and cancers. N Engl J Med, 359: 1207-1217, 2008.
43) Nagata K, et al: Accuracy of CT colonography for detection of polypoid and nonpolypoid neoplasia by gastroenterologists and radiologists: A nationwide multicenter study in Japan. Am J Gastroenterol, 112: 163-171, 2017.
44) Spada C, et al: Clinical indications for computed tomographic colonography: European Society of Gastrointestinal Endoscopy (ESGE) and European Society of Gastrointestinal and Abdominal Radiology (ESGAR) Guideline. Eur Radiol, 25: 331-345, 2015.
45) Liedenbaum MH, et al: CT colonography with minimal bowel preparation: evaluation of tagging quality, patient acceptance and diagnostic accuracy in two iodine-based preparation schemes. Eur Radiol, 20: 367-376, 2010.
46) Cai W, et al: Informatics in radiology: dual-energy electronic cleansing for fecal-tagging CT colonography. Radiographics, 33: 891-912, 2013.
47) Tachibana R, et al: Application of pseudo-enhancement correction to virtual monochromatic CT colonography. Abdom Imaging, 8676: 169-178, 2014.
48) Nasirudin RA, et al: A comparison of material decomposition techniques for dual-energy CT colonography. Proc SPIE Int Soc Opt Eng: 2412, 2015.
49) Taguchi N, et al: Dual-energy computed tomography colonography using dual-layer spectral detector computed tomography: utility of virtual monochromatic imaging for electronic cleansing. Eur J Radiol, 108: 7-12, 2018.
50) Muenzel D, et al: Spectral photon-counting CT: Initial experience with dual-contrast agent K-edge colonography. Radiology, 283: 723-728, 2017.

6）尿路：腎腫瘍
－腎腫瘤における造影効果の評価－

本田有紀子

Single vs. Dual

Single-energy CT

- 非造影CTと造影CTの比較によって腎病変の造影効果の評価による良・悪性予測が可能である。しかし，小嚢胞ではpseudoenhancement（偽造影効果）が問題となり，誤って造影効果があると判断してしまう可能性が残る。

Dual-energy CT

- 造影CTのみで腎病変の造影効果の評価が可能である。Pseudoenhancementの低減が可能である。

臨床的背景

腎病変の良・悪性判定には，造影効果の評価が重要である。Single-energy CT（SECT）でも造影前後のCT値測定から評価可能であるが，腎病変診断において現時点で克服すべき問題が知られている。

Pseudoenhancement[1,2]

物質を通過するとX線の線質が硬化するビームハードニングが生じる（p.25参照）。多色X線を使用するCTではさまざまな補正が加えられており，高吸収物質に囲まれた領域のCT値が上昇することがある。これをpseudoenhancementという。

造影後，正常の腎実質のように強く増強される構造に近接する病変は，SECTのビームハードニングのため，本来造影効果がないはずの病変でも，造影後のCT値が上昇し（pseudoenhancement），造影効果があると判断されてしまう。

Pseudoenhancementの臨床上の問題点は，本来造影効果がないことで良性の腎嚢胞と診断されるべき病変が，間違って造影効果があると判断され，画像上悪性病変と誤診してしまうことである。

出血性嚢胞などの高濃度嚢胞や乏血性腫瘍の造影効果判定[3]

出血や高蛋白濃度の内容液を伴った非造影CT上高濃度の嚢胞や，出血を伴った腎腫瘍では，造影効果が評価し難いことがある。SECTでは，非造影CTにて70HUを超える均一な腎腫瘤においては，非造影CTのみで出血性嚢胞と判断してよいとの指標が一般的であるが，非造影CTにて20～70HU程度の腎腫瘤では，造影効果の評価を含めた精査が必要となる。また，乏血性腫瘍で，非造影から造影後のCT値の上昇が乏しい場合，造影効果の判定が困難なことがある。

Single-energy CTでできること

造影前後のCT値による造影効果の判定は可能

造影前後のCT値を評価することで造影効果判定が可能である。しかし，周囲を強く造影される腎実質に取り囲まれた嚢胞では，多色X線を使用するSECTのアーチファクトによるCT値の偽の増加が問題となる（ビームハードニングによるpseudoenhancement）[4)]。そのため，SECTでの判定では，造影前後のCT値の上昇が10HU程度に留まる場合は，有意な濃度上昇と断定できず，嚢胞とみなされる。20HU以上の上昇があれば造影効果ありとほぼ確実に判定でき，充実性腫瘍と診断できる。10HU以上の上昇で造影効果ありと判定する放射線科医もいるが，10～20HUの上昇ではindeterminate mass（診断が確定できない腫瘤）と扱われることもあり，USやMRなど追加の検査が必要であったり，経過観察を余儀なくされることもある。

造影1相のみの撮像で造影効果の判定は不可能

癌の既往のある患者で経過観察のCTが行われる場合，造影1相のみの撮像で終了する場合も多い。偶然，造影CTで発見された腎腫瘤が，非造影CTでは通常の水濃度と比較し高濃度であるような場合に，非造影CTの撮像がなければ造影CTと比較ができないため，正確な造影効果の評価はできない。この場合，後日，非造影CTを含めた再撮像が必要となることもある。繰り返しのCT撮像は，被ばくや造影剤使用量の増加を伴うことに留意が必要である。

Dynamic CTパターンによる腎細胞癌の細胞型の判定は可能

通常，腎に腫瘤が疑われた場合は，非造影CTを含めたdynamic CTを撮像する。SECTでも，造影パターンから腎細胞癌の細胞型を予測することが可能である。腎腫瘤が，早期相で腎皮質と同等かそれ以上の強い造影部を有し，遅延相で造影剤の洗い出し（wash out）がみられれば，淡明細胞型腎細胞癌，また早期相での染まりが淡明細胞型よりやや弱いが，同様のdynamicパターンを呈する場合は，嫌色素性腎細胞癌と予測可能である。非造影CTで腎実質と比較しやや高吸収で，早期相から遅延相にかけて緩徐な漸増性造影効果を示す場合は，乳頭状腎細胞癌の可能性が高い（**図1，2**）。

腎血管筋脂肪腫の診断

腎血管筋脂肪腫は，血管，筋，脂肪からなる腫瘍であり，良性腎腫瘍のなかでは最も頻度が高い。SECTで，ごく微量であっても非造影CT（1～2mmほどの薄いスライスでの評価が推奨されている）にて，脂肪（負のCT値：0～－100HU程度）を同定できれば確定診断が可能である。非造影CTで脂肪成分を明瞭に同定できないような，脂肪の乏しい血管筋脂肪腫では評価が困難である。

図1 乳頭状腎細胞癌

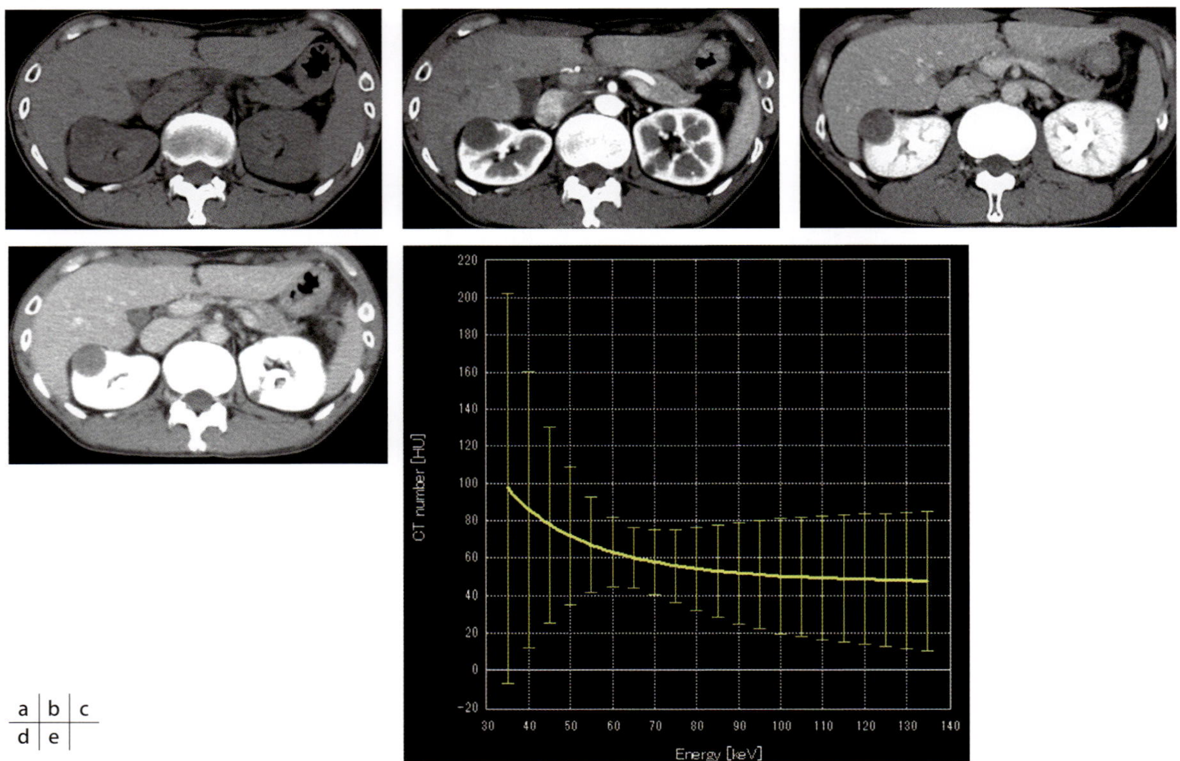

40歳代，男性
a～c：SECT，dynamic CT。
右腎に腫瘤を認め，非造影(a)から皮髄相(b)，腎実質相(c)にかけて，漸増性の造影効果を示す(それぞれ，CT値が，24HU，42HU，50HU)。Dynamicパターンより乳頭状腎細胞癌が疑われる。
d：DECT腎実質相。
1相から作成したヨードマップ(白黒)。ヨードマップでは，右腎腫瘤のヨード密度値を測定すると18.1HUであり，造影効果を有する腫瘤と考えられる。
e：スペクトラルHU曲線
緩やかな勾配を有する減衰パターンを示している。右腎腫瘍は欠乏性腫瘤と判断できる。
DECTでは，非造影CTがなくとも造影効果の有無を推測できる。
(DECTはCanon Aquilion One, Rotate/rotate方式で撮影したもの)

図2 乳頭状腎細胞癌

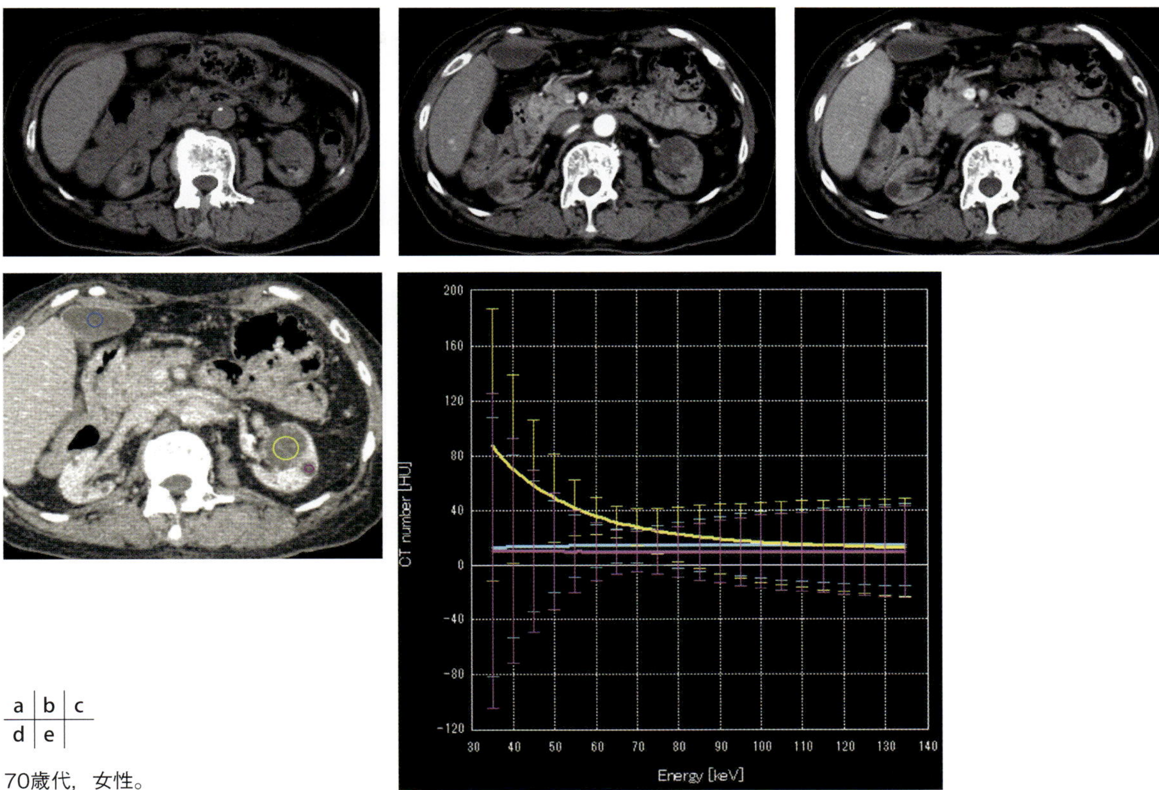

70歳代，女性。
a〜c：SECT，dynamic CT。
左腎腹側に腫瘤を認め，非造影（a）から皮髄相（b），腎実質相（c）にかけて，内部にごく軽微な漸増性の造影効果があるようにも見える。
d：DECT腎実質相。
腎実質相1相から作成した単色X線画像（65keV）である。
e：dの左腎腫瘤［腹側（○），背側（○）］と，胆嚢内部（○）にROIをとったスペクトラルHU曲線。
左腎腹側の腫瘤は緩やかな勾配を有する減衰パターンを示し，左腎背側の結節や胆嚢内部では勾配がほとんどない。左腎腹側の腫瘤には乏しいながら造影効果があり，左腎背側結節，胆嚢内部には造影効果が乏しいと推測される。
手術の結果，左腎腹側腫瘤は嚢胞変化の強い乳頭状腎細胞癌であり，背側結節は単純嚢胞であった。
（DECTはCanon Aquilion One，Rotate/rotate方式で撮影したもの）

Dual-energy CTでできること

Dual-energy CT（DECT）では従来のSECT同様の画像に加え，①仮想単色X線画像を用いてビームハードニングを抑制できる，②仮想単色X線画像を用いて至適なコントラストの画像を作成できる，③物質弁別技術を用いた物質（ヨードなど）の分布を表示する物質マップを作成できる。

Pseudoenhancementの解決に寄与しうる

DECTを用いたファントム実験や臨床応用の報告で，仮想単色X線画像を作成することで，pseudoenhancementが低減されたとされ[5,6]，有意な造影効果に対する閾値が低下する可能性がある。DECTの仮想単色X線画像を利用することで，SECTと比較し高い精度をもったビームハードニング補正の恩恵にあずかれる。しかし，低エネルギーの仮想単色X線画像では，pseudoenhancementが生じるとする報告もある。生体では80keVより高いエネルギーの仮想単色X線画像では6HU前後のCT値の変化に留まったとの報告がある[7]。しかし，通常の120kVp相当のCT値が得られる条件は70keVとされ，この報告によるとこの条件下ではpseudoenhancementは生じてしまうことになる。DECTにて，pseudoenhancementが完全に克服できたわけではなく，SECT同様，小病変ではDECTでもpseudoenhancementが起こりうることを意識して読影にあたる必要がある。

造影1相のみの撮像でも造影効果の評価が可能

物質弁別技術を用いたヨードマップを作成すれば，実際の非造影CT撮像がない場合でも，造影後CT 1相の撮像のみで造影効果が評価できる。この技術を用いて，造影後CT 1相の撮像から，ヨード量を取り除くことで仮想的な非造影CT（仮想非造影CT）も作成可能である。しかしながら，現時点では，仮想非造影CTは通常の非造影CTと置換できるとはいえない。非常にCT値の高いヨード成分は完全には取り除くことができず，小石灰化は，仮想非造影CTで再現できないことが知られている。泌尿器領域では，造影後，腎盂・尿管・膀胱に造影剤が十分いきわたっている排泄相で，尿路のCT値が非常に高くなっており，仮想非造影CT作成時にヨード成分を完全に取り除くことが難しい。また，2，3mmの小結石も仮想非造影CTで再現できないことも報告されており，現時点で，通常の非造影CT撮像を省略し，すべて仮想非造影CTに置換することは難しい。

偶然発見された腎腫瘤が，非造影CTで通常の水濃度と比較し高濃度であった場合，SECTでは，非造影CT撮像がないとき，造影効果を詳細には評価できず，非造影CTを含めた再撮像が必要となる。DECTでは，物質弁別技術を応用し，実際に撮像した造影1相のみから作成可能なヨードマップを用いて，定性的，定量的にヨードの有無を評価でき，造影効果判定が可能である。Graserらの報告ではDECTで撮像した造影1相のみでの評価で，良・悪性の判定の正診率は94.6％であったとしている[8]。Kazaらの報告では，腎病変に対する有意な造影効果の検出に，ヨード【水】密度画像*1でのヨード【水】密度値の計測が有用であり，ヨード密度値2mg/mLを閾値とした場合に感度90％，特異度93.7％と，診断能が最も高いとしている[9]。一方で，ヨードマップで検出できる限界はヨード密度値0.5mg/mL程度といわれ，微妙な造影効果の評価には依然注意を要する[10]。

ヨードマップは，造影効果の有無を視覚的に評価しやすい。腎嚢胞が多発している症例では，造影効果を有する領域があれば悪性の可能性があると評価する。一部の嚢胞が非造影CTにて高濃度を呈する場合，SECTでは，非造影と造影を丹念に比較し，サブトラクション画像を追加して造影効果を評価する必要がある。DECTのヨードマップは，原理的にヨードの量のみを表現しているため，ヨードマップのみで造影効果を判定でき，評価が

＊：ヨード【水】密度画像
基準物質としてヨードと水を設定した場合に，ペアとなる基準物質を明示するために「ヨード【水】密度画像」という書き方をする。

容易である。

腎細胞癌の細胞型の判定

腎細胞癌では，淡明細胞型腎細胞癌が70％以上，乳頭状腎細胞癌が10～15％，嫌色素性腎細胞癌が5％程度を占める。前述のとおり，SECTでdynamic CTを行い，そのdynamicパターンから，腎細胞癌の細胞型の鑑別は可能であり，DECTでも同様であるため，型を鑑別する目的では，DECTに大きなadvantageがあるわけではない。

この3つの型のなかで，非造影CTで腎実質と比較しやや高吸収を示し，漸増性造影パターンを呈する乏血性腫瘍の乳頭状腎細胞癌は，SECTで非造影CTと比較できる場合でさえ造影効果の判定が困難なことが日常臨床ではしばしば経験される。従来のSECTの造影1相のみでの評価では，出血性嚢胞と誤診されることもある。DECTの造影1相のみで造影効果を定性・定量的に評価できる技術は，造影効果が比較的乏しい乳頭状腎細胞癌のような腎腫瘤においてはよい適応である（**図1，2**）。

腎血管筋脂肪腫の診断

DECTでは，脂肪成分の存在を，脂肪【水】密度画像，スペクトラルHU曲線の上昇パターンなどから表現可能であり，微量な脂肪の検出に期待がもたれている。しかし，脂肪成分の乏しい血管筋脂肪腫で評価が困難となりうる点は，SECT，DECTとも同様である。また，腎細胞癌でも脂肪が検出されることがあるため，この点にも留意が必要である。

そのほか

DECTの応用例として次のようなことも報告されている。

▶腎細胞癌の分子標的薬に対する治療効果判定

血管新生に関する血管内皮細胞増殖因子（vascular endothelial growth factor：VEGF）受容体をはじめとする増殖因子受容体のチロシンキナーゼ阻害薬などがあり，腫瘍増殖と血管新生を阻害する。血管新生が盛んな淡明細胞型腎細胞癌で治療効果が期待できる。造影CTでの腫瘍血流を正確に評価できると腫瘍径が縮小する前に治療反応性を予測できる。SECTでは，治療効果に伴う出血や壊死による造影効果の評価は難しい場合も多く，DECTでの定量的な評価に期待がもたれている。

▶仮想単色X線画像の低エネルギー画像による造影効果の最適化

仮想単色X線画像の低エネルギー画像では，ヨードのCT値が上昇することを利用し，造影効果を強調することができる。腎の嚢胞性病変では，内部の隔壁や結節の造影効果を判定することが，良・悪性診断や治療方針の決定に有用である。嚢胞性病変内部の隔壁の造影効果が乏しい場合，低エネルギー画像を用いて，内部の造影効果を強調することで，診断の確信度を高められる（**図3**）。ただし，低エネルギー画像のデメリットとして，ノイズが目立つため，診断時には，ノイズとコントラストのバランスが重要となる。

これらの報告は，DECTの技術を適切に応用することで，臨床現場で問題となっている課題を解決できる可能性を感じさせる。DECTのできることと限界を理解し，正しく臨床応用することで，従来のSECTの診断能を超える正確な診断が期待できる。

図3 多房嚢胞性腎細胞癌

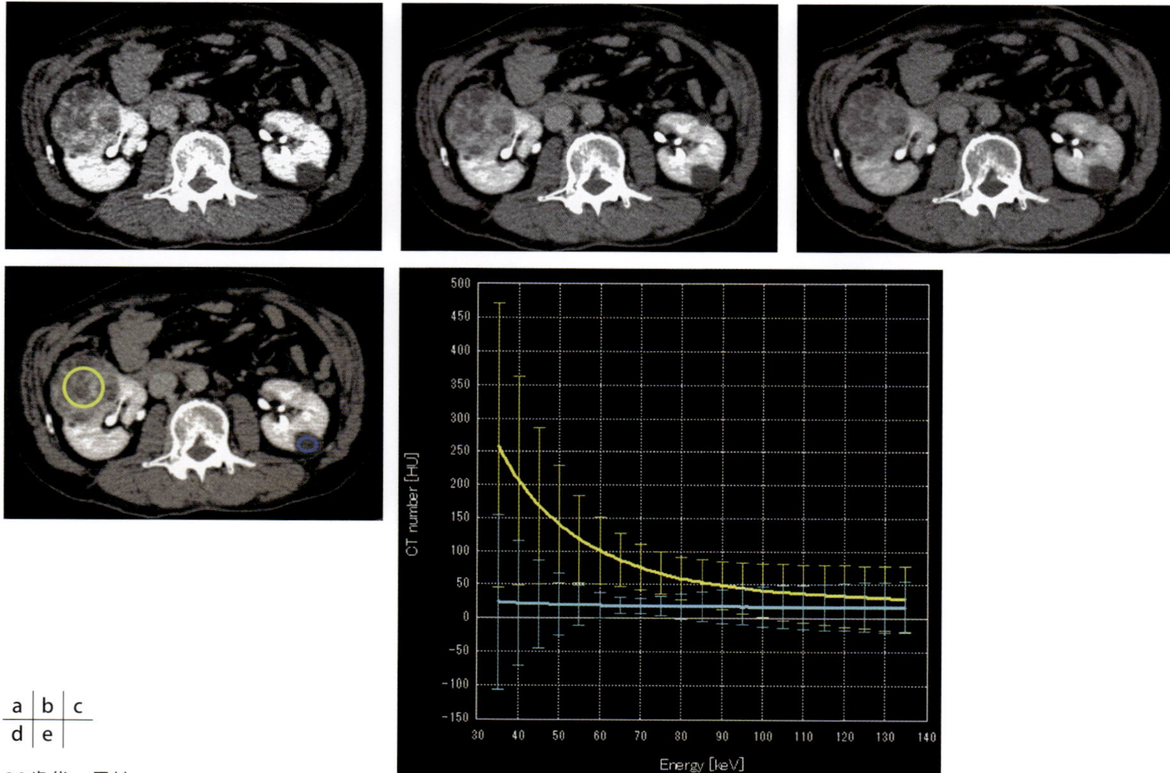

60歳代，男性。
a〜c：DECT腎実質相の仮想単色X線画像。
腎実質相1相から作成した画像である。右腎に内部隔壁を伴う嚢胞性腫瘤を認める。58keV（a），65keV（b），75keV（c）を比較すると，58keVで内部隔壁の染まりが最も明瞭であるが，反面ノイズも目立つ。
d：仮想単色X線画像（65keV），e：仮想単色X線画像上で右腎腫瘤（○）と，左腎腫瘤（○）にROIをとったスペクトラルHU曲線。
右腎腫瘤は減衰パターンであり，左腎腫瘤とは異なる。右腎腫瘤は造影効果を有すると推測され，嚢胞性腎腫瘍の可能性が，また左腎腫瘤は造影効果が乏しいと考えられ単純嚢胞と推測できる。
（DECTはCanon Aquilion One, Rotate/rotate方式で撮影したもの）

◇ 文 献

1）Birnbaum BA, et al: Renal cyst pseudoenhancement: influence of multidetector CT reconstruction algorithm and scanner type in phantom model. Radiology, 244: 767-775, 2007.
2）Patel J, et al: *In vivo* predictors of renal cyst pseudoenhancement at 120 kVp. AJR Am J Roentgenol, 202: 336-342, 2014.
3）Jonisch AI, et al: Can high-attenuation renal cysts be differentiated from renal cell carcinoma at unenhanced CT? Radiology, 243: 445-450, 2007.
4）Maki DD, et al: Renal cyst pseudoenhancement: beam-hardening effects on CT numbers. Radiology, 213: 468-472, 1999.
5）Jung DC, et al: Usefulness of the virtual monochromatic image in dual-energy spectral CT for decreasing renal cyst pseudoenhancement: a phantom study. AJR Am J Roentgenol, 199: 1316-1319, 2012.
6）Kaza RK, et al: Dual-energy CT of the urinary tract. Abdom Imaging, 38: 167-179, 2013.
7）Mileto A, et al: Impact of dual-energy multi-detector row CT with virtual monochromatic imaging on renal cyst pseudoenhancement: *in vitro* and *in vivo* study. Radiology, 272: 767-776, 2014.
8）Graser A, et al: Single-phase dual-energy CT allows for characterization of renal masses as benign or malignant. Invest Radiol, 45: 399-405, 2010.
9）Kaza RK, et al: Distinguishing enhancing from nonenhancing renal lesions with fast kilovoltage-switching dual-energy CT. AJR Am J Roentgenol, 197: 1375-1381, 2011.
10）Ascenti G, et al: Distinguishing enhancing from nonenhancing renal masses with dual-source dual-energy CT: iodine quantification versus standard enhancement measurements. Eur Radiol, 23: 2288-2295, 2013.

7)尿路：CT urography・尿路結石

髙橋　哲

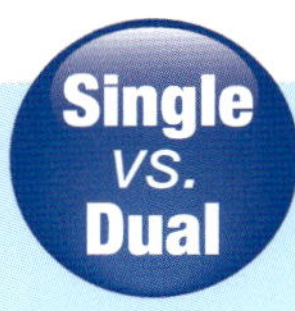

Single-energy CT

- CT値の測定により，尿酸結石と石灰化結石の鑑別を6 ～ 8割程度でできる。

Dual-energy CT

- 2-material decomposition analysisにより，石灰化結石と尿酸結石の鑑別が可能である。
- ヨード造影剤を3-material decomposition analysisによる仮想非造影画像として取り除き，結石を検出することができる。

尿路結石の臨床的背景

疫学[1)]

わが国における尿路結石の生涯罹患率は男性で15.1％，女性で6.8％といわれ，男性に2.4倍多くみられる頻度の高い疾患であり，生活の欧米化により増加している[2)]。上部尿路すなわち腎・尿管結石と，下部尿路すなわち膀胱・尿道結石があるが，発生部位は下部尿路から上部尿路へと移り，全体の約96％が上部尿路結石といわれている。

上部尿路結石の好発年齢は30 ～ 50歳代で，男性は40歳代に，女性は50 ～ 60歳代にピークがある。日本泌尿器科学会による10年ごとの疫学調査によると，1965年では初回発作のピークは男性で20 ～ 49歳であったが，2015年では40 ～ 69歳に，女性では1965年に20 ～ 29歳であったものが2015年には50 ～ 79歳となっており，初回発作の高齢化が進んでいる[3)]。また初回結石発作は1965年では10万人当たり男性で63.8人/年，女性で24.3人/年であったものが，2015年では191.9人/年，86.9人/年と増加した。年齢構成による補正後でも，1965年と比べ男性で1.9倍，女性で2.1倍となっている。年代別でみると50歳以上で増加傾向にある一方で，50歳未満ではやや減少傾向であり，尿路結石の既往がない高齢者に突然発作が起きる事例が増えているといえる[3)]。

下部尿路結石は尿路結石全体の4％と頻度は低く，初発・再発も含めた頻度は，2015年調査では10万人当たり男性は20.1人/年，女性は4.4人/年である[4)]。これらの数値は1965年より増加しているが，年齢構成補正後では男性は横ばい，女性で1.8倍となっている。しかし60歳以上に限ると，男女とも1965年と比較して明らかに増加し，男性で1.2倍，女性で3.3倍となっている。この傾向は近年も続いており，80歳以上の群では2005年と比較して，2015年は男性で1.4倍，女性で1.1倍となっている[4)]。

このように尿路結石症は，既往のない高齢者も含めすべての年代の血尿あるいは腎仙痛(renal colic)をきたした患者において，あるいは偶発所見として意識すべき疾患である。

臨床症状

典型的には夜間早朝に突然発症する，激しい側腹部痛と腰背部痛は“腎仙痛”とよばれ，尿管結石の代表的な症状である。悪心・嘔吐や腹部膨満など消化器症状を伴うことも多く，急性腹症として消化管疾患を疑われることも多い。結石が尿路を下降するに従い，下腹部や外性器，大腿部への放散痛，尿意切迫や頻尿，残尿感などの膀胱刺激症状へと変化する。腎結石は，閉塞がなければ無症状あるいは鈍痛程度であることが多い。

結石の化学組成(図1)

結石の化学組成には，ヒドロキシアパタイトやシュウ酸結石のようなカルシウム結石と，感染結石(Struvite結石)，尿酸結石，シスチン結石などがある。また薬剤性としてadenosineやsilica，ephedrine，さらにカリウム保持性利尿薬であるtriamtereneや，HIV感染/AIDS治療薬であるプロテアーゼ阻害剤indinavirなどは，尿中で結晶化して結石を生成することがあるが，頻度はまれである。

上部尿路ではカルシウム結石が男女とも90%近くに達する[3)]。2005年には男女ともカルシウム結石が90%を超えていたが，2015年の調査ではカルシウム結石，Struvite結石，尿

図1 さまざまな種類の尿路結石

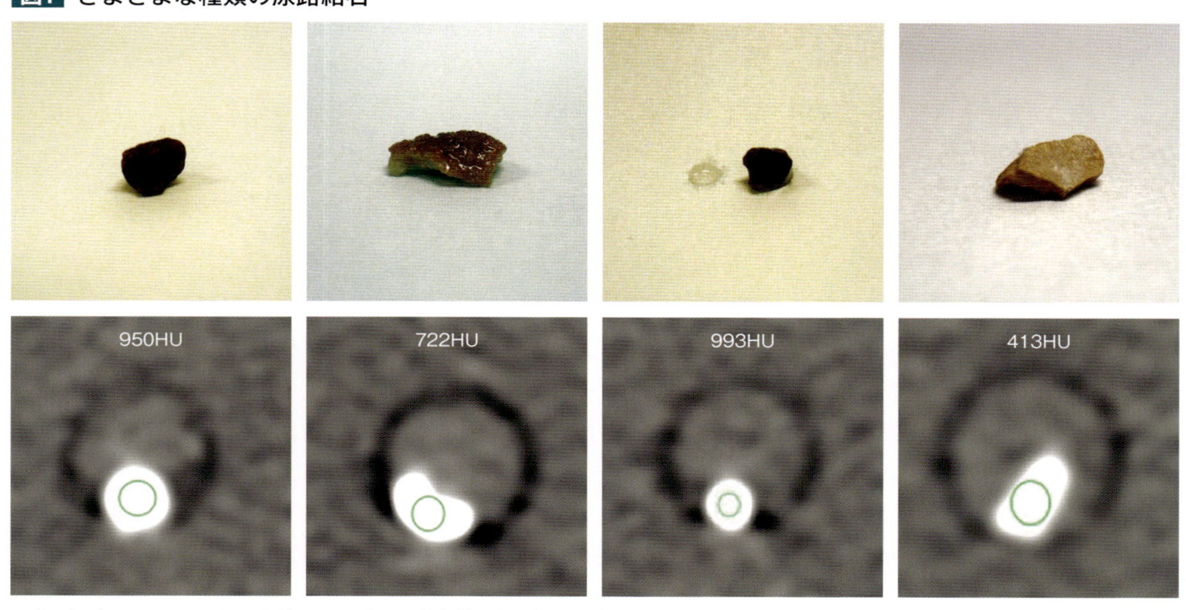

a	b	c	d
e	f	g	h

a，e：シュウ酸カルシウム1水和物，b，f：カーボネートアパタイト，c，g：リン酸水素カルシウム，d，h：尿酸。石灰化結石であるシュウ酸カルシウム1水和物，カーボネートアパタイト，リン酸水素カルシウムは尿酸結石よりも高いCT値を示すが，CT値のみでの鑑別は困難である。

酸結石，シスチン結石のいずれにもあてはまらないそのほかの結石の頻度が上昇している。尿路感染と関連するStruvite結石は，衛生環境の大きな改善により1965年の調査からは減少が続き，2015年の調査では男性上部尿路結石のわずか0.7％となっている。女性では1965年では23.3％を占めていたが，2015年には3.6％と激減している。

欧米では上部尿路結石の10％弱といわれる尿酸結石は，食生活の欧米化により増加が予想されてきた。しかしながら1965年にはわが国男性の上部尿路結石の4.6％，女性の1.4％であった尿酸結石は，2015年でも男性の3.4％，女性の1.2％に留まる。尿路結石は増加しているため尿酸結石の実数は増加傾向であるが，比率の増加はみられていない[3,5]。また高尿酸尿症は肥満で多く，その程度が増すと頻度も増加する。しかし高尿酸尿症は尿酸結石のみならずカルシウム結石の危険因子でもあるため，高尿酸尿症・血症患者での結石が直ちに尿酸結石とはいえない。

下部尿路結石の性状は上部尿路と異なり，経時的変化も異なった傾向を示す。2005年の調査ではカルシウム結石が男性の下部尿路結石の72％，女性の43.8％であったが，2015年には男性の62％，女性の27.1％と減少してきている。女性で最も頻度の高い下部尿路結石は感染結石であるが，これは女性では1965年の39.8％を占めていたものが，2005年では下部尿路結石全体の49.2％，2015年では61.4％と全体での比率が増加傾向にある。一方，男性では1965年の調査以来これまで減少傾向で，1965年の26.2％から2005年では10.1％となっていた。ところが2015年調査ではカルシウム結石の比率が減少したことに対応し，やや増加して14.3％となっている[4]。

結石の治療法や再発予防法は，結石の化学組成に影響される。上部か下部尿路結石か，性別や年齢で傾向が異なるため，化学組成の鑑別は臨床的に大きな意味をもつ。

治療総論

疼痛対応としてNSAIDsが用いられる。欧米ではmedical expulsive therapy（MET）として，自然排石を期待できる大きさの尿管結石を，薬剤により自然排石を促進するという考えが広がってきた。カルシウム拮抗剤やα_1ブロッカーなど，尿管拡張作用を有する薬剤が排石促進薬として報告されているが，わが国での保険適用はない[6]。

また欧米でもRCTでMETに否定的な結果も報告されてきており[7]，METに対する考えはわが国では広く一般的であるとは言い難い。

1カ月以内に自然排石されないもの，疼痛管理ができない場合，さまざまな積極的治療が行われる[2]。積極的治療として内視鏡による体内式結石破砕術である経尿道的結石破砕術（transurethral lithotripsy：TUL）や，経皮的結石破砕術（percutaneous nephron-uretero lithotripsy：PNL），さらに体外衝撃波砕石術（extracorporeal shock wave lithotripsy：ESWL）の導入により，尿路結石の治療戦略は大きく変化してきた。特にESWLは上部尿路結石の治療の中心となり，2005年の調査では治療介入の91％がESWLによるものであった。ESWLは一部のサンゴ状腎結石や膀胱結石を除くすべての結石の第一選択となるが，シスチン結石やシュウ酸カルシウム結石など，ESWLでは十分に破砕されにくい結石や，ESWLの繰り返しによる腎機能への悪影響が認識されるに至り，TULなどの内視鏡手術への切り替えや併用の必要性が認識されてきた。

2015年の調査では，上部尿路結石の治療介入に占めるESWLの割合は6割に減じ，PNLやTULが4割と増加し，ESWLに偏重した治療選択が変化してきた[3)]。

治療各論での留意点

▶保存的治療

自然排石の可能性で最も重要な因子は大きさであり，小さなものほど自然排石されやすい[8)]。また尿管でも遠位であるものほど自然排石されやすいといわれている[9)]。

▶ESWL

体外で発生させた衝撃波により人体内の結石を破砕するものであり，多くは無麻酔・外来治療が可能であるため，広く普及している。大きな結石，複数の結石，さらに結石と皮膚からの距離が大きくなる肥満患者などで完全排石率が下がる[10)]。

腎内の存在部位によっても完全排石率は異なり，腎盂結石の完全排石率は高いが，下腎杯結石は，解剖学的な位置から完全排石されにくい。腎盂と腎杯の角度や腎杯の長さにも影響される[2)]（**図2**）。

また結石の濃度が高いほど完全排石率が低いといわれ，腎尿管膀胱単純撮影（kidney, ureter and bladder：KUB）の時代には第12肋骨と比べてこれより濃度が高いと排石率が低下するとの報告がある[11)]。

なお，『尿路結石症診療ガイドライン』において，ESWLの絶対的禁忌は妊娠中の患者とされ，出血傾向を有する患者や抗血栓療法中の患者，動脈瘤を有する患者ではESWLを第一選択とすべきでないと推奨されている[2)]。

図2 さまざまな腎盂・腎杯の形態

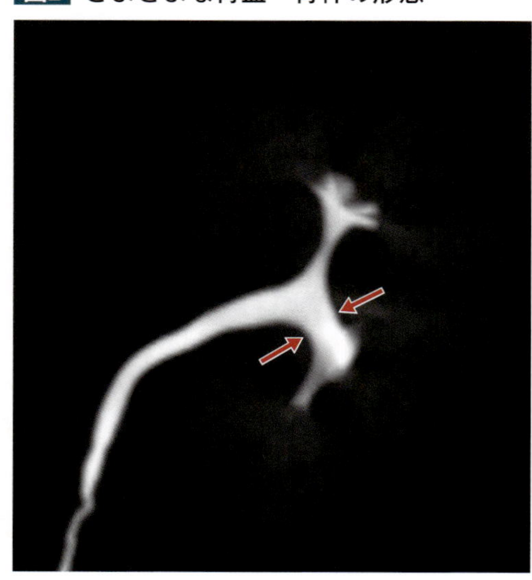

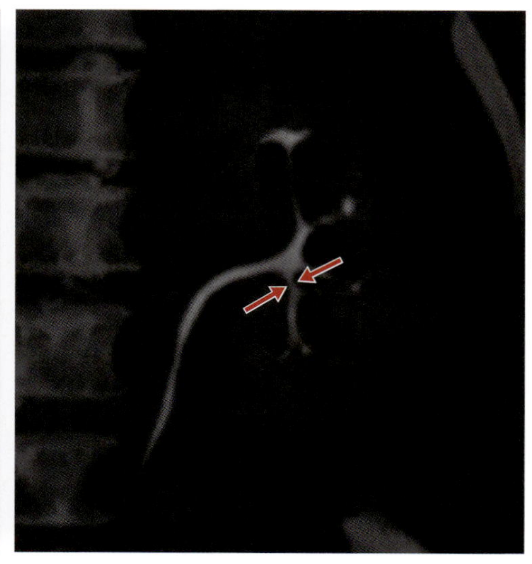

a｜b　aのような形態ではESWL後に排石されやすい。しかし，bのように腎盂と腎杯頸部の角度が急峻である，下腎杯が長い（10mm以上），腎杯頸部が狭い（5mm未満）場合などでは（↑），ESWLでも腎結石の完全排石が悪くなるため，治療前に腎盂・腎杯の形態の把握は重要である。

▶TUL

経尿道的に半硬性尿管鏡，軟性腎盂尿管鏡を挿入して，レーザー破砕装置などにより結石を破砕する。尿管鏡挿入という侵襲から尿管損傷のリスクがあり，手技の熟練を要するが，尿管鏡の細径化と内視鏡周辺機器の進歩により，より安全で有効な治療手段として進化してきている。重篤な合併症は減少し，ESWLよりは完全排石率は高いとされる[2)]。

▶PNL

20mmを超えるような大きな結石やサンゴ状結石の粉砕治療と，腎盂尿管移行部狭窄，尿管狭窄合併症例で第一選択となる[2)]。適切な腎瘻を作成することが治療成功に最も重要であり，治療前計画が重要である。

治療方針アルゴリズム

『尿路結石症診療ガイドライン』の腎結石，尿管結石に対する治療方針アルゴリズムは以下のとおりである[2)]。

▶尿管結石

10mm未満の結石は自然排石が期待されるが，積極的治療の対象となるような結石では，長径10mm未満の上部尿管結石はESWL，長径10mm以上の下部尿管結石はTULを選択し，それ以外はTULまたはESWLとしている。

▶腎結石

10mm未満のものはESWL単独治療が可能で，20mm以上のものはESWLやTULの単独治療では完全排石が困難なため，PNLを推奨している。

10～20mmでは，結石の部位と解剖学的状態により異なる。下腎杯では腎盂と腎杯頸部の角度が急峻な場合や，下腎杯が10mm以上と長い場合，腎杯頸部が5mm未満で狭い例ではPNLや軟性腎盂尿管鏡によるTULを推奨し，これらの条件のない場合はESWLも適応できるとしている。

上・中腎杯や腎盂結石はESWL，PNL，TULいずれも適応可能だが，15mm以上の結石のTULではESWLやPNLを併用するとしている。

▶サンゴ状結石（図3）

1つ以上の腎杯と腎盂に連続する結石を“サンゴ状結石”とよび，無治療では腎機能低下をきたすため積極的な治療が求められる。PNLが第一選択とされるが，比較的小さく，CT値が900HU以下と低いものはESWLの選択も可能としている。腎機能の残存や水腎症の程度も治療法選択に重要である。

サンゴ状結石の合併症として，黄色肉芽腫性腎盂腎炎がある（**図4**）。これは脂肪を貪食したマクロファージの集簇を特徴とするまれな慢性炎症性疾患で，腎実質の破壊を伴う。典型的にはサンゴ状結石が腎盂内中央部にみられ，拡張した腎杯を伴い“bear paw sign”とよばれる[12)]。また，腎を大きく占拠する石灰化として，腎結核における漆喰腎がある（**図5**）。これは尿路ではなく腎実質の石灰化である[12)]。

図3 サンゴ状結石

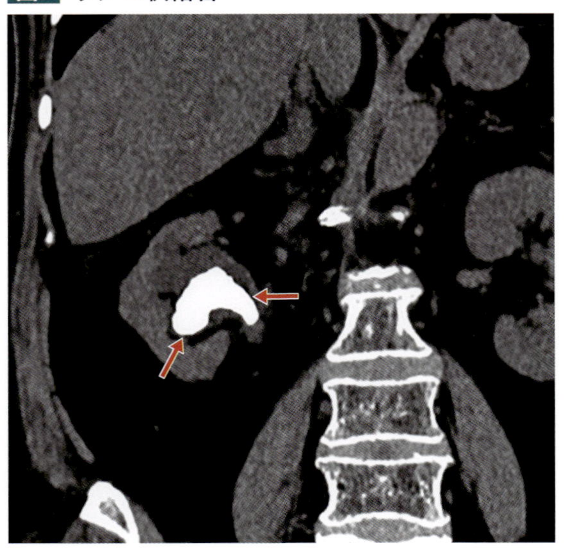

70歳代，女性。
1つ以上の腎杯と腎盂に連続する結石である（↑）。

図4 黄色肉芽腫性腎盂腎炎

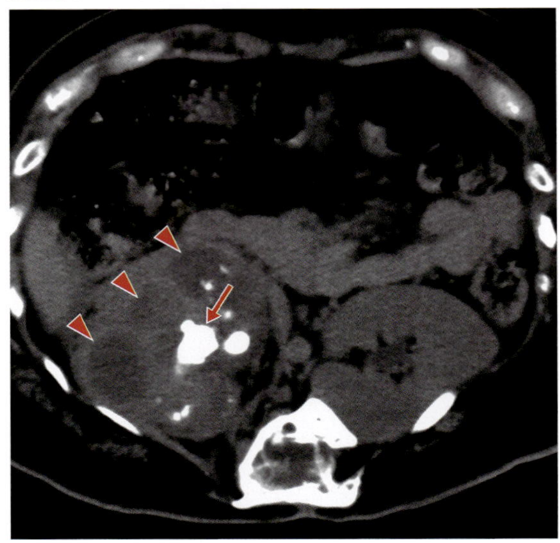

40歳代，女性。
サンゴ状結石（↑）の周囲に拡張の制限された腎盂と，低吸収物質（▲）により充満し拡張した腎杯がみられる。

図5 腎結核による漆喰腎

80歳代，男性。
一見サンゴ状結石と類似するが，廃絶した腎実質の石灰化（↑）である。

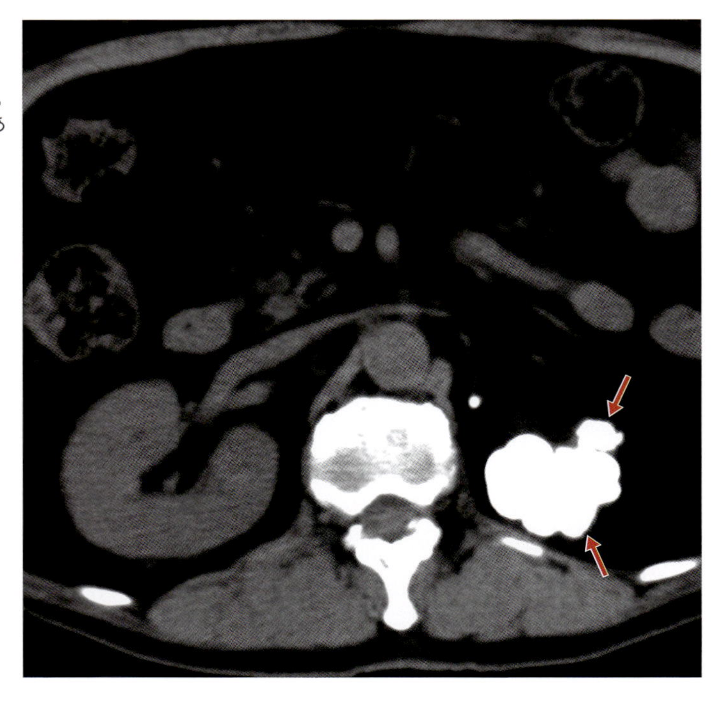

Single-energy CTでできること

結石の検出，鑑別に加えて，治療効果予測や再発防止に必要な結石の性状判断，全身状態の確認がある。Single-energy CT(SECT)では，解剖学的情報や形態，CT値の情報を得ることができ，これらをいかに低侵襲に得るかが重要である。

存在診断

一般的な腹部CTの被ばく線量は5～6mSvといわれ，2015年に発表されたわが国の診断参考レベルでは，上腹部～骨盤の1相CTはCTDIvol＝20mGy，DLP＝1000mGy・cmと報告された[13]。これは一般的な体格では15mSv程度に相当する。高吸収で高コントラストである尿路結石は，低線量撮影でも十分検出可能であり100mAsと30mAsとの撮像の検出能が同等であった[14]，腹部単純写真相当の被ばく線量でも良好な検出能であったなどの報告がある[15](**図6**)。

早くからCTによる尿路結石検出を進めてきた米国においても，尿路結石検出に際して低線量プロトコル検査はわずか8%しか行われておらず，平均的体格の違いはあるものの被ばく線量の中央値は11mSvで0.34～73mSvと非常に個人や施設での差が大きかったとの報告がある[16]。わが国の専門医会の調査でも，尿路結石を疑う場合のCTの適応は広く認知され普及しているものの，低線量プロトコルではなく通常の腹部プロトコルが適応されている場合がほとんどと考えられている。

逐次近似(応用)画像再構成法は，従来のフィルタ補正逆投影法画像に比較して低線量でもノイズの少ない画像が得られ[17](**図7**)，最近はディープラーニングによる画像再構成によりさらなる画質改善と被ばくの低下が報告されている[18]。また連続スペクトラムを発生

図6 右尿管結石

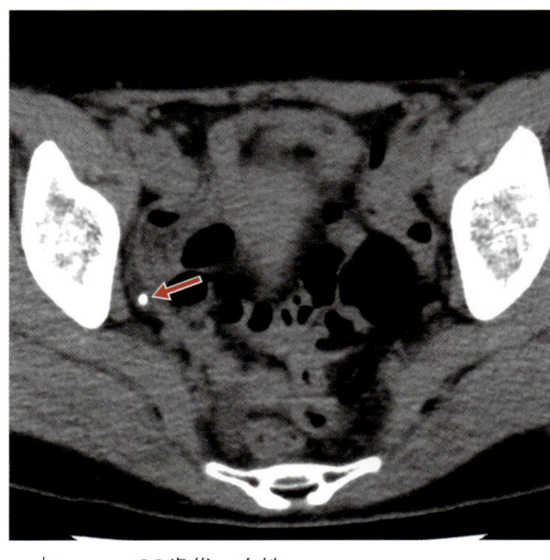
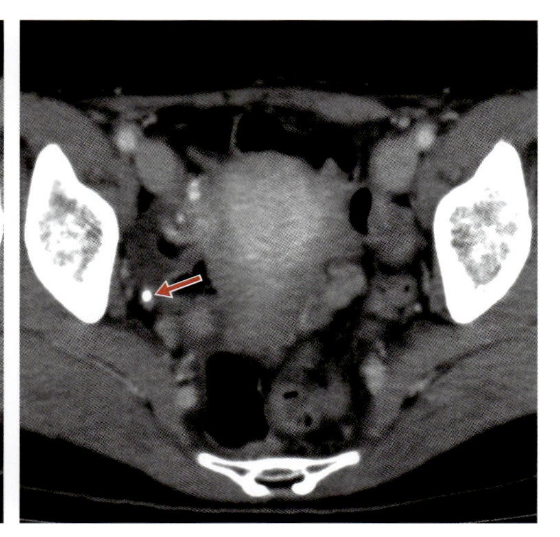

a | b 20歳代，女性。
a：結石スクリーニングとして撮像された低被ばく(CTDIvol＝6.0mGy)非造影CT。
b：炎症性病変を疑い追加された通常線量(CTDIvol＝12.0mGy)の造影CT。
いずれも明瞭に右尿管結石(↑)を検出している。

図7 逐次近似画像再構成法の強度によるノイズと画質の変化

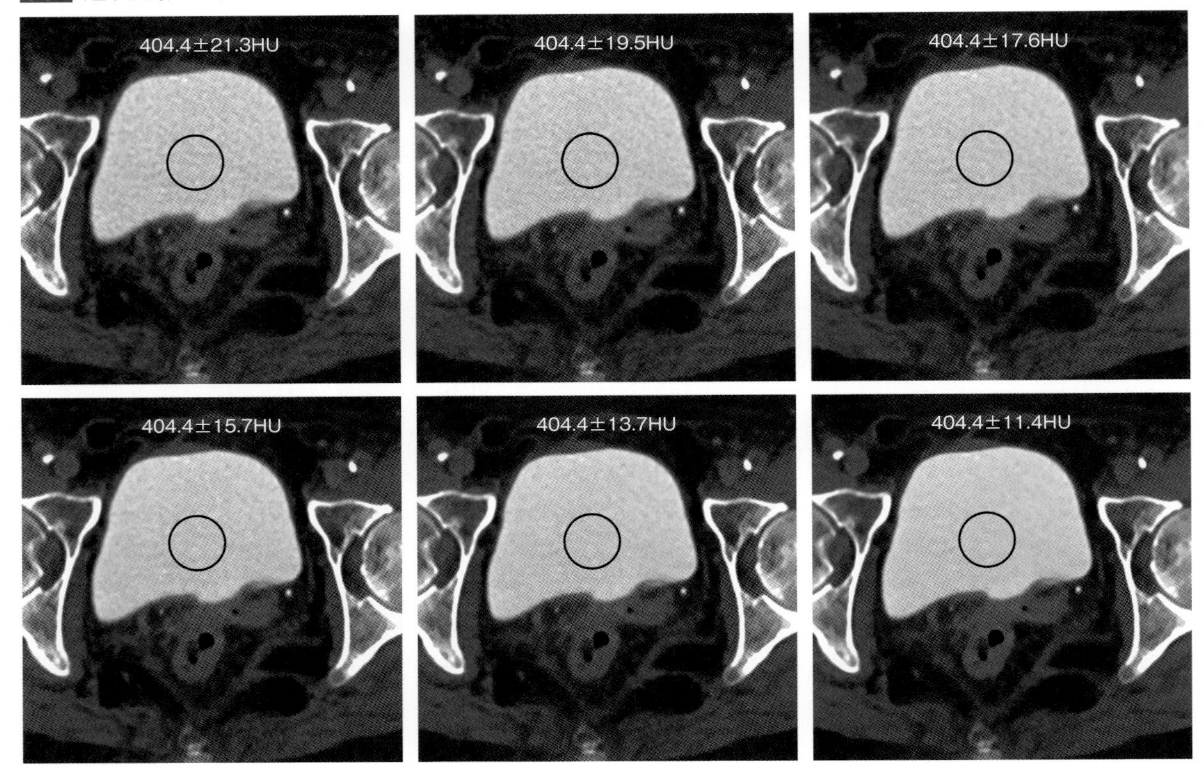

a：FBP，b〜f：逐次近似画像再構成法。
aと比較して，b〜fではCT値の変化はないがノイズの低下がみられる。逐次近似画像再構成法の強度を強めることにより（bからfへ）ノイズは低下するが，画像の質感にも変化が生じる。

するX線管球に，画像作成に寄与しない低エネルギー成分を除去する錫（Sn）フィルタを加えることで，さらに被ばくが低減できるとの報告もある[19]（**図8**）。このように，低線量プロトコルを意識しない高画質かつ低被ばく撮像法の普及が期待されている。

形態診断

大きさ，特に長径と自然排石率には大きな関係がある。尿管結石の自然排石率は5mm未満で68％，5〜10mmで47％と報告されている[20]。5mmスライス厚のヘリカルCTを用いた検討では，長径1mmで87％，2〜4mmで76％，5〜7mmで60％，7〜9mmで48％，9mm以上で25％と報告され[9]，多断面再構成による正確な結石の大きさが重要である。

また機械学習による三次元texture解析を用いた結石形状評価が，体格やCT値などの因子より正確にESWLの成功率を予想したとの報告があり[21]，これらの新たな技術の応用により詳細な情報が得られる可能性がある。

図8 スクリーニングCT

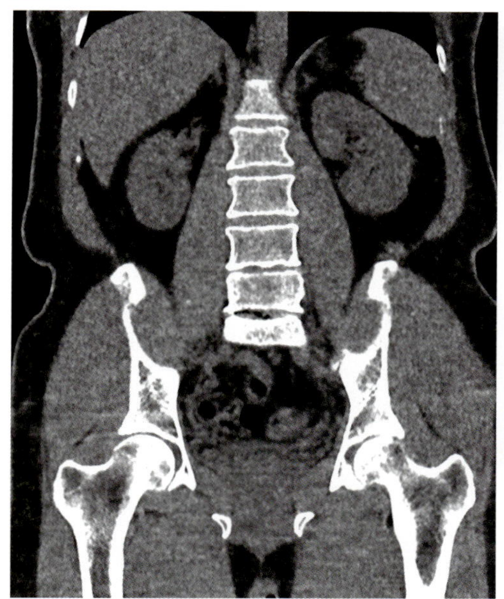

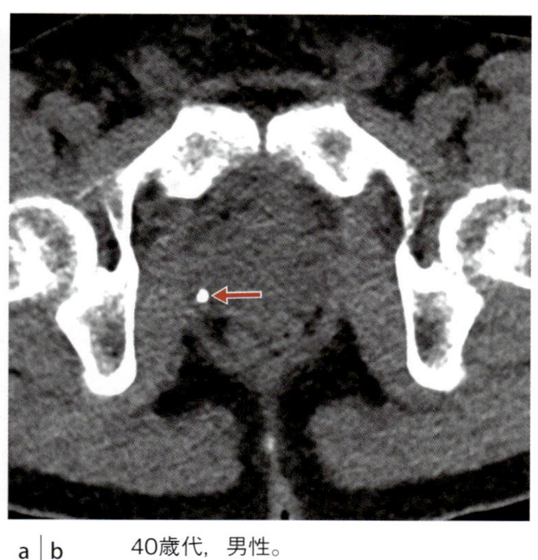

a | b　40歳代，男性。
低エネルギー成分を除去する錫(Sn)フィルタを用いたCTDIvol＝0.5mGyという超低被ばくCT撮像。尿路結石を検出するには十分な画質であり，骨盤内の静脈結石も明瞭に描出されている(↑)。

存在部位(図9)

尿路結石の部位は，腎実質内であるR1，腎盂・腎杯のR2，腎盂尿管移行部のR3，腎盂尿管移行部～腸骨稜上縁までの上部尿管のU1，腸骨に重なる中部尿管のU2，腸骨に重ならない遠位尿管～尿管膀胱移行部までの下部尿管のU3に分けられる。生理的尿管狭窄部位との関係も重要であり，腎盂尿管移行部，腸骨動脈交差部，尿管膀胱移行部との関係も記載する[22]。近位尿管に結石がある場合48%，中部75%，尿管膀胱移行部で79%と，部位による自然排石率の違いも報告されている[9]。

また，ESWLの治療効果は体格が大きいと排石率が低く，body mass index(BMI)や，体表から結石までの距離(skin to stone distance：SD)も重要な指標となる[10]。

随伴所見・尿路形態評価

結石が嵌頓すると結石周囲の尿管壁が浮腫状に肥厚する。"tissue rim sign"とよばれ(**図10**)，水腎症と併せて存在すると自然排石率が低下するサインである[23]。

ESWLなど切石・破砕術においても，完全排石の困難さも重要な評価項目である。腎杯頸部の幅が狭い，長さが長い，腎盂となす角度が急峻である，などの形態は，下腎杯において排石の困難さの指標となるともいわれているが，一定のコンセンサスを得られているとは言い難い[2]。PULにおいてどのような腎瘻を作成するか，結石へのアプローチ法の計画に尿路の形態評価も重要である。重複腎盂･尿管なども含め，造影排泄相を用いるCT urographyによる解剖評価も重要である[24]。排石を妨げる腫瘍も含めた尿管壁肥厚やポリープの存在にも留意する必要がある。

図9 CT urographyによる尿路解剖

70歳代，男性。
R1：腎実質内，R2：腎盂・腎杯，R3：腎盂尿管移行部，U1：腎盂尿管移行部～腸骨稜上縁までの上部尿管，U2：腸骨に重なる中部尿管，U3：腸骨に重ならない遠位尿管～尿管膀胱移行部までの下部尿管，に分けられる。

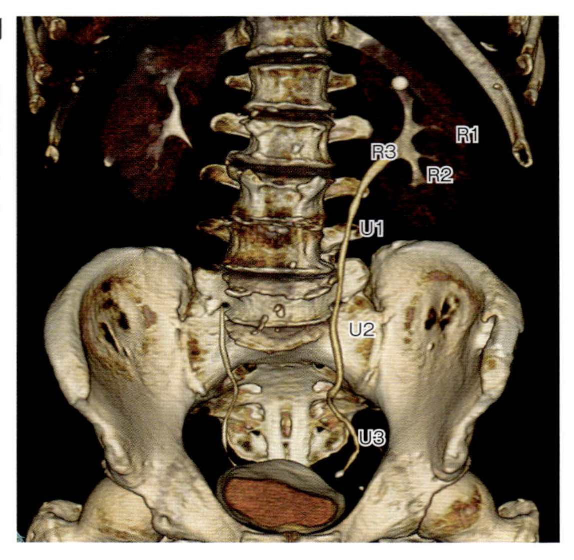

図10 左尿管結石

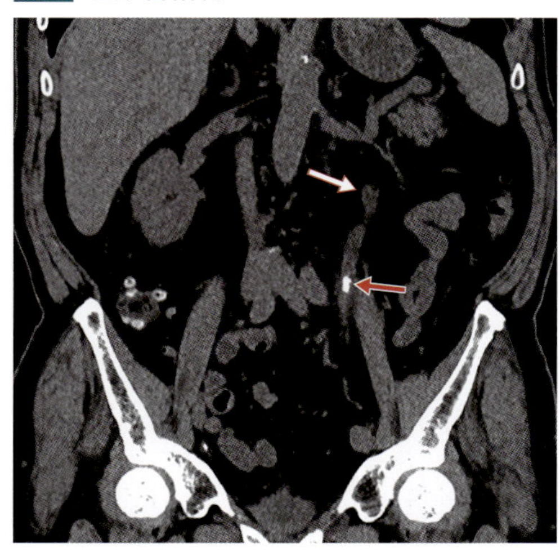

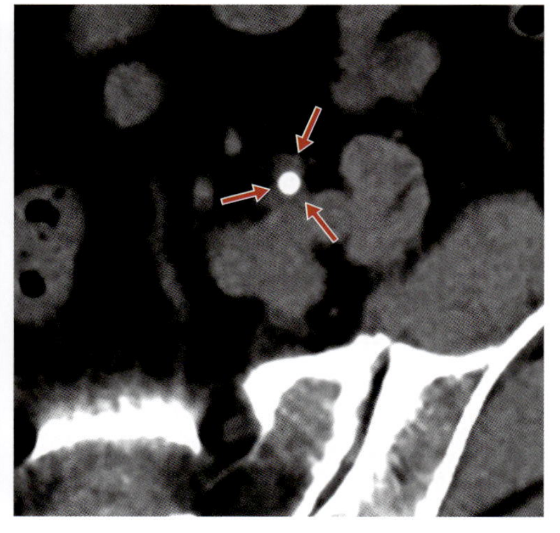

a｜b　70歳代，男性。
a：左尿管の腸骨動脈交差部より頭側に結石（↑）があり，頭側には尿管拡張を伴っている（⇧）。
b：石の周囲では尿管壁が浮腫状に肥厚しておりtissue rim signである（↑）。結石の嵌頓を示唆する所見である。

結石の化学的組成

尿酸結石には内科的な薬物溶解療法の適応があるため，石灰化結石との鑑別が重要である。単純X線写真では見えずX線透過性結石とされるが，CTでは高吸収として認識できる。石灰化結石よりはCT値は小さく，さまざまなCT値によるカットオフや，管電圧によるCT値の違い，さらに体積当たりCT値などの検討が行われたが，十分な鑑別までには至らなかった[25,26]（**図1**）。

CTでも高吸収とならない結石としてHIV感染/AIDS治療薬であるプロテアーゼ阻害薬のIndinavir結石があり，非造影CTでの検出は困難である[27]。逆にSECTによるCT urographyにおいて陰影欠損が認識された場合，投薬歴からIndinavir結石を疑うことは可能であろう。

ESWLの破砕治療効果予測として，平均CT値が高い結石ほど完全排石率が低いといわれ，およその目安としてCT値1000HUがいわれている[2]。

Dual-energy CTでできること

結石の弁別がDual-energy CT（DECT）の2-material decomposition法によりどこまで可能となるか，さらにDECT画像を得るにあたって，撮像法や機種による違い，線量の影響がどこまであるのかをまとめたい。またDECTのほかの応用である仮想単色X線画像の可能性についても述べたい。

尿酸結石の鑑別（図11～13）

尿酸結石は高エネルギーと低エネルギー撮像におけるCT値の違いが小さいが，石灰化結石は低エネルギー撮像でCT値がより大きくなる。2-material decomposition法でCT値の変化率の閾値を定めることで，尿酸結石と石灰化結石とを弁別できる[28]。DECTの臨床応用は尿酸結石の鑑別に始まり，現在最も臨床応用されている物質弁別といえる。

図11 2-material decomposition法による結石の弁別

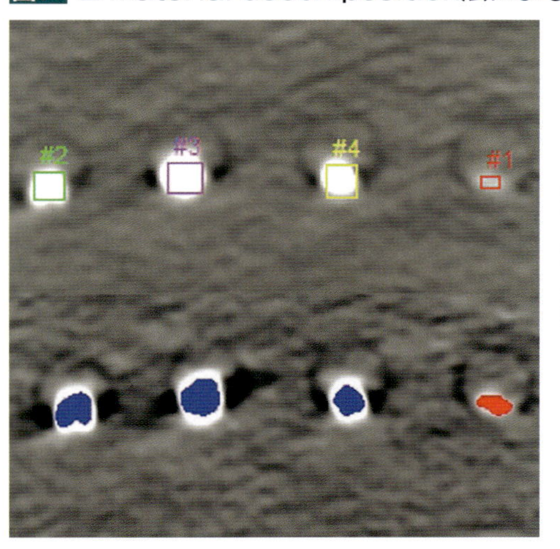

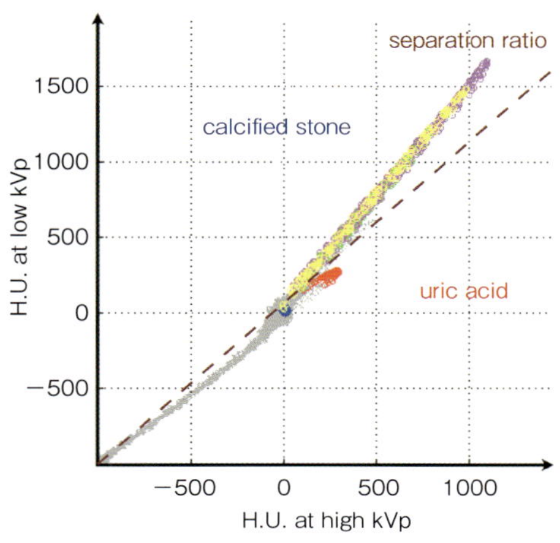

a｜b

a：上段右上の結石#1は尿酸結石，ほかの#2はシュウ酸カルシウム1水和物，#3はカーボネートアパタイト，#4はリン酸水素カルシウム結石で石灰化結石である。これらの物質の低エネルギーおよび高エネルギー撮像におけるCT値をプロットしたものがbのグラフである。

b：石灰化結石は同一のライン上に収束する一方，尿酸結石は別のライン上に収束している。この収束するラインの傾きは低エネルギー撮像と高エネルギー撮像とのCT値の変化率を示している。尿酸結石と石灰化結石とは異なる傾きであるため，この間を分離する傾きの閾値を定めることでaの下段に示すように石灰化結石（青色）と尿酸結石（赤色）とに弁別することができる。

現在の臨床機においては，異なる管電圧の2管球CTによるDual-source CT[29]，管球側で高速に管電圧を切り替えるRapid kV switching DECT[30]，2層式検出器を用いるspectral detector CT[31]があり，さらにphoton-counting detector CT[32]の研究が進んでいる。いずれのDECTにおいても良好な尿酸結石の弁別が報告されている。

図12 尿酸結石

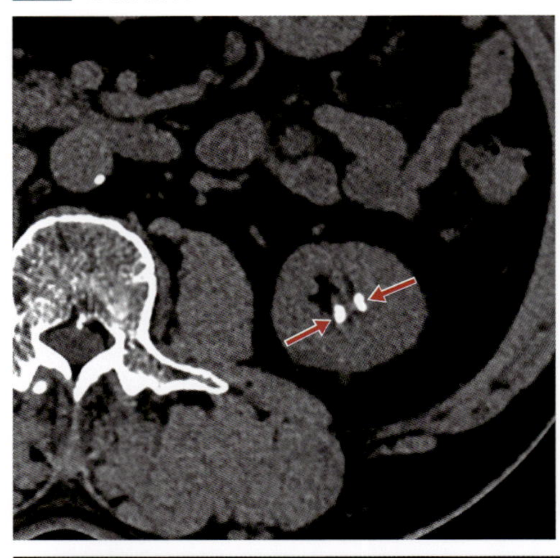

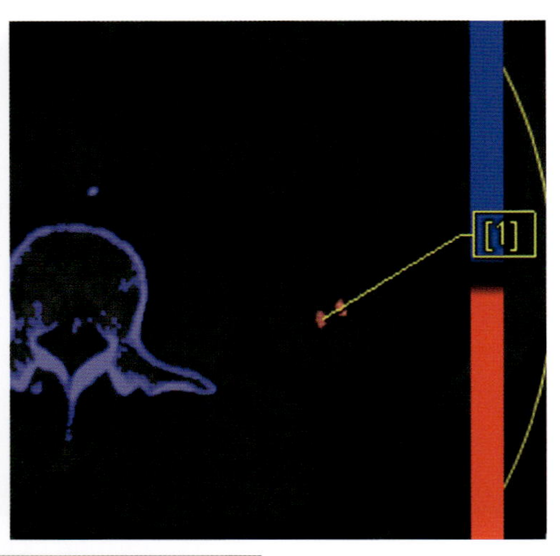

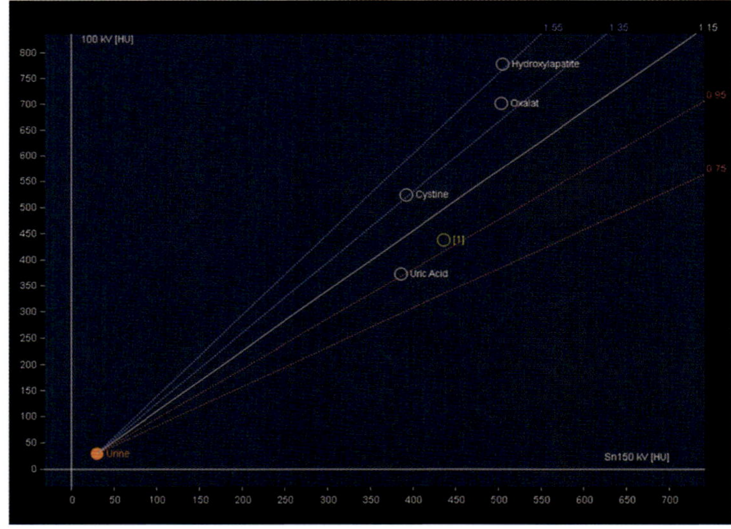

a｜b
c

50歳代，男性。
左腎下極に認める結石（aの↑）は2-material decomposition analysisによる結石解析により尿酸結石と診断される。

図13 石灰化結石

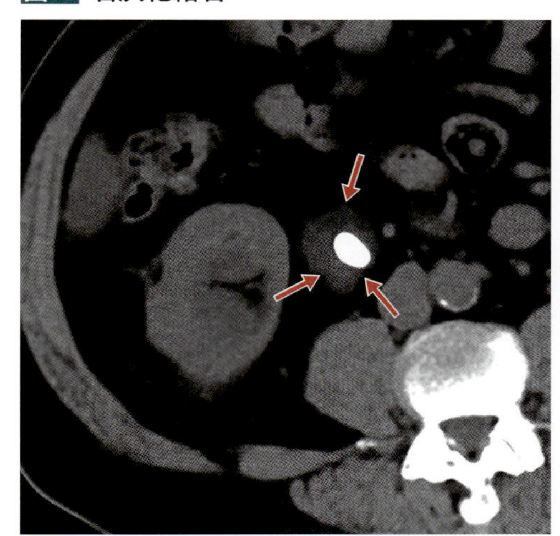

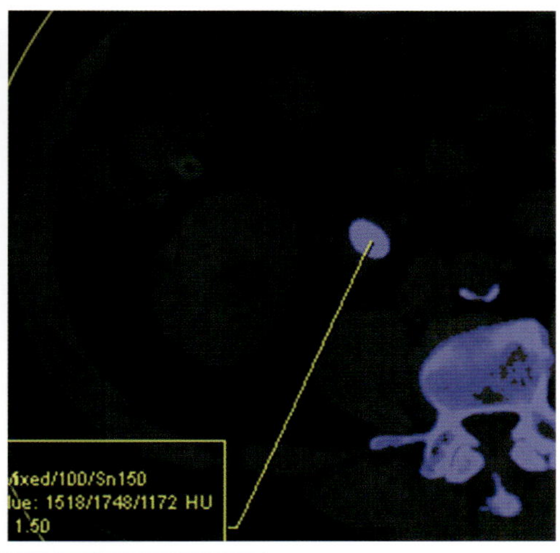

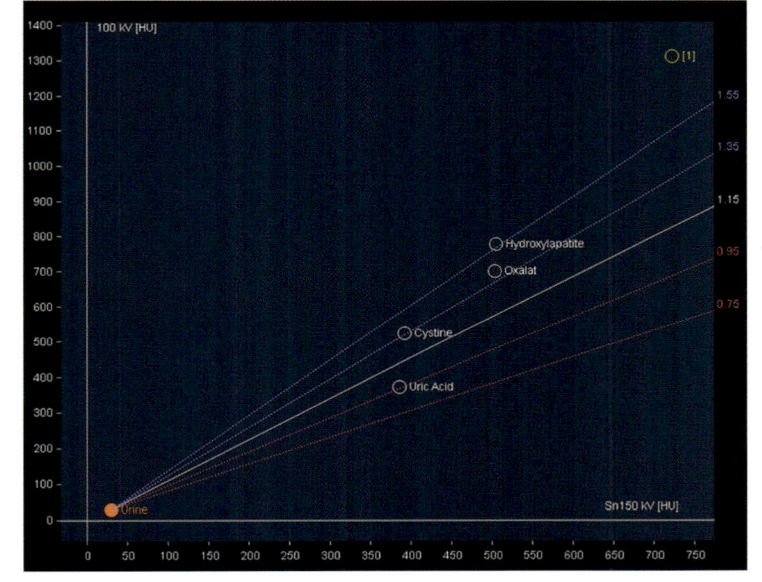

a | b / c

50歳代，男性。
a：右上部尿管に結石が嵌頓し周囲に浮腫を伴っている(↑)。tissue rim sign陽性の結石である。
b：2-material decomposition analysisによる結石解析により石灰化結石と診断される。また石灰化結石のなかでもシスチン結石，シュウ酸カルシウム結石，リン酸カルシウム結石・アパタイトとは異なる分布を示し，ある程度の鑑別が期待される。
c：本症例はリン酸カルシウム結石・アパタイトが疑われる分布である。

石灰化結石の鑑別

石灰化結石のなかでもシュウ酸カルシウムは特に固く，ESWL治療に抵抗性なことがある。SECTではCT値1000HUをESWL治療抵抗性の目安としているが，最近のエネルギー分離精度の高まった機器では，シュウ酸カルシウム結石とリン酸カルシウム結石の鑑別も試みられ[33]，尿沈渣や尿pHよりも鑑別能が高いとの報告もある(**図13c**)。ただし，これら尿酸結石以外の鑑別は第三世代Dual-source CTによるものがほとんどで，機種や撮像法によらず安定して鑑別ができるのか，今後の検討が待たれる。

Indinavir結石の鑑別

CTでも高吸収とならないためCT urographyの陰影欠損としてしか認識できないが，$C_{36}H_{47}N_5O_4$という化学式からシミュレーションすると，脂質と類似したCT値の挙動が考えられる。従って，仮想単色X線画像により低エネルギー画像を作成することにより，水より低吸収の構造として認識できる可能性がある（**図14**）。

低線量の可能性

DECTによる物質弁別はノイズの影響を受けるため，極端な低線量プロトコルとはし難い。また体格の大きな患者でも精度が落ちるおそれがある。しかし線量を抑えたDECTでも，低線量ヘリカルCTと同程度のノイズで結石の弁別もできたとの報告があり[34]，また104.0 ± 12.7kgと体格が大きな患者群での検討においても，臨床上重要な大きさの結石は弁別できたとの報告がある[30]。低線量DECTは最小限の被ばくで結石の検出から化学成分の鑑別までを一期的に行うone-stop shopとなりうる可能性がある。

補助的な役割

尿管結石の患者では，治療の過程で落石による嵌頓による水腎症を防ぐために，尿管ステントが留置されることがある。このステントはCTで高吸収であり，尿管結石そのものの検出を妨げ，排石の経過観察に支障をきたすことがある。DECTを用いると，ステントと石灰化結石とを弁別できることがあり，結石の検出や経過観察に有用なことがある（**図15**）。

治療計画支援システムとして

結石の弁別におけるワークステーションの進歩は著しく，結石の候補をワンクリックすると，結石の性状判断，体積，大きさなどを自動的に計算することも可能となっている（**図16**）。

図14 Indinavir結石のさまざまなエネルギーにおけるCT値のシミュレーション

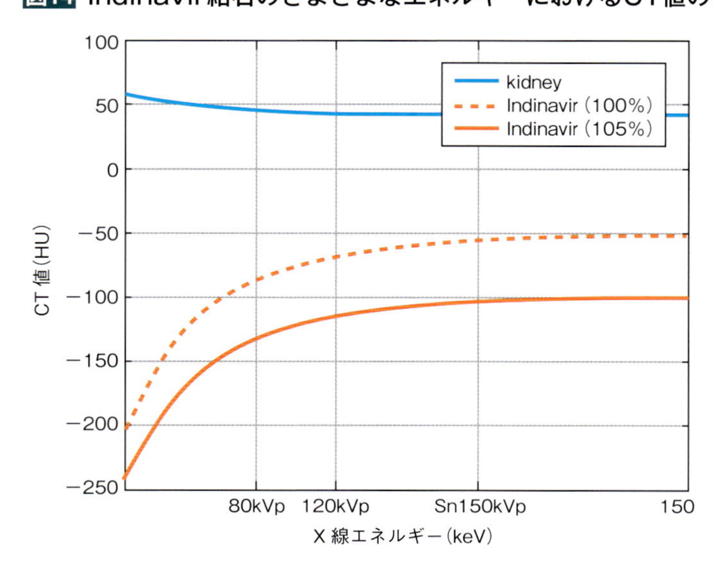

$C_{36}H_{47}N_5O_4$という化学式からシミュレーションしたCT値の挙動。脂質と同様に低エネルギーにすることでよりマイナスのCT値を示すことから，仮想単色X線画像の低エネルギー画像で，水より低吸収の構造として認識できると示唆される（シーメンスヘルスケア 伊藤俊英氏のご厚意による）。

図15 腎サンゴ状結石に対するESWL後

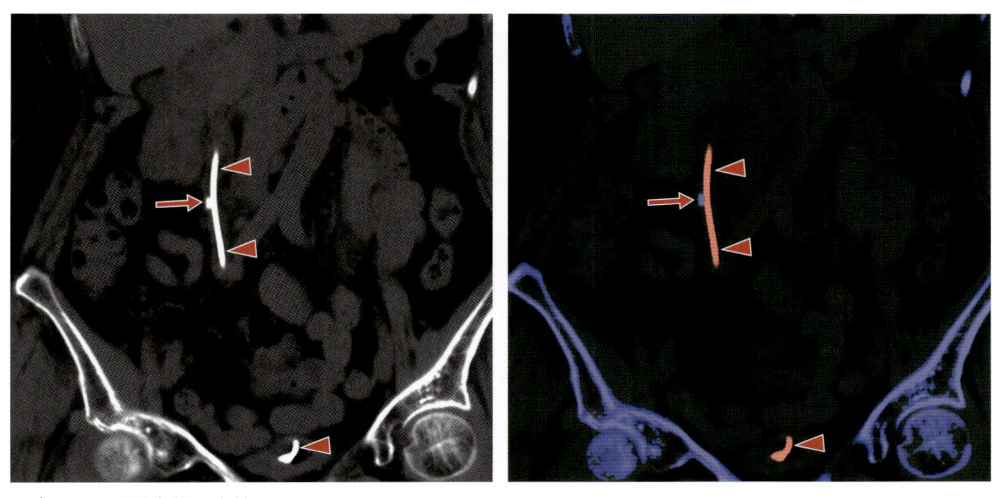

a｜b　70歳代，女性。
破砕された結石が尿管まで落石しているが高吸収の尿管カテーテルと尿管に留まる結石とは非造影CT上は区別し難く，尿管に結石が遺残しているか，尿管カテーテルの抜去のタイミングを図る際に見落としてしまうことがある。Dual-energy解析をすると，合成樹脂であるカテーテルは結石とは異なる物質として認識されるため(▲)，尿管の結石認識が容易となる(↑)。

図16 ワークステーション(シーメンス製 Syngo via)における尿路結石解析画面

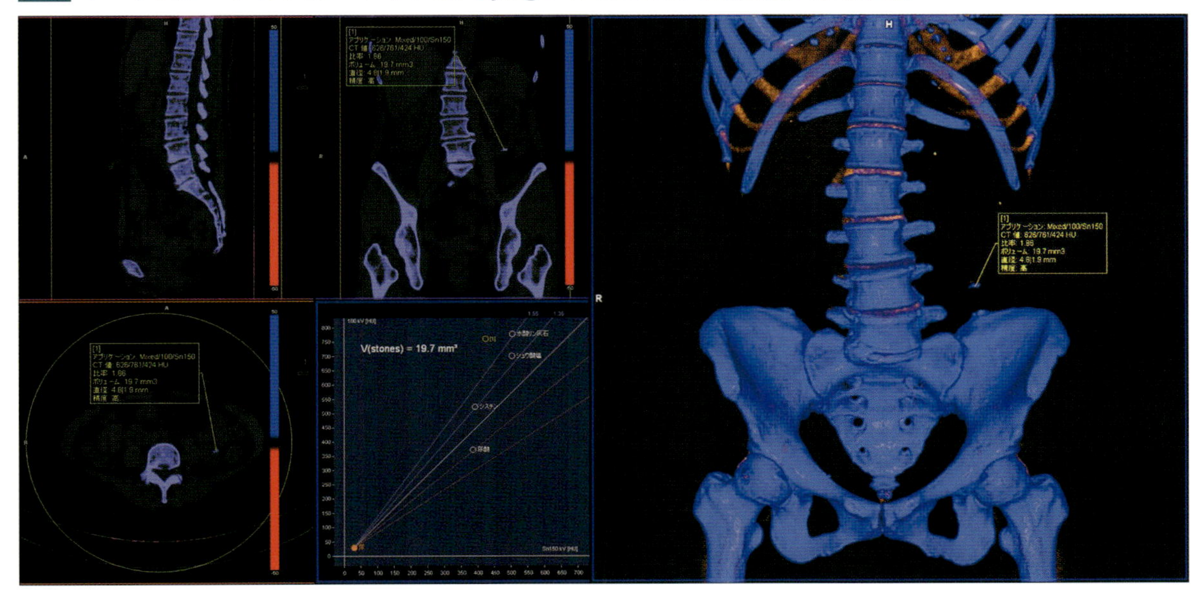

70歳代，女性。
アプリケーションを立ち上げると自動的に尿酸結石を赤色，石灰化を青色に表示する。三次元画像上(画面右)上で結石をクリックすることで，結石の体積，CT値，長径が自動的に算出される。

おわりに

尿路結石は，SECTによる（低線量）非造影CTでも，検出から治療計画に至るまで多くの情報を提供しうるCTの有用性がきわめて高い疾患であり，かつ高い有病率，生涯罹患率から日常臨床で遭遇する機会が多い。DECTはこれらSECTで得られる情報に加えて，治療方針に影響する結石の化学組織性状についての情報を，安定して低被ばくで提供することができ，その有用性，臨床応用の範囲は広い。

◇文献

1）髙橋　哲: 腎・上部尿路疾患のCT・MRI: 腎結石・尿路結石. 臨床画像, 32: 1240-1250, 2016.
2）日本泌尿器科学会, 日本泌尿器内視鏡学会, 日本尿路結石症学会 編: 尿路結石症診療ガイドライン 2013年版. 金原出版, 東京, 2013.
3）Sakamoto S, et al: Chronological changes in the epidemiological characteristics of upper urinary tract urolithiasis in Japan. Int J Urol, 25: 373-378, 2018.
4）Sakamoto S, et al: Chronological changes in epidemiological characteristics of lower urinary tract urolithiasis in Japan. Int J Urol, 26: 96-101, 2019.
5）Pearle MS, et al: Urinary Lithiasis: Etiology, Epidemiology, and Pahtogenesis, Campbell-Walsh Urology 10th Edition, 10th(2), Wein AJ, et al, ed. Elsevier, Philadelphia, 2012, p1257-1286.
6）Skolarikos A, et al: Medical Expulsive Therapy in Urolithiasis: A Review of the Quality of the Current Evidence. Eur Urol Focus, 3: 27-45, 2017.
7）Pickard R, et al: Medical expulsive therapy in adults with ureteric colic: a multicentre, randomised, placebo-controlled trial. Lancet, 386: 341-349, 2015.
8）Preminger GM, et al: 2007 guideline for the management of ureteral calculi. J Urol, 178: 2418-2434, 2007.
9）Coll DM, et al: Relationship of spontaneous passage of ureteral calculi to stone size and location as revealed by unenhanced helical CT. AJR Am J Roentgenol, 178: 101-103, 2002.
10）El-Nahas AR, et al: A prospective multivariate analysis of factors predicting stone disintegration by extracorporeal shock wave lithotripsy: the value of high-resolution noncontrast computed tomography. Eur Urol, 51: 1688-1693; discussion 1693-1684, 2007.
11）el-Gamal O, et al: A simple objective method to assess the radiopacity of urinary calculi and its use to predict extracorporeal shock wave lithotripsy outcomes. J Urol, 182: 343-347, 2009.
12）髙橋　哲ほか: 腹部感染症の画像診断update：腎感染症 画像診断では何に注目すべきか? 画像診断, 38: 46-60, 2017.
13）医療放射線防護連絡協議会ほか: 最新の国内実態調査結果に基づく診断参考レベルの設定. In, 2015.
14）Jin DH, et al: Effect of Reduced Radiation CT Protocols on the Detection of Renal Calculil. Radiology, 255: 100-107, 2010.
15）Kluner C, et al: Does ultra-low-dose CT with a radiation dose equivalent to that of KUB suffice to detect renal and ureteral calculi? J Comput Assist Tomogr, 30: 44-50, 2006.
16）Smith-Bindman R, et al: Computed Tomography Radiation Dose in Patients With Suspected Urolithiasis. JAMA Intern Med, 175: 1413-1416, 2015.
17）Andrabi Y, et al: Radiation Dose Consideration in Kidney Stone CT Examinations: Integration of Iterative Reconstruction Algorithms With Routine Clinical Practice. AJR Am J Roentgenol, 204: 1055-1063, 2015.
18）Akagi M, et al: Deep learning reconstruction improves image quality of abdominal ultra-high-resolution CT. Eur Radiol, 2019 Apr 11. [Epub ahead of print]
19）Mozaffary A, et al: Comparison of Tin Filter-Based Spectral Shaping CT and Low-Dose Protocol for Detection of Urinary Calculi. AJR Am J Roentgenol, 212: 808-814, 2019.
20）Preminger GM, et al: 2007 Guideline for the management of ureteral calculi. Eur Urol, 52: 1610-1631, 2007.
21）Mannil M, et al: Three-Dimensional Texture Analysis with Machine Learning Provides Incremental Predictive Information for Successful Shock Wave Lithotripsy in Patients with Kidney Stones. J Urol, 200: 829-836, 2018.
22）髙橋　哲: 救急画像診断のすべて：内因性疾患 泌尿生殖器 泌尿器 尿路結石症. 臨床放射線, 60: 1802-1808, 2015.
23）Hwang E, et al: Factors that predict spontaneous passage of a small distal ureteral stone <5 mm. J Endourol, 24: 1681-1685, 2010.
24）Van Der Molen AJ, et al: CT urography: definition, indications and techniques. A guideline for clinical practice. Eur Radiol, 18: 4-17, 2008.
25）Bellin MF, et al: Helical CT evaluation of the chemical composition of urinary tract calculi with a discriminant analysis of CT-attenuation values and density. Eur Radiol, 14: 2134-2140, 2004.
26）Motley G, et al: Hounsfield unit density in the determination of urinary stone composition. Urology, 58: 170-173, 2001.
27）Schwartz BF, et al: Imaging characteristics of indinavir calculi. J Urol, 161: 1085-1087, 1999.
28）Graser A, et al: Dual energy CT characterization of urinary calculi: initial in vitro and clinical experience. Invest Radiol, 43: 112-119, 2008.
29）Franken A, et al: *In Vivo* Differentiation of Uric Acid Versus Non-Uric Acid Urinary Calculi With Third-Generation Dual-Source Dual-Energy CT at Reduced Radiation Dose. AJR Am J Roentgenol, 210: 358-363, 2018.
30）Kordbacheh H, et al: Dual-Source Dual-Energy CT in Detection and Characterization of Urinary Stones in Patients With Large Body Habitus: Observations in a Large Cohort. AJR Am J Roentgenol, 212: 796-801, 2019.
31）Grosse Hokamp N, et al: Low-Dose Characterization of Kidney Stones Using Spectral Detector Computed Tomography: An *Ex Vivo* Study. Invest Radiol, 53: 457-462, 2018.
32）Marcus RP, et al: Detection and Characterization of Renal Stones by Using Photon-Counting-based CT. Radiology, 289: 436-442, 2018.
33）Duan X, et al: Characterization of Urinary Stone Composition by Use of Third-Generation Dual-Source Dual-Energy CT With Increased Spectral Separation. AJR Am J Roentgenol, 205: 1203-1207, 2015.
34）Jepperson MA, et al: Dual-energy CT for the evaluation of urinary calculi: image interpretation, pitfalls and stone mimics. Clin Radiol, 68: e707-714, 2013.

8）副腎

永山泰教

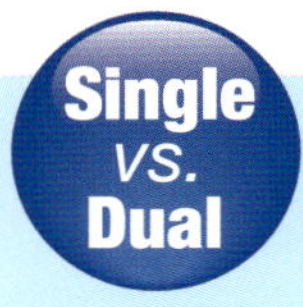

Single-energy CT

- 副腎病変の大きさ，形態，経時的変化から，良・悪性の推測ができる。
- 非造影画像のCT値（≦10HU）でlipid-rich adenomaの診断ができる。
- 副腎dynamic CTで造影剤流出率を求めることにより，腺腫と非腺腫を鑑別できる。

Dual-energy CT

- X線エネルギーに対するCT値変化を評価することで，腺腫の診断能を向上させることができる。
- 造影CTで発見された副腎偶発腫に対し仮想非造影画像を用いることで，医療費の削減やX線被ばくの低減，検査効率の向上を達成できる。
- 物質密度解析により，CT値では表現しえない副腎病変の特徴を抽出することができる。

副腎腫瘍の診断におけるCTの臨床的意義

近年の画像診断の進歩と普及に伴い，さまざまな目的で施行された画像検査で，予期せず副腎腫瘍が発見される機会が増加している。このような病変は副腎偶発腫（adrenal incidentaloma）とよばれている。腹部CTによる偶発腫の発見率は5～8％とされ，高齢になるほどその頻度は増加する[1～5]。

わが国の疫学調査によると，副腎偶発腫の内訳は非機能性腺腫が51％と最も多く，次いでコルチゾール産生腫瘍11.7％，褐色細胞腫8.7％，原発性アルドステロン症4.3％，転移性腫瘍3.8％，副腎皮質癌1.4％と報告されている[6]。このうち内分泌活性を有するホルモン産生腫瘍は，臨床徴候や内分泌検査により診断が比較的容易なのに対して，内分泌的に非活性な腫瘍は鑑別に苦慮することが少なくない。特に担癌患者では，偶発腫の約半数を転移性腫瘍が占めるとの報告もあり[2,4,7,8]，同様に頻度の高い非機能性腺腫との鑑別が問題となる。

CTで日常遭遇する副腎偶発腫に対し，多相撮影やフォローアップを必要としない高精度な画像診断手法を確立することは，患者負担の軽減のみならず，医療費削減や医療被ばく低減を達成するためにも重要な課題であり，Dual-energy CT（DECT）の貢献が期待されている。

Single-energy CTでできること

形態評価

CTは空間分解能に優れており，副腎病変の大きさや形態，辺縁性状などを詳細に評価することができる。形態評価において最も確実な良・悪性の鑑別法は，過去画像との比較である。一般に，6カ月以上腫瘍径が不変であれば良性腫瘍と考えてよい[1,8]。例外的に副腎出血は急速な増大をきたすことがあるが，悪性腫瘍に合併したものでなければ経時的にCT値低下とサイズ縮小を示すため，フォローアップが有用である[1,9]。

発見時の腫瘍径は重要な指標で，充実性腫瘍であれば腫瘍径が大きいほど悪性腫瘍の可能性が高い(4cm以上で70%，6cm以上で85%)[2,4,10]。良性腫瘍でも骨髄脂肪腫はしばしば大きな副腎病変として発見されることもあるが，内部に塊状の脂肪を含むため，特異的診断が可能である。辺縁が不整で浸潤傾向を示すものや，大きな壊死を含む病変は悪性腫瘍の可能性が高い。ただし，小さな転移性腫瘍は腺腫と同じく辺縁平滑・内部均一な外観を呈することが多く，感度の高い指標とはいえない。

非造影画像のCT値によるlipid-rich adenomaの診断

副腎腺腫の多くは細胞質内に脂質を含む淡明細胞腺腫であり，非造影画像で転移性腫瘍などの悪性副腎腫瘍と比べて低吸収を示す。CT値10HU以下をcut offとすると，感度71%，特異度98%で腺腫の診断が可能である[11]。しかし，この指標を用いて診断できるのは腺腫全体の約70%を占める富脂質性腺腫(lipid-rich adenoma)に限られ，残りの約30%を占める乏脂質性腺腫(lipid-poor adenoma)は悪性腫瘍などとの鑑別が困難である(**図1**)。

これを補完するため，CT値のヒストグラムを使用した診断法も報告されており，CT値マイナスのピクセルを10%以上含む病変を腺腫とした場合，感度70～91%，特異度86～100%で診断可能とされている[12,15]。ヒストグラムは撮影条件や再構成関数，スライス厚，体格などで変動する(ノイズの大きな画像ほどCT値マイナスのピクセルは増加する)ため，補助的に使用するのがよい[13]。

図1 非造影画像のCT値を用いた副腎病変の鑑別

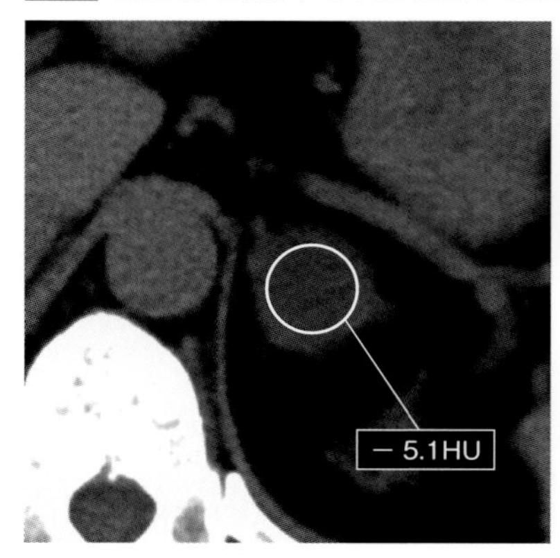

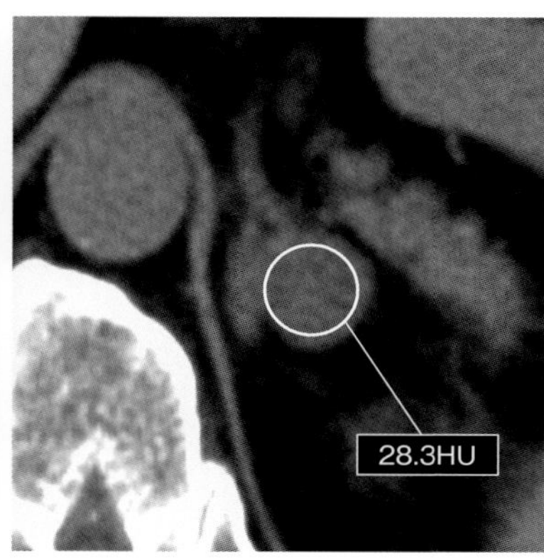

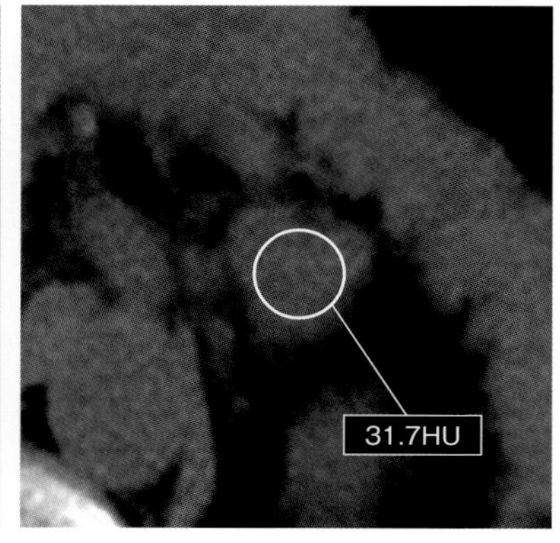

a | b | c

a：非造影画像でCT値が10HU以下の副腎腫瘍はlipid-rich adenomaと診断できる。
b，c：CT値が10HUを超える病変は，lipid-poor adenoma(b)と転移性腫瘍(c)の鑑別が困難である。

MRIのchemical shift imaging（CSI）は非造影CTよりも微量な脂質の検出に優れており，副腎腫瘍の鑑別に広く用いられている。水と脂肪のプロトンを含む腺腫では，in-phase画像と比べてopposed-phase画像でお互いのプロトンの信号が打ち消されることにより信号低下を示す。

CSIの信号低下率＝（in-phase画像の信号強度－opposed-phase画像の信号強度）/
in-phase画像の信号強度

として16.5％以上を指標とすると，感度73～100％，特異度90～100％で腺腫の診断が可能である[16,17]。CSIの信号低下率は水と脂質の割合に依存するため[8,18]，脂質に乏しく，CTで吸収値の高い病変に対する診断能は限定的である（30～40HUで感度50～62％，40HU以上で感度40％）（**図2**）[19,20]。しかしながら，CSIは被ばくを伴わず造影剤も不要という利点があり，特に妊婦や造影剤アレルギーの患者において重要な診断ツールである。

図2 MRIのchemical shift imagingによる副腎病変の鑑別

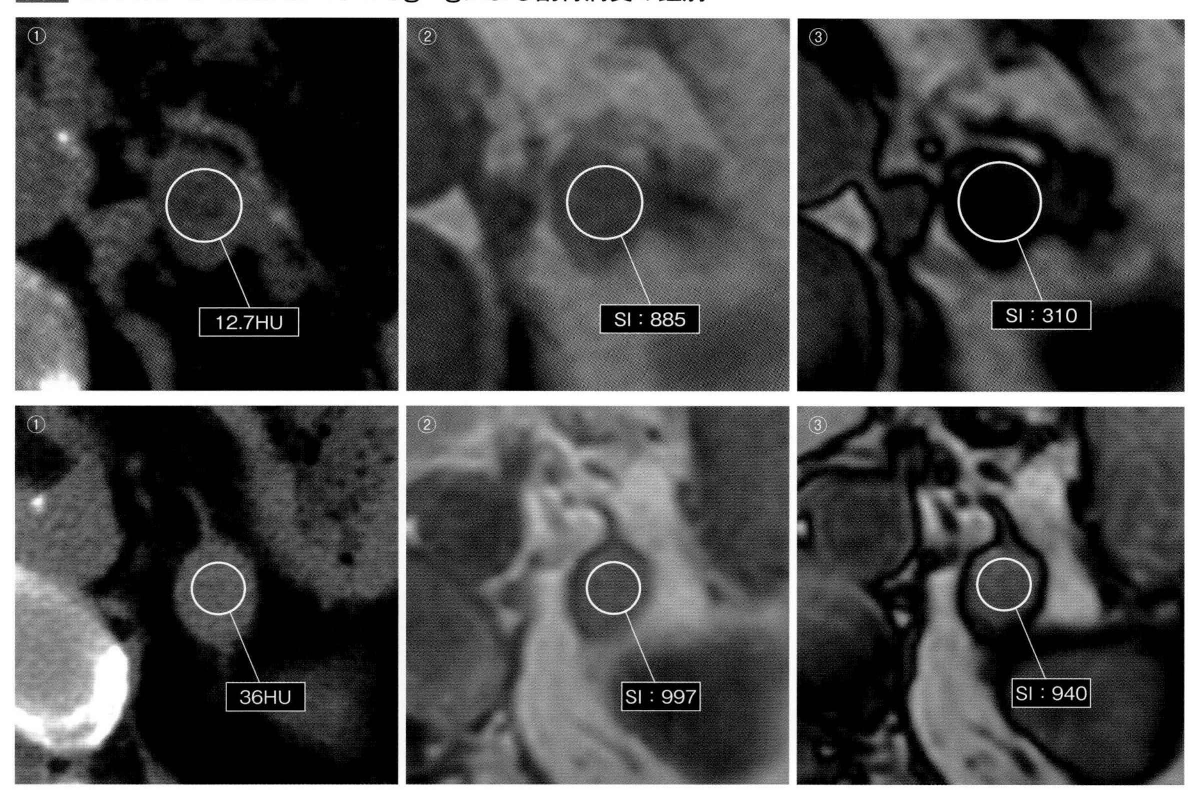

a／b

a：左副腎腺腫（lipid-poor adenoma）。
a-①；非造影CT。
低いCT値を示すものの，lipid-rich adenomaの診断基準（≦10HU）を満たさない。
a-②；in-phase画像，a-③；opposed-phase画像。
MRIのchemical shift imaging in-phase画像（a-②）と比べてopposed-phase画像（a-③）で明らかな信号低下（信号低下率65％）を示しており，脂質を含む腺腫と診断できる。
b：左副腎腺腫（lipid-poor adenoma）。
b-①；非造影CTでは36HUと比較的高いCT値を示し，診断不能病変である。
b-②；in-phase画像，b-③；opposed-phase画像。
MRIのchemical shift imagingでの信号低下率は5.7％と腺腫の基準（16.5％以上）を満たさず，悪性腫瘍との鑑別が困難である。

副腎dynamic CTによる造影剤流出率の算出

副腎腺腫は造影dynamic検査で急速に増強され，速やかにwash outされるという灌流パターンを示す。一方，大半の副腎悪性腫瘍は腺腫よりも緩徐に造影され，濃染も遷延する傾向がある（**図3**）[21,22]。

このような灌流の違いを利用した検査が副腎dynamic CTで，造影前および造影剤投与60秒後（早期相），15分後（後期相）の撮影を行い，下記の式により造影剤流出率を求める。

絶対的流出率（absolute percentage washout：APW）＝（早期相のCT値－後期相のCT値）/（早期相のCT値－非造影のCT値）×100

相対的流出率（relative percentage washout：RPW）＝（早期相のCT値－後期相のCT値）/（早期相のCT値）×100

APW＞60％（非造影CTがある場合），またはRPW＞40％（非造影CTがない場合）をcut offとすると，CT値で診断できないlipid-poor adenomaに対して，APWは感度86％，特異度92％，後者は感度82％，特異度92％で診断することができる[22,23]（**図4**）。後期相は15分後の撮影が基本だが，検査効率の向上を図るため造影剤投与から5分程度の画像で代用する試みもなされており，一定の有用性が示されている[24,25]。褐色細胞腫や多血性転移（腎細胞癌や肝細胞癌など）は副腎腺腫と同様の灌流パターンを示すことがあり，その場合は副腎dynamic CTで偽陽性となる点に注意が必要である[26,27]。

図3 dynamic CTにおける腺腫と非腺腫の灌流パターン

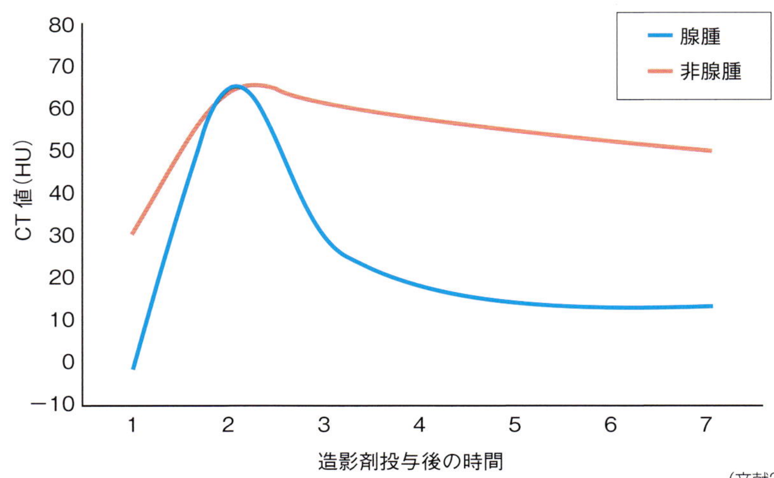

（文献22のデータに基づいて作成）

図4 副腎dynamic CTによる造影剤流出率の算出

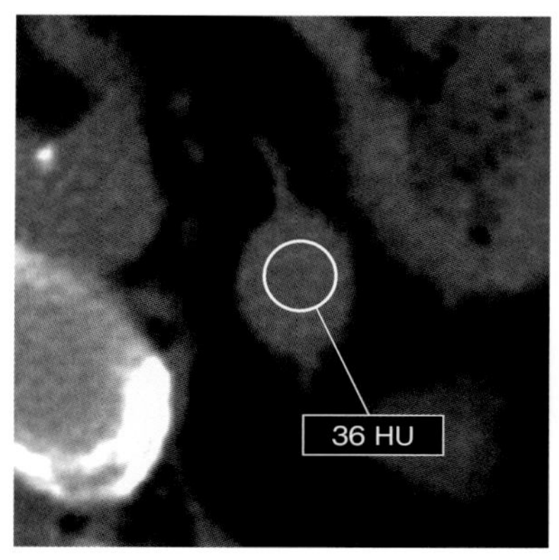

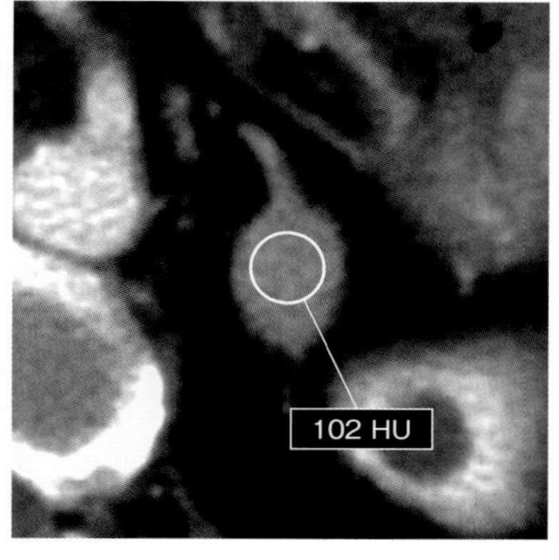

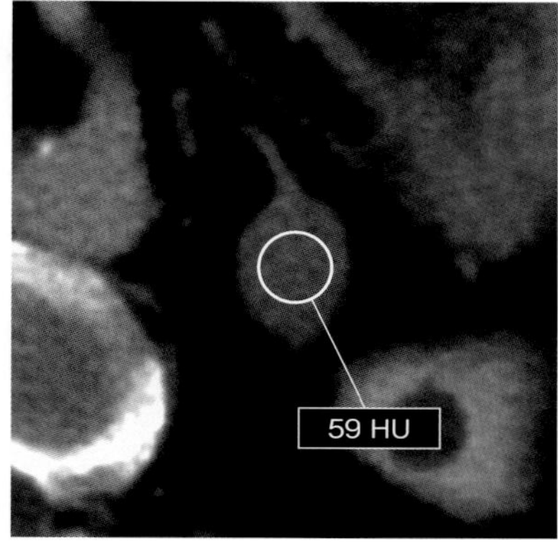

a｜b｜c

図2bと同一症例。
a：非造影CT，b：造影早期相（60秒後），c：造影後期相（15分後）。
造影剤投与後60秒で撮影された早期相（b）で比較的強いenhancementを示し，15分後の後期相（c）で造影剤の流出を認める。絶対的流出率＝65.2%，相対的流出率＝42.2%で，副腎腺腫の診断基準を満たす。1年以上のフォローアップで腫瘍径が不変であり，臨床的にもlipid-poor adenomaと診断された。

Dual-energy CTでできること

CT値が唯一の定量パラメータであるSingle-energy CT（SECT）と異なり，DECTではより精度の高いmaterial decompositionが可能で，それに基づく種々の定量画像（仮想単色X線画像，仮想非造影画像，物質弁別画像など）を得ることができる。

副腎腫瘍に対しては，①X線エネルギー間のCT値変化を利用した病変鑑別，②仮想非造影画像による非造影撮影の省略，③物質密度値を指標とした病変鑑別，についての報告がある。いずれもDual-source CT，またはRapid kV switching CTを使用した検討である。

X線エネルギー間のCT値変化を利用した病変鑑別

脂肪は実効原子番号が水より小さく，X線エネルギーの減少とともにCT値が低下するという特性を有する[28,29]。一方，脂質を含まない軟部組織のCT値は，不変かわずかに上昇する傾向がある（**図5**）。このような物質特性を踏まえ，DECTでX線エネルギーに対するCT値変化を評価することで，腺腫の診断能が向上する可能性がある。文献上，低管電圧あるいは仮想単色X線画像の低keV画像におけるCT値低下を指標とした場合，感度50～79%，特異度100%で腺腫の診断が可能である[30～32]。

この診断法は感度が十分とはいえないものの，非造影のSECTでは鑑別できないlipid-poor adenomaも診断しうる点で付加価値がある（**図6**）。なお，造影CTでは脂質よりもヨードの含有量がCT値に大きな影響を与えるため，この方法による脂質の検出は困難である。

図5 X線エネルギーに対する組織のCT値変化

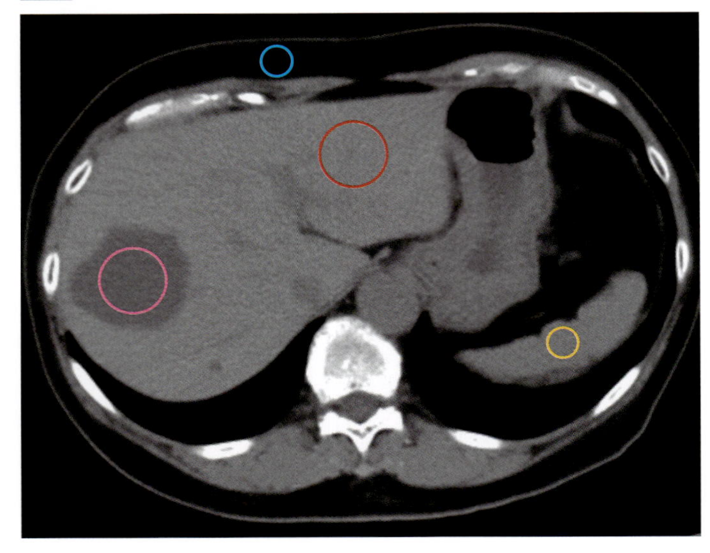

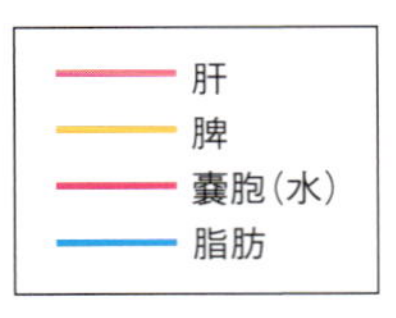

X線エネルギーが下がるにつれて皮下脂肪のCT値は低下し，肝や脾，嚢胞のCT値はほぼ一定である。脂質含有組織は皮下脂肪と同様のパターンを示しうるため，副腎腫瘍の鑑別において手がかりとなる。

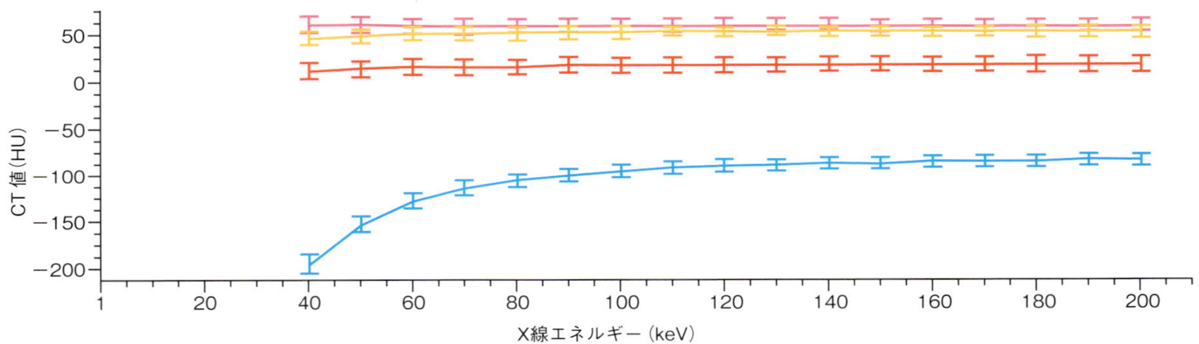

仮想非造影画像による非造影CT撮影の省略

造影CTで副腎腫瘍が発見された場合，造影剤の増強効果によりCT値を用いたlipid-rich adenomaの診断（≦10HU）は不可能となってしまう。その際，造影前の撮影が行われていなければ，脂質の有無を確認するために改めて非造影CTやMRIを撮影しなければならず，脂質の乏しい病変と判明すれば副腎dynamic CTまで必要となる。

このような状況で増加する医療被ばくと医療費を抑制し，検査効率を向上させることを目的として，仮想非造影画像の有用性とその実践的な使用法に関して検討が行われている。

Dual-source CTを用いた検討によると，仮想非造影画像のCT値による副腎腺腫の診断能はおおむね良好で，非造影画像に匹敵すると報告されている[33〜36]。しかしながら，仮想非造影画像における副腎腫瘍のCT値は実際の非造影画像と比べて高い値を示す傾向があり[33〜38]，腺腫の診断基準として「10HU以下」を仮想非造影画像に適応すると，感度が22〜65％程度まで低下するとの報告もある[36〜38]。

図6 仮想単色X線画像のCT値変化を利用した副腎腫瘍の鑑別

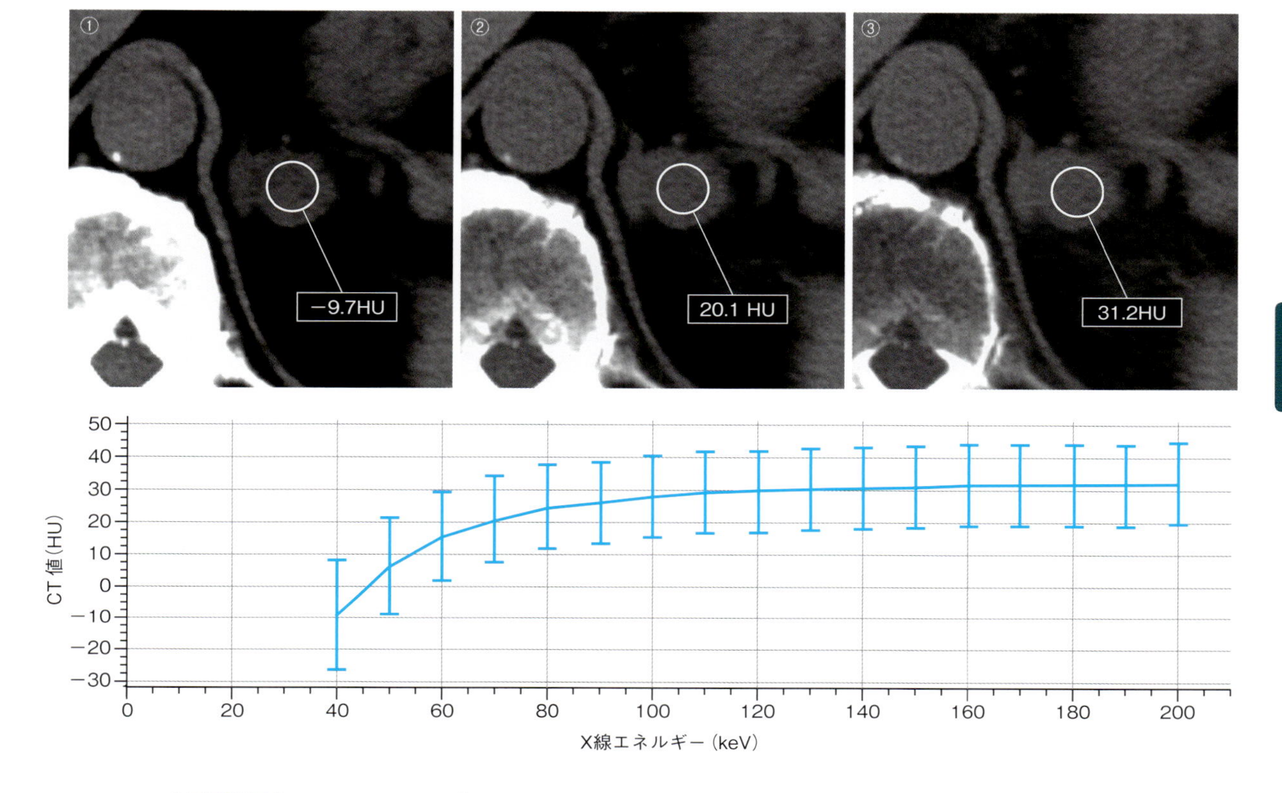

a　a：左副腎腺腫（lipid-poor adenoma）。
a-①；40keV，a-②；70keV，a-③；200keV，a-④；HUスペクトラル曲線。
通常の120kVpに相当するエネルギーの70keV（a-②）ではCT値が20.1HUであり，非造影のSECTでは診断不能と分類される病変である。仮想単色X線画像でエネルギー低下とともにCT値も低下しており，脂質を含有する腺腫と診断することができる。

仮想非造影画像におけるCT値の過大評価は，ヨードのサブトラクションの不完全さに起因しており，後期相（15分後）と比べて増強効果の強い早期相（60秒）で誤差がより大きくなる[37,38]。Kimらは，仮想非造影画像のCT値を単独で用いるとlipid-rich adenomaの診断能が著しく低下するが（早期相で感度39％，後期相で感度61％），仮想非造影画像を副腎dynamic CTに組み込んだ場合はすべての腺腫に対して診断能が保たれることを示し（早期相，後期相いずれも感度100％），副腎dynamic CTでの非造影撮影は省略可能と結論している[37]。

Botsikasらは，早期相の仮想非造影画像で10HU以下の病変は確実にlipid-rich adenomaと診断可能なため，その時点で検査を終了し，仮想非造影画像で10HUを超える症例に限り，造影剤流出率を算出するため後期相の撮影を追加する，といった運用法を提唱している（**図7**）[38]。

これまでの報告で使用されているのは一世代前のDECT装置であり，シーメンスの最新モデルではエネルギー分解能向上のため錫（Sn）フィルタが装備され，幅広い管電圧（70～

図6　仮想単色X線画像のCT値変化を利用した副腎腫瘍の鑑別（つづき）

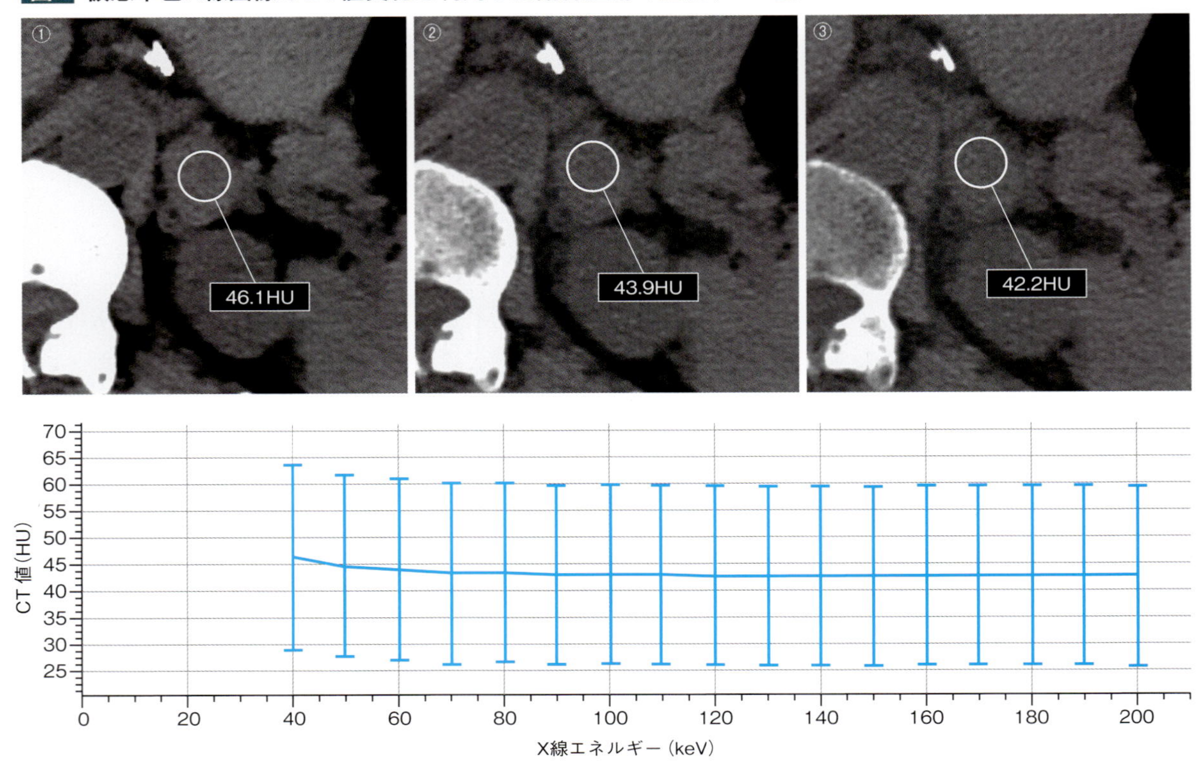

b　b：左副腎転移性腫瘍。
b-①；40keV，b-②；70keV，b-③；200keV，b-④；HUスペクトラル曲線。
120kVp相当の70keV（b-②）ではCT値が43.9HUであり，左記症例と同様に非造影のSECTでは診断不能な病変である。
仮想単色X線画像では，エネルギーの低下とともにわずかにCT値が上昇しており，明らかな脂質の含有は証明されない。
本症例は食道癌の既往を有しており，化学療法後に腫瘍径縮小を認め，転移性腫瘍であることが確認された。

150kVp）も選択できるようになっている。従って，現行装置では，仮想非造影画像におけるヨードのサブトラクション精度が向上している可能性があり，今後の検証が望まれる。

GEのRapid kV switching方式では，仮想非造影画像としてヨード密度の影響をなくし，水密度の差を強調した水（ヨード）画像が利用されている[39,40]。そこで計測されるのは水密度値（mg/mL）であるため，これまでのところCT値を指標とした副腎腺腫の診断能は検討されていない。しかし，仮想単色X線画像のなかでヨードの影響が最小となる140keVでのCT値や，水（ヨード）画像での水密度値は，非造影画像のCT値と強い相関を示し，これらに適切なcut off値を設けることで，非造影CTと同様にlipid-rich adenomaの診断が可能と報告されている[39,40]。

また，GEのワークステーション上では，multi-material decomposition（MMD）アルゴリズムにより仮想非造影画像でのCT値定量が可能となっているが，現時点で副腎病変への応用は報告されておらず，今後の検討課題である[41,42]。

図7 仮想非造影画像による副腎腺腫の診断

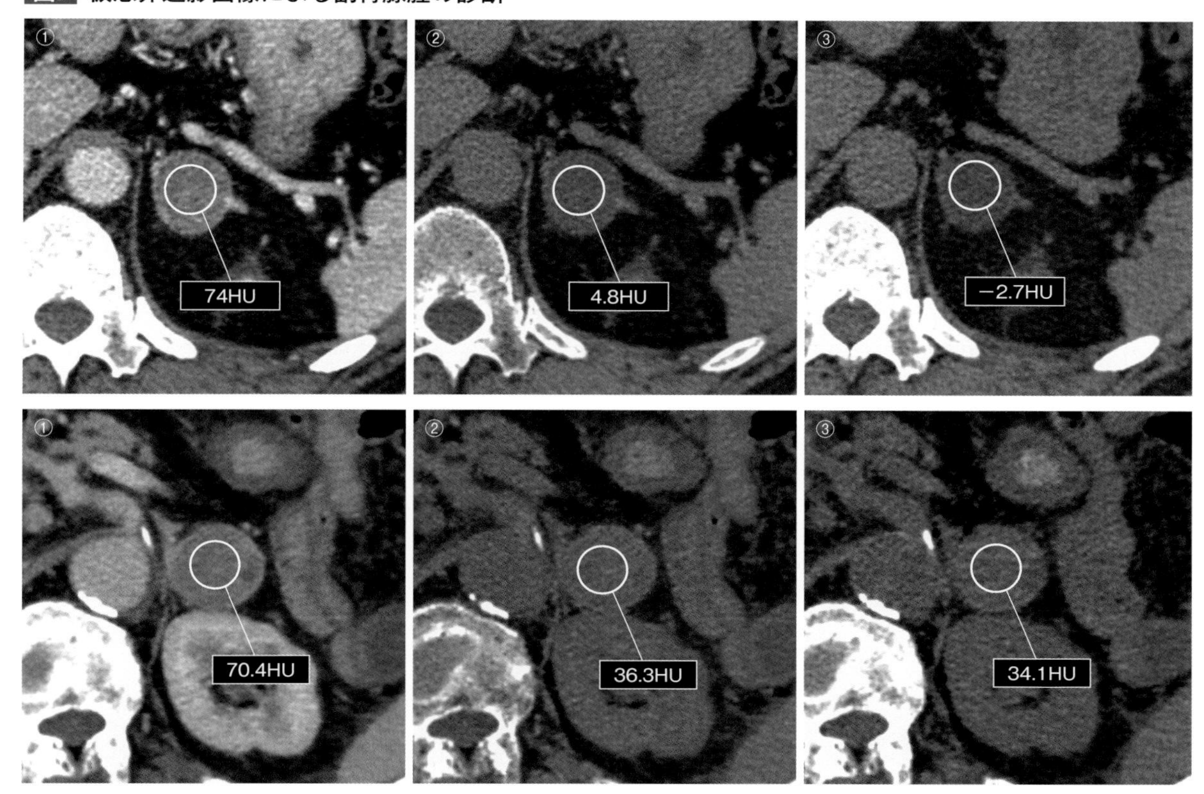

a／b

a：左副腎腺腫(lipid-rich adenoma)。
a-①；造影CT，a-②；仮想非造影画像，a-③；造影前画像。
造影画像(a-①)ではヨードによるenhancementのため，腫瘍内の脂質の有無を評価できない。仮想非造影画像(a-②)ではCT値が4.8HUとlipid-rich adenomaの基準を満たしており，後期相の追加撮影やMRIなどは不要と考えられる。実際の造影前画像(a-③)でも脂質に富む病変であることが確認できる。本症例のように，仮想非造影画像ではCT値が過大評価される傾向があり，腺腫の診断に対する感度が低下する点には留意が必要である。
b：左副腎腺腫(lipid-poor adenoma)。
b-①；造影CT，b-②；仮想非造影画像，b-③；造影前画像。
造影画像(b-①)で上記症例と同等のCT値を示している。仮想非造影画像(b-②)ではCT値が36.3HUであり，診断不能病変である。転移性腫瘍が疑われる状況であれば，lipid-poor adenomaとの鑑別のため，後期相の撮影(造影剤流出率の算出)が必要な病変と判断できる。造影前の画像(b-③)でもCT値による診断不能病変であることが確認される。本症例では仮想非造影画像と造影前画像のCT値差はわずかであった。

物質密度定量による病変特徴の抽出

CT値は物質固有の質量減弱係数と密度(これらの積が線減弱係数)，X線エネルギーにより規定される。SECTでは異なる物質でも密度によっては同一のCT値を示すため，高精度のmaterial decompositionは困難であった。DECTではそれぞれの組織を基準物質対(水，ヨード，脂肪など)の混合物と仮定することで，その密度画像を作成することができる。この物質密度画像で得られる密度値が従来のCT値では表現しえない組織特性を明らかにし(**図8**)，副腎病変の鑑別に重要な手がかりとなることがある。

MiletoらはRapid kV switching CTを使用し，MMDアルゴリズムで得られる物質密度値（基準物質対は脂肪とヨード，脂肪と水）を診断指標とすることで，腺腫と転移性腫瘍を高い精度（感度96%，特異度100%）で鑑別可能であったと報告している[43]。

Martinらは，第三世代のDual-source CTを用いてヨード密度値（iodine density）と脂肪含有率（fat fraction）を定量し，これらを組み合わせると感度97%，特異度100%で転移性副腎腫瘍を診断できると報告した[44]。

いずれの研究でも造影1相の画像解析で従来の副腎dynamic CTと同等以上の診断能が得られており，非造影や後期相の撮影が不要となる可能性を示唆している。しかしながら，これらの結果は単施設における少数例での後方視的研究によるものであり，臨床現場で確立された診断手法として活用するには，さらなるエビデンスの蓄積が必要であろう。

図8 物質密度解析による病変特徴の抽出

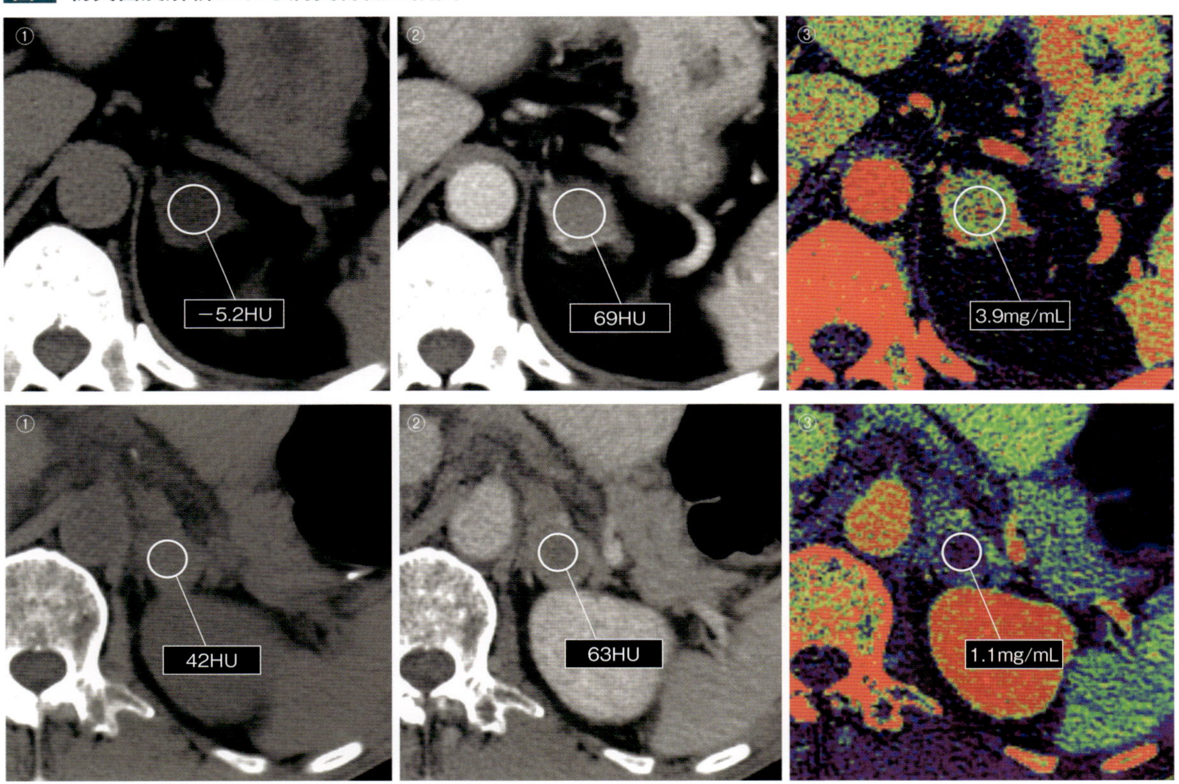

a/b

a：左副腎腺腫（lipid-rich adenoma）。
a-①；非造影CT，a-②；造影CT，a-③；ヨード密度画像。
造影画像（a-②）では非特異的なCT値を示すが，ヨード密度画像（a-③）にて高灌流な病変であることがわかる。仮に非造影画像（a-①）を参照できなくとも，血流に富む病変であることをヨード密度画像から判断することができる。
b：左副腎転移性腫瘍（食道癌）。
b-①；非造影CT，b-②；造影CT，b-③；ヨード密度画像（iodine no water image）
造影後の画像（b-②）では上記症例とほぼ同等のCT値を示すのに対して，ヨード密度画像（iodine no water image）（b-③）では低灌流病変として描出されている。実際に造影前後のCT値を比べると増強効果の乏しい病変であることがわかる。造影前の画像がなくとも，上記の病変とは明らかに異なり，壊死を含む病変と推測される。

◇文献

1）Dunnick NR, et al: Imaging of adrenal incidentalomas: current status. AJR Am J Roentgenol, 179: 559-568, 2002.
2）Mansmann G, et al: The clinically inapparent adrenal mass: update in diagnosis and management. Endocr Rev, 25: 309-340, 2004.
3）Bovio S, et al: Prevalence of adrenal incidentaloma in a contemporary computerized tomography series. J Endocrinol Invest, 29: 298-302, 2006.
4）Young WF, Jr.: Clinical practice. The incidentally discovered adrenal mass. N Engl J Med, 356: 601-610, 2007.
5）Song JH, et al: The incidental adrenal mass on CT: prevalence of adrenal disease in 1,049 consecutive adrenal masses in patients with no known malignancy. AJR Am J Roentgenol, 190: 1163-1168, 2008.
6）一城貴政ほか: 本邦における5年間の継続的副腎腫瘍学調査－最終報告－厚生労働省研究補助金難治性疾患克服研究事業副腎ホルモン産生異常に関する調査研究, 平成16年度研究報告書. 厚生労働省, 2005, p121-129.
7）Abrams HL, et al: Metastases in carcinoma; analysis of 1000 autopsied cases. Cancer, 3: 74-85, 1950.
8）Mayo-Smith WW, et al: State-of-the-art adrenal imaging. Radiographics, 21: 995-1012, 2001.
9）Russell C, et al: Spontaneous rupture of adrenal myelolipoma: spiral CT appearance. Abdom Imaging, 25: 431-434, 2000.
10）Szolar DH, et al: Adrenocortical carcinomas and adrenal pheochromocytomas: mass and enhancement loss evaluation at delayed contrast-enhanced CT. Radiology, 234: 479-485, 2005.
11）Boland GW, et al: Characterization of adrenal masses using unenhanced CT: an analysis of the CT literature. AJR Am J Roentgenol, 171: 201-204, 1998.
12）Bae KT, et al: Adrenal masses: CT characterization with histogram analysis method. Radiology, 228: 735-742, 2003.
13）Remer EM, et al: CT histogram analysis in pathologically proven adrenal masses. AJR Am J Roentgenol, 187: 191-196, 2006.
14）Ho LM, et al: Lipid-poor adenomas on unenhanced CT: does histogram analysis increase sensitivity compared with a mean attenuation threshold? AJR Am J Roentgenol, 191: 234-238, 2008.
15）Halefoglu AM, et al: Comparison of computed tomography histogram analysis and chemical-shift magnetic resonance imaging for adrenal mass characterization. Acta Radiol, 50: 1071-1079, 2009.
16）Fujiyoshi F, et al: Characterization of adrenal tumors by chemical shift fast low-angle shot MR imaging: comparison of four methods of quantitative evaluation. AJR Am J Roentgenol, 180: 1649-1657, 2003.
17）Koo HJ, et al: The value of 15-minute delayed contrast-enhanced CT to differentiate hyperattenuating adrenal masses compared with chemical shift MR imaging. Eur Radiol, 24: 1410-1420, 2014.
18）Korobkin M, et al: Adrenal adenomas: relationship between histologic lipid and CT and MR findings. Radiology, 200: 743-747, 1996.
19）Seo JM, et al: Characterization of lipid-poor adrenal adenoma: chemical-shift MRI and washout CT. AJR Am J Roentgenol, 202: 1043-1050, 2014.
20）Sebro R, et al: Low yield of chemical shift MRI for characterization of adrenal lesions with high attenuation density on unenhanced CT. Abdom Imaging, 40: 318-326, 2015.
21）Szolar DH, et al: Adrenal adenomas and nonadenomas: assessment of washout at delayed contrast-enhanced CT. Radiology, 207: 369-375, 1998.
22）Korobkin M, et al: CT time-attenuation washout curves of adrenal adenomas and nonadenomas. AJR Am J Roentgenol, 170: 747-752, 1998.
23）Caoili EM, et al: Adrenal masses: characterization with combined unenhanced and delayed enhanced CT. Radiology, 222: 629-633, 2002.
24）Kamiyama T, et al: Distinguishing adrenal adenomas from nonadenomas: combined use of diagnostic parameters of unenhanced and short 5-minute dynamic enhanced CT protocol. Radiology, 250: 474-481, 2009.
25）Kumagae Y, et al: Distinguishing adrenal adenomas from non-adenomas on dynamic enhanced CT: a comparison of 5 and 10 min delays after intravenous contrast medium injection. Clin Radiol, 68: 696-703, 2013.
26）Woo S, et al: Pheochromocytoma as a frequent false-positive in adrenal washout CT: A systematic review and meta-analysis. Eur Radiol, 28: 1027-1036, 2018.
27）Choi YA, et al: Evaluation of adrenal metastases from renal cell carcinoma and hepatocellular carcinoma: use of delayed contrast-enhanced CT. Radiology, 266: 514-520, 2013.
28）Raptopoulos V, et al: Value of dual-energy CT in differentiating focal fatty infiltration of the liver from low-density masses. AJR Am J Roentgenol, 157: 721-725, 1991.
29）Wang B, et al: Quantitative diagnosis of fatty liver with dual-energy CT. An experimental study in rabbits. Acta Radiol, 44: 92-97, 2003.
30）Gupta RT, et al: Dual-energy CT for characterization of adrenal nodules: initial experience. AJR Am J Roentgenol, 194: 1479-1483, 2010.
31）Shi JW, et al: Dual-energy CT: clinical application in differentiating an adrenal adenoma from a metastasis. Acta Radiol, 55: 505-512, 2014.
32）Ju Y, et al: The value of nonenhanced single-source dual-energy CT for differentiating metastases from adenoma in adrenal glands. Acad Radiol, 22: 834-839, 2015.
33）Gnannt R, et al: Dual-energy CT for characterization of the incidental adrenal mass: preliminary observations. AJR Am J Roentgenol, 198: 138-144, 2012.
34）Ho LM, et al: Characterization of adrenal nodules with dual-energy CT: can virtual unenhanced attenuation values replace true unenhanced attenuation values? AJR Am J Roentgenol, 198: 840-845, 2012.
35）Helck A, et al: Can single-phase dual-energy CT reliably identify adrenal adenomas? Eur Radiol, 24: 1636-1642, 2014.
36）Connolly MJ, et al: Diagnostic accuracy of virtual non-contrast enhanced dual-energy CT for diagnosis of adrenal adenoma: A systematic review and meta-analysis. Eur Radiol, 27: 4324-4335, 2017.
37）Kim YK, et al: Adenoma characterization: adrenal protocol with dual-energy CT. Radiology, 267: 155-163, 2013.
38）Botsikas D, et al: Incidental adrenal lesions detected on enhanced abdominal dual-energy CT: can the diagnostic workup be shortened by the implementation of virtual unenhanced images? Eur J Radiol, 83: 1746-1751, 2014.
39）Morgan DE, et al: Differentiation of high lipid content from low lipid content adrenal lesions using single-source rapid kilovolt (peak)-switching dual-energy multidetector CT. J Comput Assist Tomogr, 37: 937-943, 2013.
40）Glazer DI, et al: Adrenal Incidentaloma triage with single-source(fast-kilovoltage switch)dual-energy CT. AJR Am J Roentgenol, 203: 329-335, 2014.
41）Borhani AA, et al: Comparison of true unenhanced and virtual unenhanced(VUE)attenuation values in abdominopelvic single-source rapid kilovoltage-switching spectral CT. Abdom Radiol (NY), 42: 710-717, 2017.
42）Kaza RK, et al: Variability of CT attenuation measurements in virtual unenhanced images generated using multimaterial decomposition from fast kilovoltage-switching dual-energy CT. Acad Radiol, 24: 365-372, 2017.
43）Mileto A, et al: Dual-energy multidetector CT for the characterization of incidental adrenal nodules: diagnostic performance of contrast-enhanced material density analysis. Radiology, 274: 445-454, 2015.
44）Martin SS, et al: Iodine and fat quantification for differentiation of adrenal gland adenomas from metastases using third-generation dual-source dual-energy computed tomography. Invest Radiol, 53: 173-178, 2018.

骨・関節疾患の診断

吉田守克

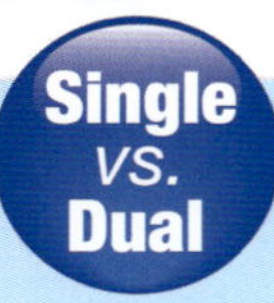

Single-energy CT

- 骨の形態的な変化を三次元的に評価できる。
- 溶骨性骨転移や造骨性骨転移を指摘できる。

Dual-energy CT

- 骨折による骨髄浮腫を明瞭化できる。
- 関節炎による骨髄浮腫を明瞭化できる。
- 関節炎に伴う関節包や腱の炎症を明瞭化できる。
- 骨髄内の腫瘍性病変を明瞭化できる。

骨・関節疾患の評価における画像診断の臨床的意義

日常臨床において，骨関連の疾患について評価が必要な症例数は少なくない。骨関連疾患には，椎体・大腿骨近位部骨折や交通外傷などによる多発骨折，関節リウマチや痛風・偽痛風などの関節炎を主体とする疾患などのほか，骨転移などの腫瘍性病変なども含まれる。このような疾患では，疼痛や可動域制限などにより，患者のADLやQOLが大きく低下することが多いが，早期の治療介入や予防的措置により，ADLやQOLの低下を最小限にすることもできる。そのため，より正確な診断が求められ，画像診断が果たす役割は非常に大きい。

Single-energy CTでできること

Single-energy CT（SECT）の役割は，単純X線写真と同様に，骨の形態変化を評価することである。近年のCT装置では，関心領域の情報をvolume dataとして取得し，multi-planar reconstruction（MIR）像やvolume rendering（VR）像を作成することができるため，目標とする骨の状況を，多面的かつ立体的に把握することが可能である。一方で，形態的な評価のみでは，骨折において骨折線が不明瞭な場合や転位がない場合，骨髄炎などについては評価困難である。そのような場合には，MRI検査を行い，骨髄浮腫の有無を評価する。

骨転移の診断においても形態的な変化から，転移の有無を評価するが，骨の変化に乏しい場合には，診断が難しい場合が多い。特に，骨の変化が認められない骨梁間型転移の場合には，診断は非常に困難である。CT検査にて診断困難な場合には，造影MRI検査，骨シンチグラフィ，FDG-PET検査などを用いて評価を行う。

Dual-energy CTでできること

骨関連の疾患において形態的評価のみでは診断や鑑別が困難である場合には，MRI検査・骨シンチグラフィ・FDG-PET検査などが用いられてきたが，近年はDual-energy解析による物質弁別を応用した臨床的有用性が報告されている。骨関連疾患に対するDual-energy解析としては，virtual bone marrow image，仮想単色X線画像，ヨードマップを用いた報告がある。

Virtual bone marrow imageは，物質弁別を応用し骨基質を除いた画像であり，2010年にnoncalcium techniqueとして初めて報告された[1]。Virtual bone marrow imageでは，骨梁を除くことで骨髄の異常を明瞭化することが可能である。2010年の報告後には，さまざまな領域の骨折診断に応用されている。現在では，いずれのベンダにおいてもvirtual bone marrow imageが作成可能となっている。仮想非造影CT画像，ヨードマップについては，さまざまな領域で用いられているDual-energy解析の代表的な解析であり，詳しくは(基礎編第3章p.40)を参照されたい。

noncalcium techniqueを用いたvirtual bone marrow image

Noncalcium techniqueを用いたvirtual bone marrow imageについては，最もエビデンスが多い手法の1つであり，当初，シーメンスのDual-source CTによるDual-energy解析で報告された。

Noncalcium techniqueには，3-material decomposition(基礎編第3章p.38参照)が用いられている[1]。Noncalcium techniqueでは，骨はカルシウム成分，黄色髄(脂肪)，赤色髄(軟部組織)によって構成されていると仮定する。この仮定の下では，目的とする領域のカルシウム成分を除いた組成は，黄色髄と赤色髄を結んだ直線式の上に位置することになる。カルシウム成分については直線の傾きで定義する(**図1**)。この方法では，黄色髄および赤色髄のCT値，カルシウム成分としての傾きを定義することで目的とする組織のCT値を計算できるため，骨のCT値は必要ない。

Virtual bone marrow imageに対応している各ベンダのワークステーションの機能を**表1**に示す。

なお，GEの同様の解析では，2-material decompositionにて，水とヒドロキシアパタイトの組み合わせにて得られた水マップ画像をvirtual bone marrow imageとして用いる。作成の際に必要な質量減弱係数については，ベンダより提供されているデータを用いて行う(**図2**)。フィリップスの解析では，骨の観察部位によってボクセル内のカルシウムの含有量が異なることから，Calcium Suppression(Ca Supp)Indexを用いて，骨内病変の見え方を最適化する。Ca Suppは25～100まで調節可能であるが，Ca Suppが高い場合には，骨皮質のようにカルシウム組成が高い組織のみを除去し，Ca Suppが低い場合には，カル

図1 黄色髄と赤色髄の定義

黄色髄(脂肪)と赤色髄(軟部組織)を定義し，カルシウム成分を除いた骨髄成分は，この2点の直線式間に存在すると定義している。カルシウム成分については，傾きをもって定義している。

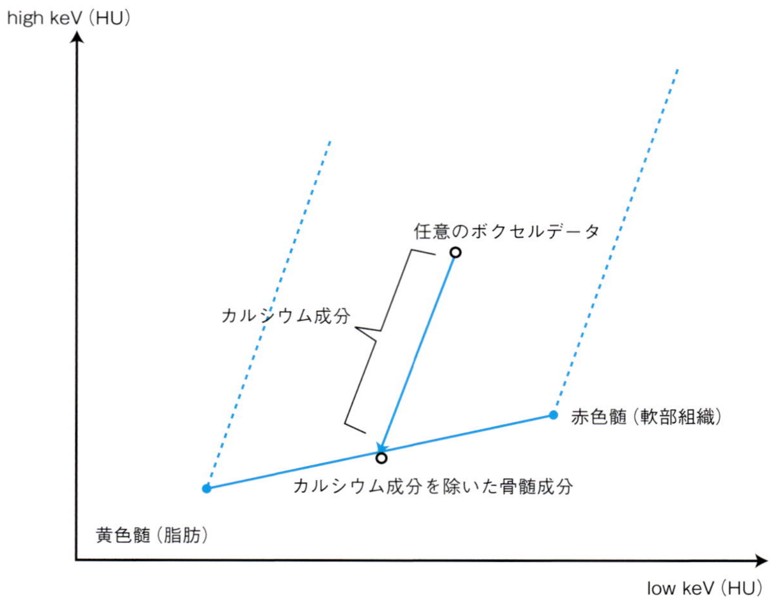

表1 各ベンダのワークステーションの機能

	virtual bone marrow image
キヤノン	ヨードマップを応用
シーメンス	Bone Marrow
フィリップス	Spectral Viewer
GE	GSI Viewerを応用

図2 水，ヒドロキシアパタイト，カルシウムの質量減弱係数

CTによる密度値とこの質量減弱係数を用いて，virtual bone marrow imageを作成する。

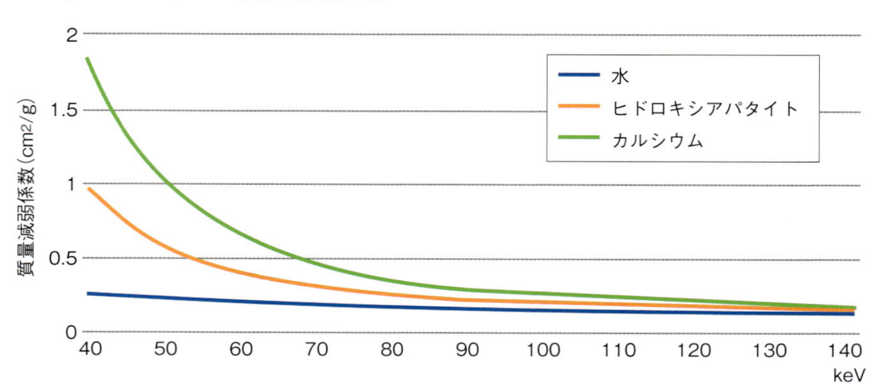

シウム組成が高いものから低いものまで含めて除去を行う。そのため，骨髄内に広がるような大きい病変ではCa Suppは高くても視認可能であるが，骨皮質下の病変などではCa Suppを低くし，骨除去の程度を強くすることが進められている[2)]。

骨折診断におけるDECTの有用性（図3～7）

骨折診断におけるvirtual bone marrow imageの臨床的有用性については，2010年より報告されているが，大部分はシーメンスのDual-source CTを用いた検討である。

大腿骨・脛骨骨折診断にvirtual bone marrow imageを用いた場合，MRI所見をリファレンスとして，大腿骨の骨折・骨傷の診断能は感度 78.9%，特異度97.9%，脛骨の骨折・骨傷の診断能は感度95.0%，特異度91.5%であり，MRI所見との一致率は，大腿骨病変についてはκ値0.78，脛骨病変についてはκ値0.87と報告されている（**図3**）[1)]。

足関節骨折診断については，MRI所見をリファレンスとして，足関節の骨折・骨傷の診断能は感度90%，特異度80.5%であり，読影者間の所見の一致率はκ値0.66と報告されている[3)]。

椎体圧迫骨折診断については，MRI検査をリファレンスとした場合，感度96.3%，特異度98.2%，正診率97.6%と報告されている（**図4，5**）[4)]。

転位が認められない大腿骨頸部骨折診断については，CTの骨条件による画像と比較して，virtual noncalcium image単独の診断精度は，感度，特異度ともにCTの骨条件よりやや劣る結果であった（骨条件の感度95%，特異度100%，virtual bone marrow imageの感度86%，特異度96%）。しかし，2つの画像を用いることで，診断精度および確信度を向上させることができたと報告されている（**図6**）[5)]。

図3 左大腿骨頸部骨折の症例

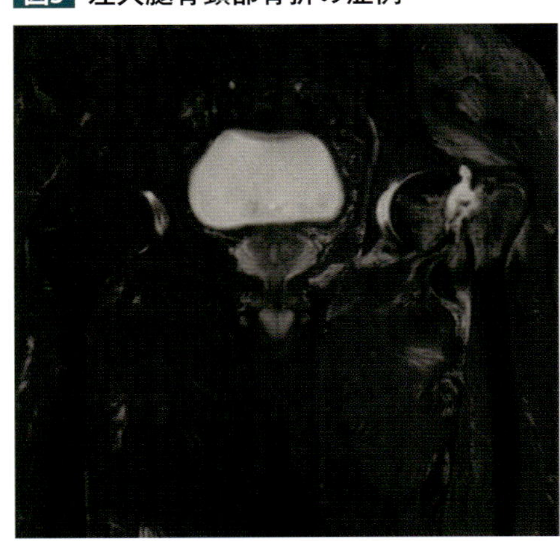
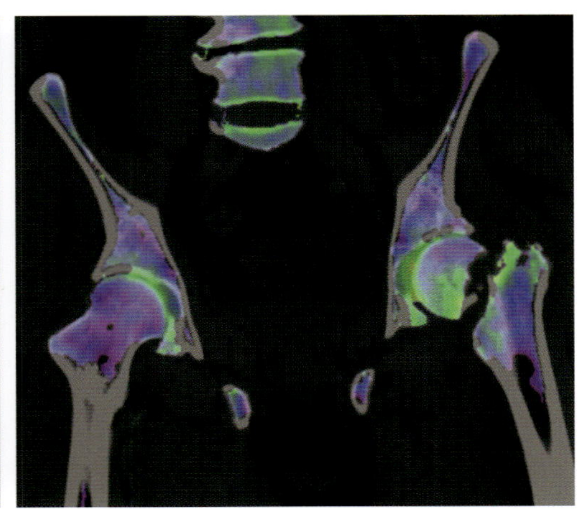

a｜b　a：MRI STIR画像，b：virtual bone marrow image。
virtual bone marrow imageにおいても，骨折部周囲の浮腫性変化はSTIR画像とほぼ同等の分布を示している。

図4 腰椎圧迫骨折が疑われた症例

a | b

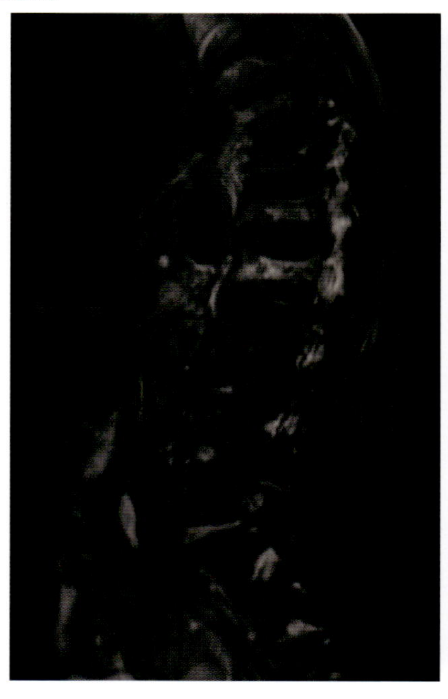

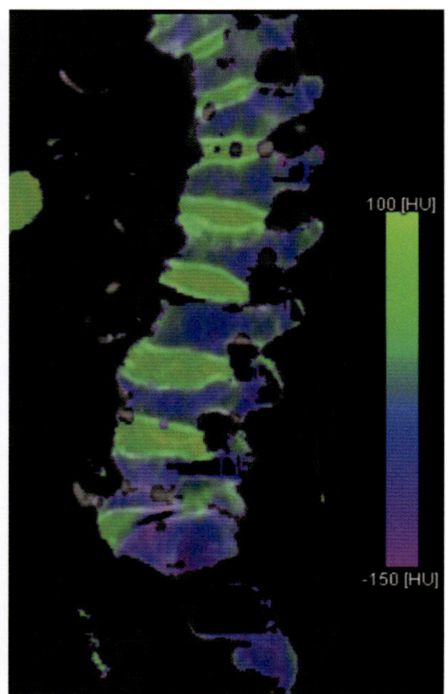

a：MRI STIR画像，b：virtual bone marrow image。
胸腰椎には多数の圧迫骨折が認められるが，L1にSTIR画像と同様に骨髄浮腫が認められ，L1は新規圧迫骨折，ほかの病変は陳旧性圧迫骨折と診断可能である。

図5 腰椎圧迫骨折が疑われた症例

a | b

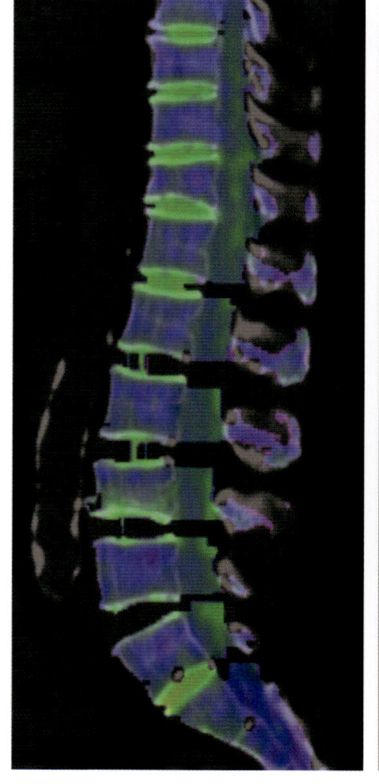

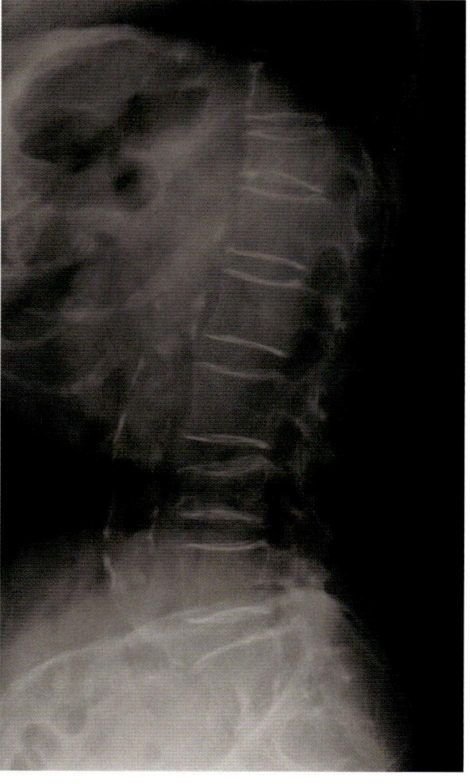

a：virtual bone marrow image。
Th11，L4に圧迫骨折による変化が認められるが，Th11では骨髄浮腫を疑う所見が認められず，L4のみ新規圧迫骨折が疑われた。
b：4カ月後の単純X線写真。
Th11に変化はないが，L4については圧壊が進んでおり，新規圧迫骨折後の経過で矛盾しないと考えられる。

図6 左大腿骨頸部骨折の症例

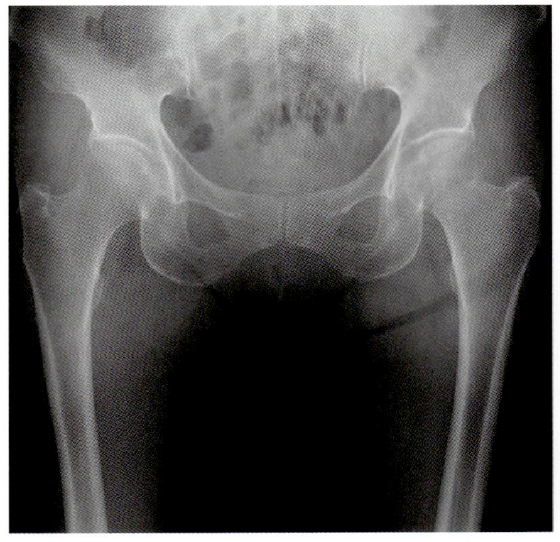

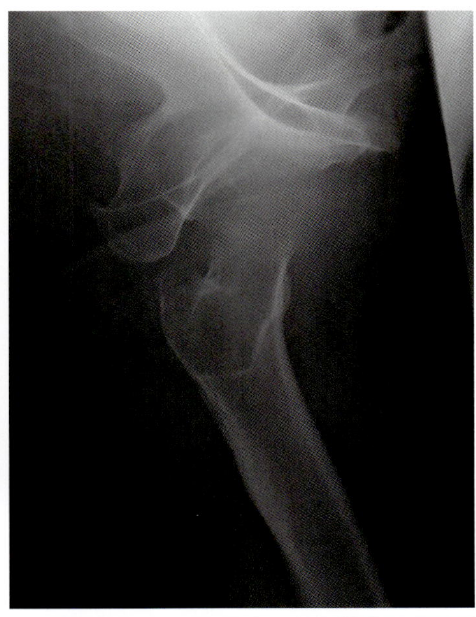

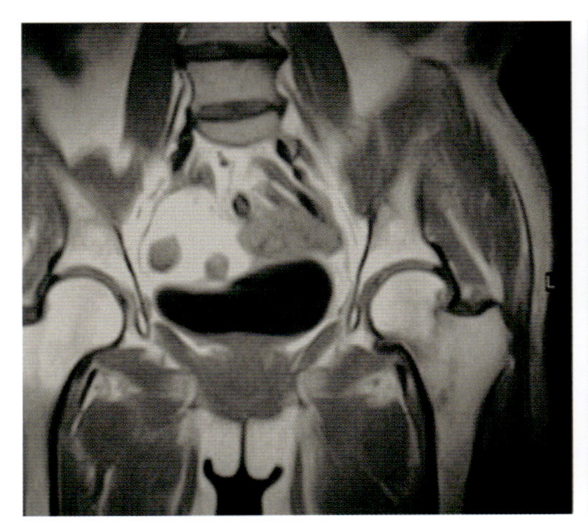

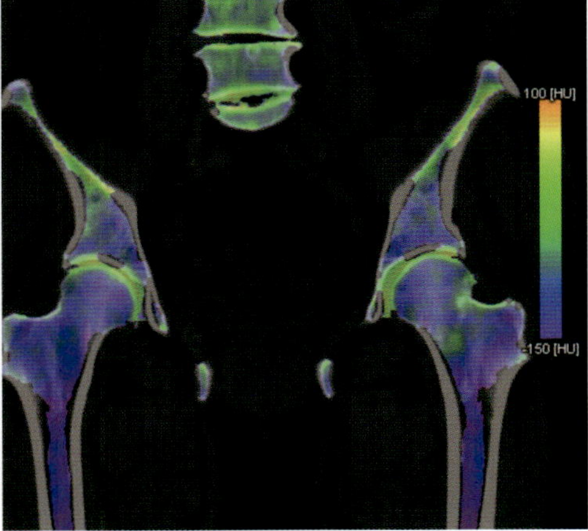

a	b
c	d

a，b：単純X線写真，c：（MRI）T1強調像，d：virtual bone marrow image。
単純X線写真では骨折線を同定できなかったが，virtual bone marrow imageではMRIと同様に骨折線に一致した骨髄浮腫が認められる。

2層検出器CTで得られたデータで作成されたvirtual bone marrow imageを用いた椎体圧迫骨折診断についても2018年に報告されている。MRI検査をリファレンスとして，感度87%，特異度99%，陽性適中率95%，陰性適中率98%，正診率97%であり，読影者間の所見の一致率も κ 値0.91と非常に高い[2]。

Sequential scanによるvirtual bone marrow imageを用いた椎体圧迫骨折診断についても2018年に報告されている。MRI検査をリファレンスとして，感度72%，特異度70%と報告されている[6]。そのほか，文献上の報告は認められなかったが，骨折診断に有用であった症例をいくつか経験している（**図7～9**）。

図7 大腿骨頸部骨折の症例：2層検出器CTの画像

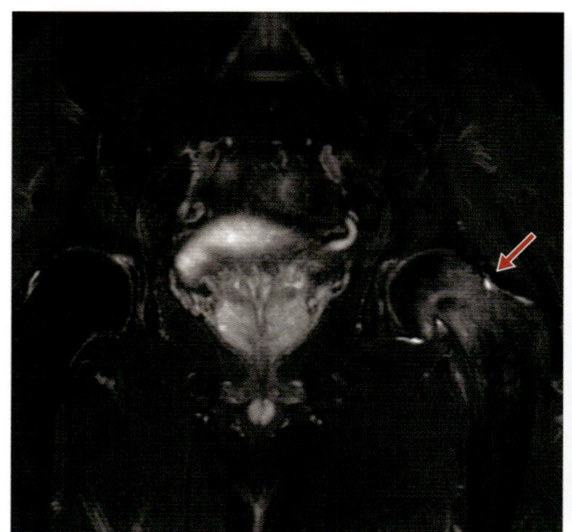

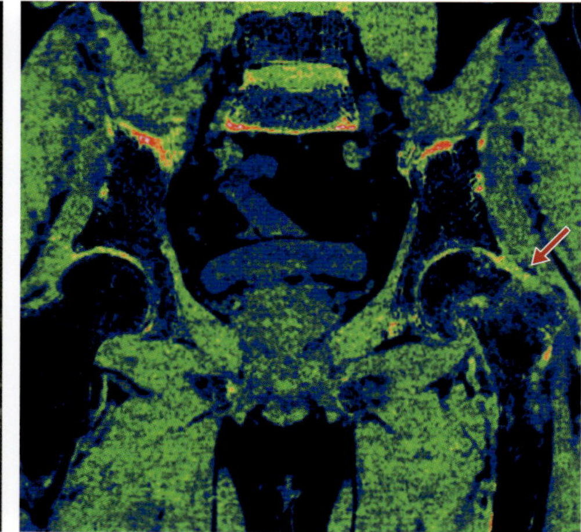

a｜b　a：MRI STIR画像，b：virtual bone marrow image。
STIR画像と同様に左大腿骨頸部の骨折部周囲に骨髄浮腫が認められる。
（尾田済太郎先生よりご提供）

図8 仙骨不全骨折の症例

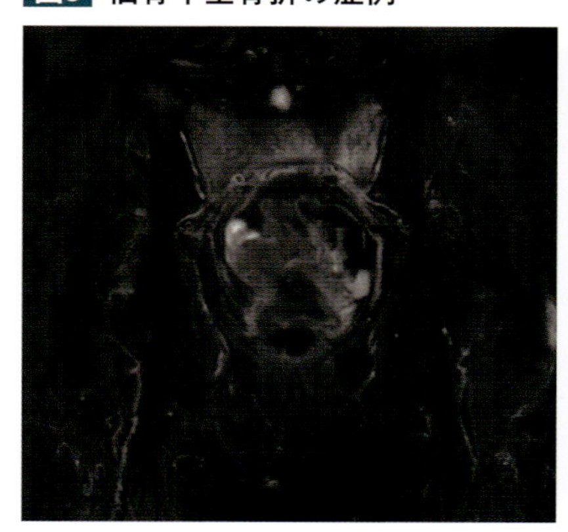

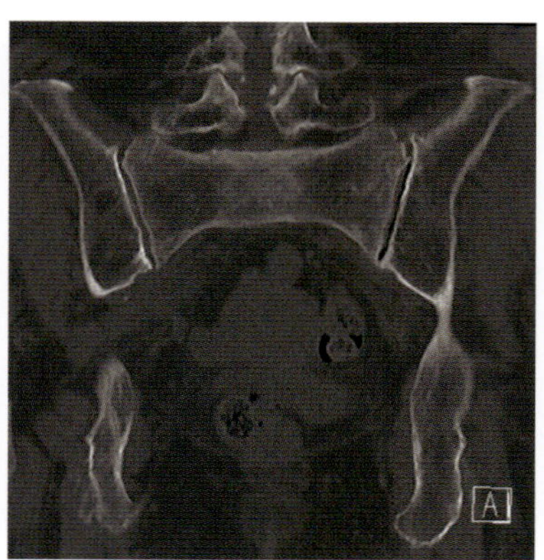

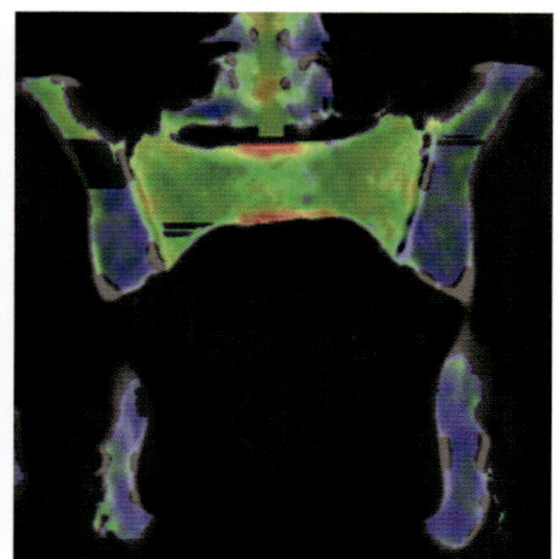

a｜b｜c　a：MRI STIR画像，b：非造影CT骨条件画像，c：virtual bone marrow image。
STIR画像では仙骨全体に骨髄浮腫が広がっているが，CTでは仙骨左側に骨折線のみである。virtual bone marrow imageではSTIR画像と同様に仙骨全体に骨髄浮腫が認められ，仙骨不全骨折と診断できる。

図9 橈骨遠位端骨折，有鉤骨骨折の症例

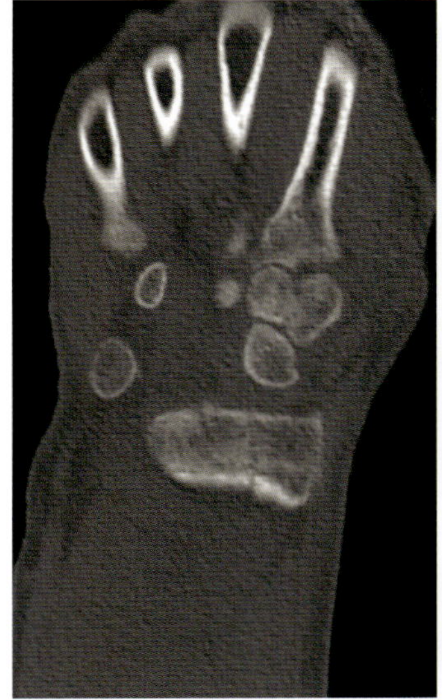

有鉤骨に骨髄浮腫が認められるが，ほかの手根骨には骨髄浮腫は認めず，骨傷がないと判断される。

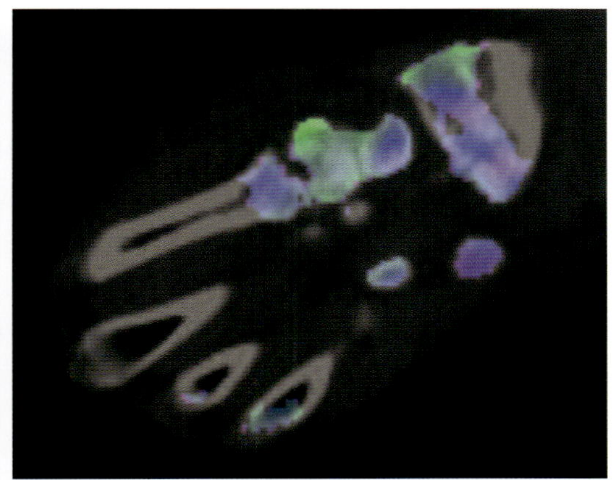

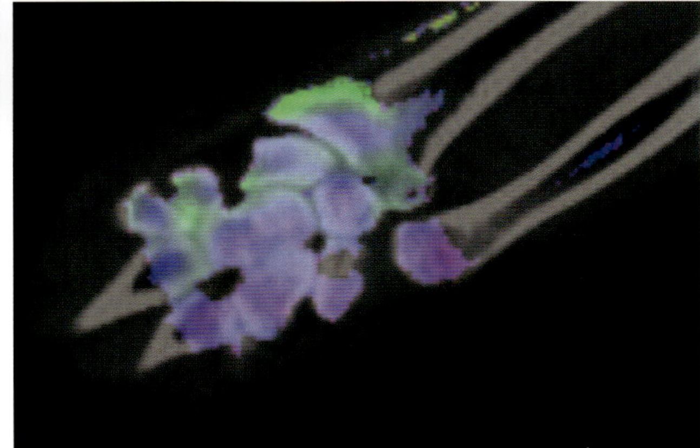

関節炎診断におけるDECTの有用性

関節リウマチ，乾癬性関節炎などは関節炎主体の疾患である。病変の進行とともに関節の破壊・変形などが認められるが，疾患のコントロールのためには，早期からの治療介入が必要である。関節リウマチは滑膜炎，乾癬性関節炎は関節周囲の腱の炎症が病変の主体であるが，炎症の局在を把握することが，治療および治療効果判定のために重要であり，画像診断の重要性は高い。

DECTによる関節炎診断について，滑膜や腱鞘の炎症をヨードマップを用いた検討が報告されている[7]。手の乾癬性関節炎診断において，ヨードマップでは感度78％，特異度87％であり，造影MRIとの所見の一致率は86.3％であった[8]。関節炎に対する治療効果判定に有用である可能性も示唆されている[7]。関節炎に伴う骨髄炎の評価に対しては，virtual bone marrow imageの有用性が報告されている。手根骨や足根骨の骨髄炎について，MRI検査をリファレンスとした検討がなされている。MRI所見との一致率はϕ値0.8，κ値0.8，読影者間の所見の一致率はκ値0.9であった[9]。

以上のように，DECTは，関節炎に対してMRIとほぼ同等の診断能を有している可能性があり，今後さらなる検討がなされていくと思われる。

痛風結節診断におけるDECTの有用性（図10）

痛風や偽痛風も，尿酸やピロリン酸カルシウムの結晶が関節に沈着することで関節炎が惹起される疾患である。症状の主体は関節炎であるが，関節や腱などへの結節形成や結晶の沈着は，診断および治療において重要な情報となる。ピロリン酸カルシウム結晶や沈着については，高吸収に描出されるために，単純X線写真およびSECTにて評価可能である。一方で，痛風結節はカルシウムと比較して，X線の吸収値が低いために，単純X線写真やSECTでは診断困難な場合があるが，DECTでは，腎結石や尿管結石と同様に，尿酸主体の痛風結節を同定することが可能である。

痛風結節の診断能については，感度70～100％と高い[10～12]。しかし，微細な結節についての診断能は，尿酸結晶の吸収値が比較的低いことや分解能の限界などから限定的であることも考慮する必要がある[13]。

図10 痛風の症例：2層検出器CTでの尿酸解析

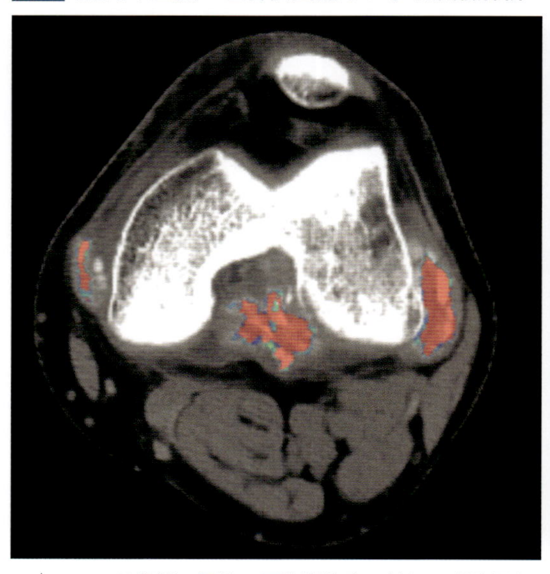

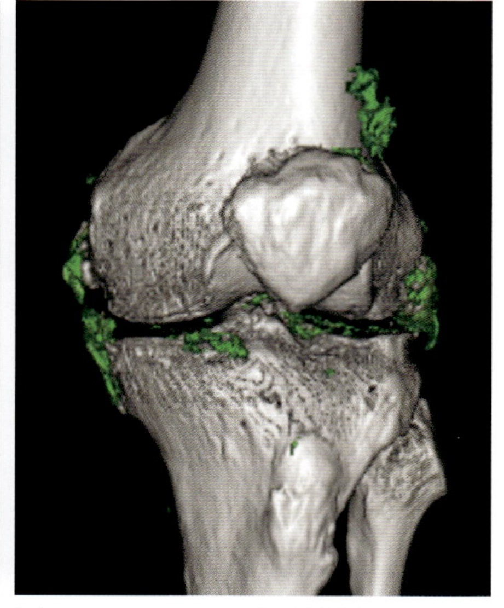

a｜b　40歳代，男性。両膝関節痛に対して当科紹介の患者。
a：CT横断像，b：VR像。
高尿酸血症を認め，痛風結節が疑われる。
（尾田済太郎先生よりご提供）

骨転移診断におけるDECTの有用性（図11～14）

悪性腫瘍に対する治療法の進歩や，他疾患での救命率の向上による予後延長のため，骨転移を有する症例は増加している。骨転移は病的骨折の素因となるため，骨転移の有無は治療方針に大きな影響を与えるとともに，QOLやADL維持のためには，適切な加療が必要となるため，画像診断の重要性は高い。

DECTを用いた骨転移診断において，溶骨性骨転移では，骨基質の減少，脂肪髄の腫瘍成分である軟部組織への置換，脂肪髄内の水成分の増加が起こるため，仮想単色X線画像による検討が報告されている。椎体のSchmorl結節と溶骨性骨転移との鑑別については，MRIやSPECT/FDG-PET検査をリファレンスとした場合，感度80～90%，特異度85～97%という報告がある[14]。

造骨性骨転移では，石灰化成分に含まれる腫瘍成分の評価について，仮想単色X線画像による検討が報告されている。造骨性骨転移と骨島との鑑別では，臨床経過とSPECT/FDG-PET検査をリファレンスとした場合，感度67～93%，特異度62～93%と報告されている[15]。

転移巣では造影剤による増強効果が認められることを利用して，ヨードマップを用いた検討もされている。この場合，骨シンチグラフィをリファレンスとして感度92.3%であったと報告されている[16]。

以上のように，骨転移診断においてもDECTは有用である。しかし，骨転移は，原発巣や組織学的な性質により画像上の所見も異なるため，癌腫や組織学的性質に応じて適切なDual-energy解析の手法を選択する必要があり，今後のさらなる検討が必要である[17]。

図11 乳癌術前

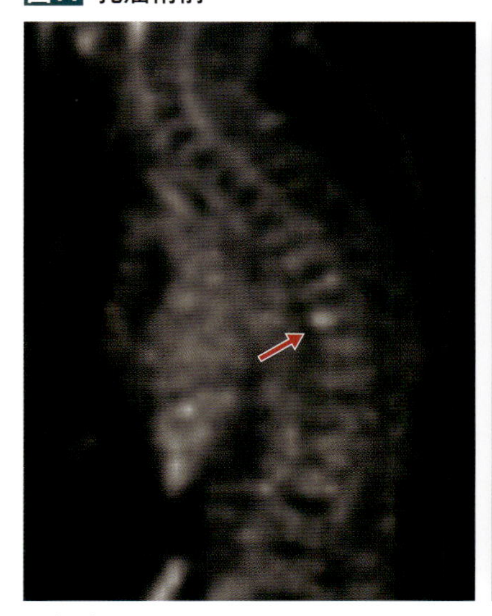
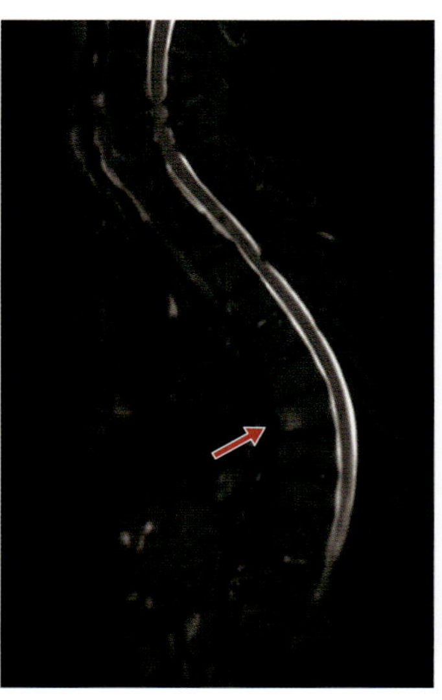
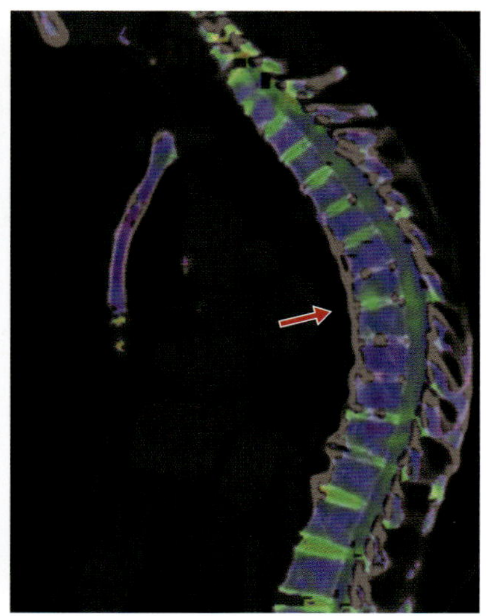

a｜b｜c　a：FDG-PET画像，b：MRI STIR画像，c：virtual bone marrow image。
FDG-PET，STIR画像と同様にTh7の骨転移と一致した異常陰影が認められる。

図12 乳癌骨転移の症例（2層検出器CT画像）

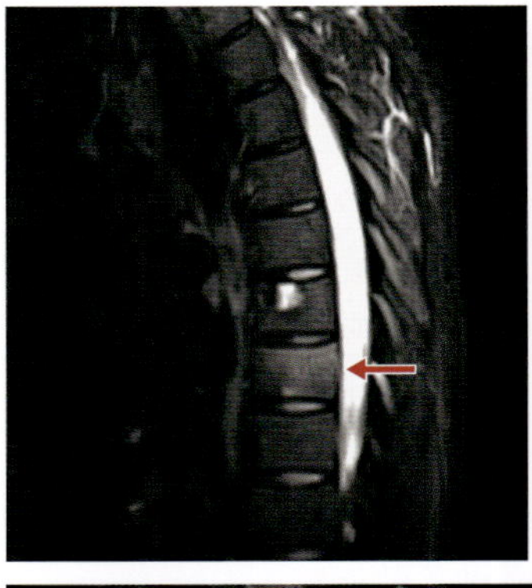

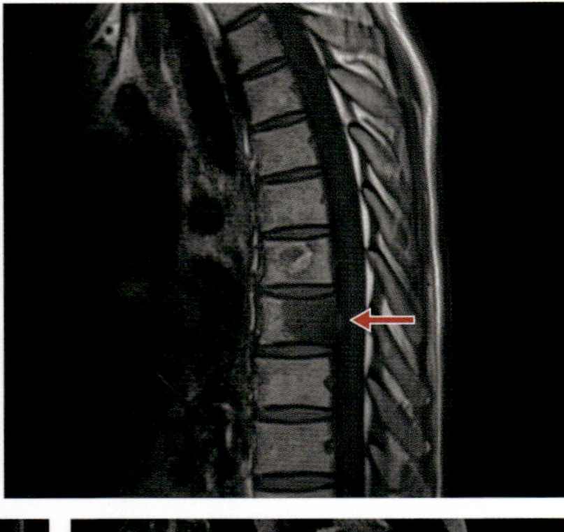

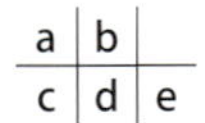

a：MRI STIR画像，b：（MRI）T1強調像，c：非造影CT，d：CT：calcium supp：グレースケール，e：CT：calcium supp：カラー。Th8の転移巣に一致したSTIR高信号，T1強調低信号が認められる。CT画像（c）ではTh8に異常は指摘できないが，virtual bone marrow image（d,e）ではTh8にMRI画像と同様の異常陰影が認められる（↑）。

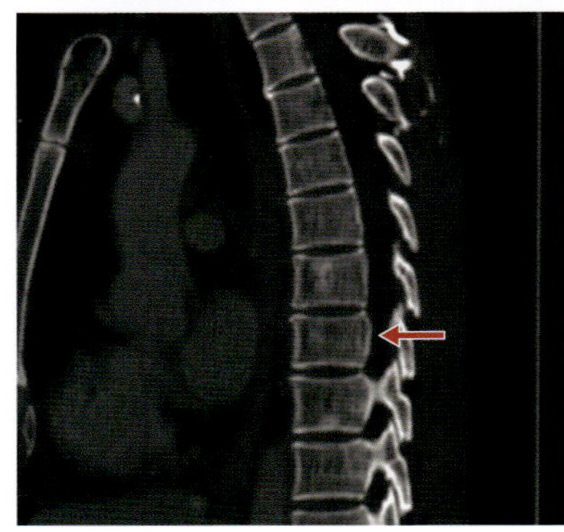

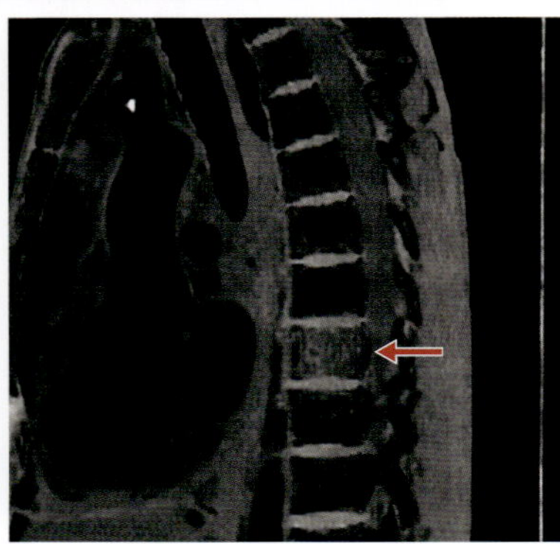

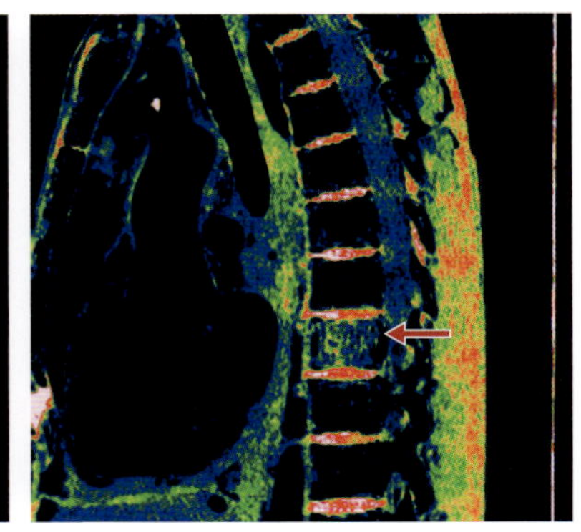

図13 MTX関連リンパ腫の症例

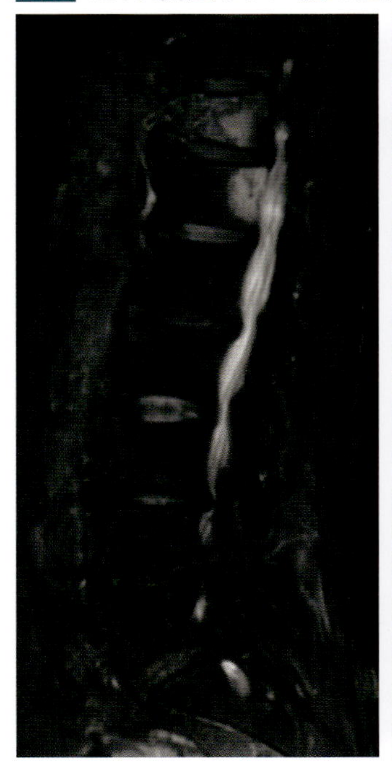

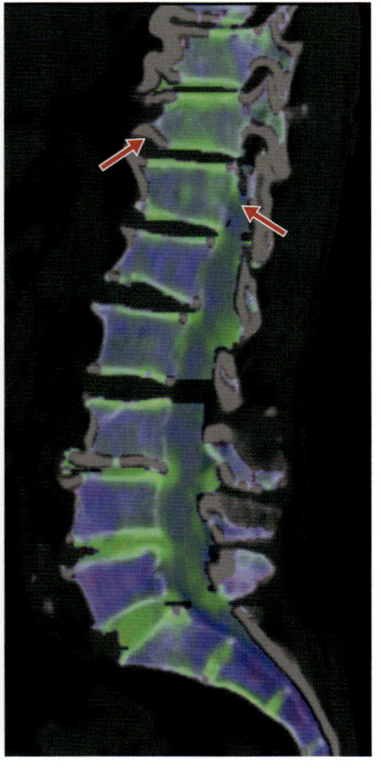

a｜b

a：MRI STIR画像，b：virtual bone marrow image。STIR画像と同様にTh11，12に軽度の異常陰影が認められる（↑）。

図14 腰椎圧迫骨折の症例

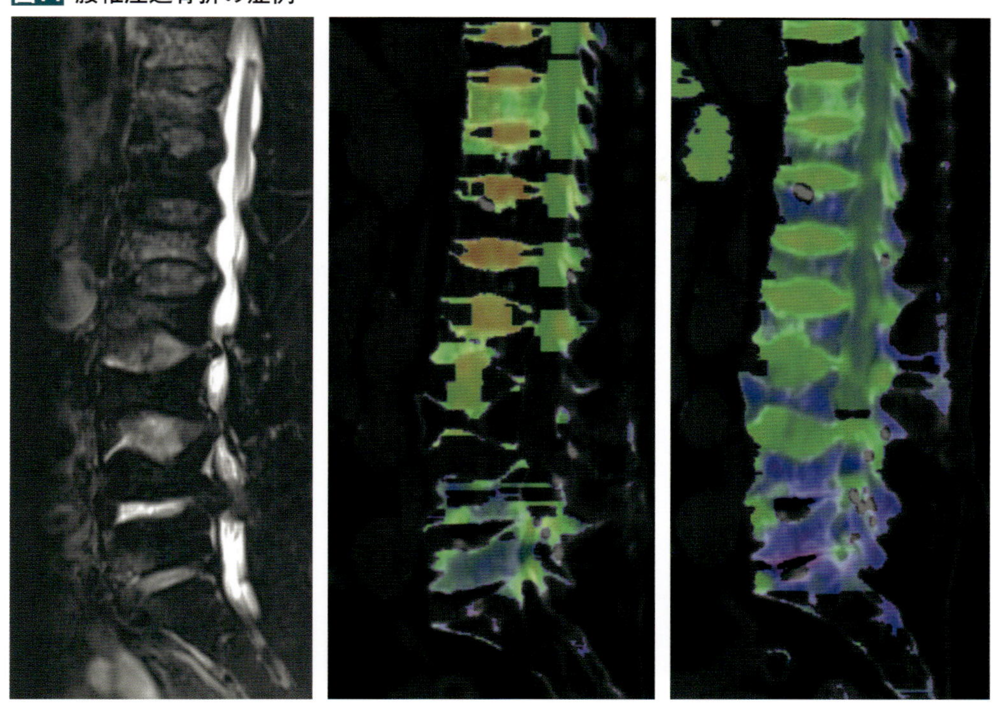

a｜b｜c　a：MRI STIR画像，b，c：virtual bone marrow image。
骨粗鬆症のため骨皮質のCT値が低くなっているが，終板のCT値が保たれているため，椎体が認識できていない(b)。閾値を下げることで椎体を正しく解析し，MRIと同様の所見を得ることができた。

骨髄腫診断におけるDECTの有用性

多発性骨髄腫や形質細胞腫などは，病変の大部分が骨髄に存在する。診断において，CTでは5mm以上の溶骨性病変の描出が求められているが，より小さな病変や溶骨性変化を示さない病変の診断は困難である。一方，virtual bone marrow imageは，脂肪髄内の浮腫や軟部組織を明瞭化できるため，骨髄腫診断においても有用であると報告されている。

診断能については，感度91.3～100％，特異度90.9～97％，正診率95.5％，陰性適中率83.3％であり，CT値を閾値として用いた場合，ROC解析におけるarea under curveは0.978～0.997と診断能はきわめて高い。閾値は35.7HUや－44.9HUが用いられており，おおむね－40HU 前後と思われる[18, 19]。

virtual bone marrow imageの使用および読影時の注意点

Dual-energy解析によるvirtual bone marrow image使用時・読影時の注意点がいくつかある。

第一に，骨髄病変が骨皮質に直接接する場合には，病変の一部がマスクされてしまうことである。閾値以上のCT値を示すものを骨皮質として認識する際に，接するボクセルも同時に差分してしまうためであり，骨皮質に沿うような病変の場合には，病変が削除され見逃してしまう可能性がある[1]。

第二に，椎体の硬化性変化が強い場合や椎体にガスを含む場合には，偽陰性率が上昇することである[4]。

第三に，画像の表示がグレースケールの場合はコントラストが低く，微細な病変を見逃す可能性があるため，カラースケールでの表示が有効ということである[20]。しかし，一般にカラースケール表示の場合は偽陽性率も高くなる可能性があることに考慮が必要である。また，硬化性変化などの修飾による影響を考慮し，対象となる部位ごとに表示する濃度を変える必要がある。

第四に，Dual-source CTによるvirtual born marrowでは，デフォルトの閾値は常に100HUとなっているが，骨粗鬆症では，骨を認識する骨皮質が薄くなっている部分などのCT値も低くなるため，骨と認識されず解析外となってしまうことがあり，状況に応じて閾値を変更する必要がある（**図13**）。

第五に，virtual bone marrow imageはMRIと比較して読影に経験が必要である[6]。

◇文献

1）Pache G, et al: Dual-energy CT virtual noncalcium technique: detecting posttraumatic bone marrow lesions--feasibility study. Radiology, 256: 617-624, 2010.

2）Neuhaus V, et al: Bone marrow edema in traumatic vertebral compression fractures: Diagnostic accuracy of dual-layer detector CT using calcium suppressed images. Eur J Radiol, 105: 216-220, 2018.

3）Guggenberger R, et al: Diagnostic performance of dual-energy CT for the detection of traumatic bone marrow lesions in the ankle: comparison with MR imaging. Radiology, 264: 164-173, 2012.

4）Wang CK, et al: Bone marrow edema in vertebral compression fractures: detection with dual-energy CT. Radiology, 269: 525-533, 2013.

5）Kellock TT, et al: Detection of bone marrow edema in nondisplaced hip fractures: Utility of a virtual noncalcium Dual-energy CT application. Radiology, 284: 798-805, 2017.

6）Diekhoff T, et al: Single-source dual-energy computed tomogrpahy for the assessment of bone marrow oedema in vertebral compression fractures: a prospective diagnostic accuracy study. Eur Radiol, 29: 31-39, 2019.

7）Fukuda T, et al: Dual energy CT iodine map for delineating inflammation of inflammatory arthritis. Eur Radiol, 27: 5034-5040, 2017.

8）Fukuda T, et al: Initial experience of using dual-energy CT with an iodine overlay image for hand psoriatic arthritis: Comparison study with contrast-enhanced MR imaging. Radiology, 284: 134-142, 2017.

9）Diekhoff T, et al: Osteitis: a retrospective feasibility study comparing single-source dual-energy CT to MRI in selected patients with suspected acute gout. Skeletal Radiol, 46: 185-190, 2017.

10）Dalbeth N, et al: Relationship between structural joint damage and urate deposition in gout: a plain radiography and dual-energy CT study. Ann Rheum Dis, 74: 1030-1036, 2015.

11）Kiefer T, et al: Single source dual-energy computed tomography in the diagnosis of gout: Diagnostic reliability in comparison to digital radiography and conventional computed tomography of the feet. Eur J Radiol, 85: 1829-1834, 2016.

12）Choi HK, et al: Dual energy computed tomography in tophaceous gout. Ann Rheum Dis, 68: 1609-1612, 2009.

13）Baer AN, et al: Dual-energy computed tomography has limited sensitivity for non-tophaceous gout: a comparison study with tophaceous gout. BMC Musculoskelet Disord, 17: 91, 2016.

14）Zheng S, et al: Differentiation of osteolytic metastases and Schmorl's nodes in cancer patients using dual-energy CT: advantage of spectral CT imaging. Eur J Radiol, 83: 1216-1221, 2014.

15）Dong Y, et al: Differential diagnosis of osteoblastic metastases from bone islands in patients with lung cancer by single-source dual-energy CT: advantages of spectral CT imaging. Eur J Radiol, 84: 901-907, 2015.

16）Lee YH, et al: Spectral parametric segmentation of contrast-enhanced dual-energy CT to detect bone metastasis: feasibility sensitivity study using whole-body bone scintigraphy. Acta Radiol, 56: 458-464, 2015.

17）Mallinson PI, et al: Dual-energy CT for the musculoskeletal system. Radiology, 281: 690-707, 2016.

18）Kosmala A, et al: Multiple myeloma and dual-energy CT: Diagnostic accuracy of virtual noncalcium technique for detection of bone marrow infiltration of the spine and pelvis. Radiology, 286: 205-213, 2018.

19）Kosmala A, et al: Dual-energy CT of the bone marrow in multiple myeloma: diagnostic accuracy for quantitative differentiation of infiltration patterns. Eur Radiol, 28: 5083-5090, 2018.

20）Pache G, et al: Dose reduction does not affect detection of bone marrow lesions with dual-energy CT virtual noncalcium technique. Acad Radiol, 19: 1539-1545, 2012.

文献の集計方法

兵頭朋子

「基礎編第1章(p.2～7)における**図1～3**は「PubMed」[1]を検索し集計したものである。その手順を以下に記す。

まず統計ソフトウェアRのパッケージRISmed[2]を用いて，1977～2018年の原著論文・総説・症例報告のうちDual-energy CT(DECT)に関連する論文を抽出するため，タイトルと抄録が下記①の検索条件にあてはまるものの書誌情報を取得した。取得日は2019年1月6日である。このなかに，意図しない検索結果としてphoton-counting detector CTを用いてDual-energy解析した論文，Dual-source Single-energy CT(Dual X-ray source方式のCT装置で2つの管球を同じ管電圧にして高い時間分解能を得る手法)，胸部・乳腺などでDual-energy法を利用した単純X線画像に関する論文が多く含まれていた。そこで，テキストデータ分析ソフトウェアKH coder[3](注)を用いて論文のタイトルおよび抄録に使われた語を基に下記②の条件でコーディング(タグ付け)し，該当する論文を除外したところ，論文数は1,862本となった(p.5の**図1**)。さらに，論文の抄録を下記③の条件でコーディングし，解析対象(臓器またはファントム)ならびにDECTの解析手法を分類しp.6の**図2**を作成した。このコーディングルールは，筆者1名がコーディング結果の質的解釈とルールの修正を繰り返して決定した。

1,862論文のうち，上記の**図2**とp.6の**図3**に含まれていない論文があり，その理由は以下のとおりである。条件③のうち*otherABD(腹部骨盤，217本)は，ほかの解析対象(消化器や泌尿生殖器，大動脈，実験系)にコーディングされた論文と重複するものか，複数の解析対象・方法をまたいで紹介した総説のいずれかであったため除外した。また，上記の手順を踏んで解析対象(**図2**の凡例と**図3**のx軸)にコーディングされない論文が106本，解析方法(**図3**のy軸)にコーディングされない論文が397本あった。解析対象と方法のどちらにもコーディングされない論文は19本あり，それらの抄録を確認しても分類は困難であった[4～6]。

今回の方法は，臓器自体や，その臓器に比較的特徴的と思われる病態や沈着物質の語を手がかりにして機械的にコーディングしたため，例えば肝細胞癌のコントラストを評価する際に大動脈の画素値を用いた論文[7]が「肝・胆・膵・脾」のみでなく「心血管」にも分類されてしまうなどという限界がある。一方，肝臓を模したファントム実験の論文が「肝・胆・膵・脾」と「実験」の両方に属するなど，重複しているのが妥当と思われる論文もある。このように，**図2**と**図3**は解釈に注意がいるが，大まかな傾向の把握には役立つと思われる。

[条件①]

```
English[LA]AND CT[Title/Abstract]AND
("dual-energy"[Title/Abstract]OR "dual-
layer"[Title/Abstract]OR "dual-source"
[Title/Abstract])NOT("dual energy X-ray
absorptiometry"[Title/Abstract]OR DEXA
[Title/Abstract]OR DXA[Title/Abstract])
```

[条件②(注)]

```
*EXCLUDE PCD #Photon-counting detector CT
photon+count
*EXCLUDE dualsource #dual-source single-energy CT
(dual+source | dualsource)&!(dual+energy |
near(different-energy) | different+kVp)
*EXCLUDE DExray #dual-energy X-ray
(dual+energy+mammography | DXA | DEXA |
radiography)&!(dual+energy+CT | DE+CT)
```

◇文献

1) NCBI PubMed. https://www.ncbi.nlm.nih.gov/pubmed
2) Kovalchik S. RISmed: Download Content from NCBI Databases. 2017. https://CRAN.R-project.org/package=RISmed. access date: 2019/06/30
3) 樋口耕一: 社会調査のための計量テキスト分析−内容分析の継承と発展を目指して. ナカニシヤ出版, 京都, 2014.
4) Kulkarni NM, et al: Imaging for Oncologic Response Assessment in Lymphoma. AJR Am J Roentgenol, 208: 18-31. 2017.
5) Yoshizumi T: Dual Energy CT in Clinical Practice. Med Phys, 38: 6346. 2011.
6) Johnson TR: Dual-energy CT: general principles. AJR Am J Roentgenol, 199: S3-8. 2012.
7) Lee SH, et al: Dual-energy computed tomography to assess tumor response to hepatic radiofrequency ablation: potential diagnostic value of virtual noncontrast images and iodine maps. Invest Radiol, 46: 77-84. 2011.

[条件③(注)]

```
#解析対象(x軸)
*brain #脳
brain | intracranial | cerebral | intracerebral | cerebellar | cerebellum | cisternography | skull | cranial
*head and neck #頭頸部
(craniofacial | maxillofacial | cervical | neck | carotid | thyroid | nasal | nasopharinx |
oropharynx | hypopharinx | hypopharingeal | larynx | laryngeal | laryngitis | pharinx | dental |
implant | oral | salivary | parathyroid | thyroid | orbita | orbital)&!(cervical+cancer)
*cardiac #心血管
cardiac | coronary | myocardial | aorta | aortography | aortic | inferior+vena | peripheral+vessels
| peripheral+vascular | peripheral+arterial | peripheral+artery
*otherchest #胸部(心血管以外)
thorax | thoracic | lung | pulmonary | chest | tracheobronchography | respiratory | ventilation |
diaphragm | breast | xenon
*HBPS #肝胆膵脾
liver | hepatic | hepatocellular | HCC | biliary | bile | cholangiography | cholangiocarcinoma |
gallstone | gallstones | gallbladder | hepatobiliary | pancreatobiliary | pancreas | pancreatic |
insulinoma | spleen | splenic
*GI #消化管
gastrointestine | gastrointestinal | stomach | gastric | intestine | colon | colonography | bowel
| enterography | appendix | appendicitis | ileus | crohn | mesentery | mesenteric | peritoneum |
peritoneal | peritonitis
*UR #泌尿器
urinary | kidney | renal | bladder | uric | urinary | urolithiasis | adrenal
*GEN #生殖器・骨盤
pelvis | pelvic | genital | uterus | uterine | endometrial | ovary | ovarian | fallopian | prostate
| prostatic | cervical+cancer | testis | testicular
*otherABD #腹部骨盤
abdominopelvic | abdomen | abdominal | visceral
*boneandsoft #骨軟部
bone | bony | spine | spinal | vertebrae | vertebra | vertebral | myelography | muscle | limb
| knee | wrist | hand | foot | ligament | tendon | skeletal | musculoskeletal | hip | thigh |
osteoporosis | sarcopenia | osteolyses | osteolysis | osteolytic | recalcification | arthritis |
arthropathies | arthropathy | gout | calcium+pyrophosphate | hydroxyapatite | CPPD | CPP | melanoma
*phantom #実験
phantom | experimental | in+vitro | experiment | experiments

#解析手法(y軸)
*VMI #仮想単色X線画像
keV | kiloelectron | kilo+electron | monochromatic | monoenergetic | mono+energetic | mono+energy |
mono+plus | VMI
*MD #物質弁別
composition | decomposition | material+decomposition | material+decompositions |
material+concentration | near(basis-material) | near(material-differentiation)[b5] | near
(tissue-differentiation) | water+content | near(water-density) | near(iodine-quantification)[b5]
| virtual+unenhanced | virtual+non+contrast | virtual+noncontrast | near(iron-concentration) |
near(iron-quantifiation) | near(iron-content) | near(mineral-content) | near(calcium-content) |
osteoporosis | osteoporotic | near(bone-mineral) | near(bone-content) | gout | near(urate-deposition)
| near(urate-deposit) | near(urate-crystal) | seq(iodine-density) | near(iodine-material) | seq
(iodine-map)[2] | near(iodine-overlay) | blood+volume | near(fat-fraction) | near(fat-content) |
fatty+liver | near(iodine-concentration) | near(iodine-map) | near(iodine-water) | near(iodine-
mapping) | near(iodine-selective-imaging) | non+calcium | krypton | dual+energy+index | QCT |
quantitative
*EffectiveZ #実効原子番号, 電子密度
Zeff | atomic+number | near(effective-atomic) | electron+density | effective+Z | Z+value
*Artifact #アーチファクト評価
near(metal-artifact) | beam+hardening | artifact | artefact | streak *Imagequality #画質評価
image+quality | image+noise | CNR | contrast+to+noise | SNR | signal+to+noise
```

(注) テキスト分析とKH coderにおける演算子[3)]

テキスト分析とは，さまざまな計量的手法や統計学的検証によってテキストデータを整理し内容分析を行う方法である。ここでは，KH coderを論文のコーディング処理と，コードごとの論文内容の確認に利用した。KH coderの演算子は次のとおりである。#はコメントでありコーディング処理では無視される。*はコード名，|はOR条件，&! 以降の語はコーディングから除外する。また，seq( )，near( )は( )内の語が抄録内で近接しているもので，seqではさらに語の出現する順序を指定する。

索引

主要な解説ページは赤字

た

な

は

ま

や

ら

A

B

C

D

E

F・G

H・I

K・L

M

N

P

R

S

T・U

V

X

数字・記号

Dual-energy CT　原理を理解し臨床で活用する

2019年９月30日　第１版第１刷発行
2024年10月10日　　　　　第２刷発行

■編　集　粟井和夫　あわい　かずお

■発行者　吉田富生

■発行所　株式会社メジカルビュー社
〒162-0845 東京都新宿区市谷本村町２-30
電話　03(5228)2050(代表)
ホームページ https://www.medicalview.co.jp/

営業部　FAX 03(5228)2059
E-mail　eigyo@medicalview.co.jp

編集部　FAX 03(5228)2062
E-mail　ed@medicalview.co.jp

■印刷所　三美印刷株式会社

ISBN978-4-7583-1612-5 C3047